中国最美经方丛书

丛书主编 柳越冬 杨建宇

血府逐瘀汤

XUEFU ZHUYU TANG

主 编

杨建宇 石月萍 邹 旭

中原农民出版社

·郑州·

图书在版编目(CIP)数据

血府逐瘀汤／杨建宇,石月萍,邹旭主编. —郑州:中原农民
出版社,2018.9
(中国最美经方丛书)
ISBN 978-7-5542-1972-0

Ⅰ.①血… Ⅱ.①杨… ②石… ③邹… Ⅲ.①血府逐瘀汤-
研究 Ⅳ.①R286

中国版本图书馆 CIP 数据核字(2018)第 152512 号

出版:中原农民出版社
地址:河南省郑州市郑东新区祥盛街 27 号 7 层
邮编:450016
网址:http://www.zynm.com
电话:0371-65751257
发行单位:全国新华书店
承印单位:新乡市豫北印务有限公司

投稿邮箱:zynmpress@sina.com

策划编辑电话:0371-65788677

邮购热线:0371-65713859

开本:710mm×1010mm　　1/16
印张:17.25
字数:257 千字
版次:2019 年 8 月第 1 版
印次:2019 年 8 月第 1 次印刷
书号:ISBN 978-7-5542-1972-0
定价:69.00 元

编委会

大美经方！ 中医万岁！

　　今天有点兴奋！

　　"中华中医药祝之友/杨建宇教授经方经药传承研究工作室"的牌子挂在了印尼·巴淡岛！[1]我很自豪地说，这是中医药界第一块"经方经药"传承研究机构的牌子！自然，在东南亚乃至全球也是第一！而这，必须感谢、感恩医圣张仲景的经方！

　　在20世纪80年代，我刚学了中医方剂学，就到新华书店买了一本《古方今用》，其中第一和方"桂枝汤"，不但用于治疗感冒，而且还广泛用于内外妇儿疾病。我印象最深的是既治坐骨神经痛，又治高血压。当时，我就有点懵！待学完《伤寒杂病论》，就有点明白了。但是一直到90年代初，随着临床感悟的加深，对医圣经方潜心地体验，对《伤寒杂病论》的反复体味，就基本上明白了许多。继而，临床疗效随着经方更广泛地应用而有了大幅提高，随即，我就被郑州地区多家门诊邀请出诊，还被许昌、濮阳、新乡、信阳等地邀请出专家门诊。直到现在，我仍坚持不懈地在临床中应用经方、体验经方、推广经方，并且效果显著，声誉远扬。时而，被邀至全国各地会诊疑难杂症；时而，被邀至全国各地讲解经方心得；偶尔，被邀至境外讲解经方，交流使用经方攻克疑难杂症的经验。而今天，把"经方经药"传承研究的牌子挂在了印尼·巴淡岛上，而这一切，都缘于经方！都成于经方！这真是最美经方！大美经方！我情不自禁地在内心深处呼喊，感谢经方！感恩医圣！

　　时间如梭！中医药发展进入加速期。重温中医药经典蔚然成风，国家中医药管理局"全国优秀中医临床人才研修项目"学员（简称国优人才班）的培养，重在经典的研修，通过对研修项目的关注、论证、宣教、参与、主持等历炼和学习，我接触到了中医经典大家，对中医经典有了更深入地认知，对经方有了更深刻地体验，临床疗效再次得到了稳步提升。北京市中医管理局、河南省中医管理局、南阳市中医药管理局共同举办仲景书院首期"仲景国医传人"精英班，我有幸作为执行班主任，再次对经方大家和经方学验有了更多的感触和心悟。再加之，近5年来我一直在牵头专病专科经方大师研修班的数十个研修班的学习与交流，在单纯的经方学习交流之基础上，更多地引导经方的学术提升和经方应用向主流医院内推广，使我对"经方热"乃至"经典热"有了更多层面的了解和把握。期间，有一个"病准方对药不灵"现象引起了我的关注，我认为这一定是中药药物的精准及合理应用出了问题。即而联想到，国优人才班讲经典《神农本草经》苦于找不到专门研究《神农本草经》的教授,而在第三批国优人才班上课时,只有祝之友老教授一个人专注《神农本草经》专题研究与经方解读。原来这是中医药界普遍不读《神农本草经》的缘故,大家不重视临床中药学科的发展,从而导致临床中药品种、中药古今变异等问题没有得到良好的控制和改善,导致用药临床不效。故而,我们就立即开始举办"基于《神农本草经》解读经方临证应用研修班和认药采药班",旨在引导大家重温中医药首部经典《神农本草经》,认真研究经方的用药精准问题。此时此刻,明确提出"经药"这一"中医临床药学"的基本概念。根据祝之友老教授的要求和亲自授课、督导,我迅速把这个概念推广至全国各地(包括台北市的国际论坛上),及东南亚地区,为提高中医药临床疗效服务!而这个结果仍然是医圣经方的引领,仍然要感谢、感恩医圣仲景!大美经方!最美经方!

我和不少中医药人一样,稍稍有点小文人情愫,心绪放飞之时,就浮想联翩,继而就草草成文。恰好"中国最美经方丛书"第一辑 15 册即将出版,而邀我作序,就充之为序。

之于"中国最美经方丛书",启于原"神奇的中华经穴疗法系列丛书"的畅销与好评!继而推出。既是中原出版传媒集团重点畅销图书,也是目前"经方热""经药热"之最流行类之书籍。本丛书系柳越冬教授带头,由国家名医传承室、大学科研机构、仲景书院经方兴趣研究小组等优秀的一线临床和科研人员共同编撰,是学习经方、应用经方、推广经方的参考书籍!对经方的临床应用和科研、教学均有积极的助推意义,必将得到广大"经方"爱好者、"经药"爱好者的热捧!

最后,仍用我恩师孙光荣国医大师的话来作结束语,

那就是:

美丽中国有中医!

中医万岁!

杨建宇[2]

2018 年 6 月 2 日,于新加坡转机回国候机时

注释:[1]同时还挂了"中华中药泰斗祝之友教授东南亚·印尼药用植物苑"和"中华中医药中和医派杨建宇教授工作室东南亚·印尼工作站"的牌子。每块牌子上都有印尼文、中文、英文3种文字。

[2]杨建宇:研究员/教授,执业中医师,中华中和医派掌门人,著名经方学者和经方临床圣手。中国中医药研究促进会仲景医学研究分会副会长兼秘书长,仲景星火工程分会执行会长,北京中西医慢病防治促进会全国经方医学专家委员会执行主席,中关村炎黄中医药科技创新联盟全国经方健康产业发展联盟执行主席,中医药"一带一路"经方行(国际)总策划、总指挥、主讲教授,中华国医专病专科经方大师研修班总策划、主讲教授,中国医药新闻信息协会副会长兼中医药临床分会执行会长,曲阜孔子文化学院国际中医学院名誉院长/特聘教授。

目　录

上　篇　经典温习

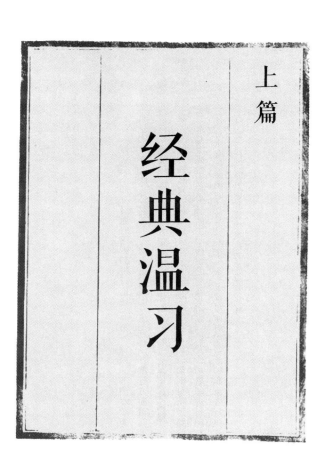

上篇

经典温习

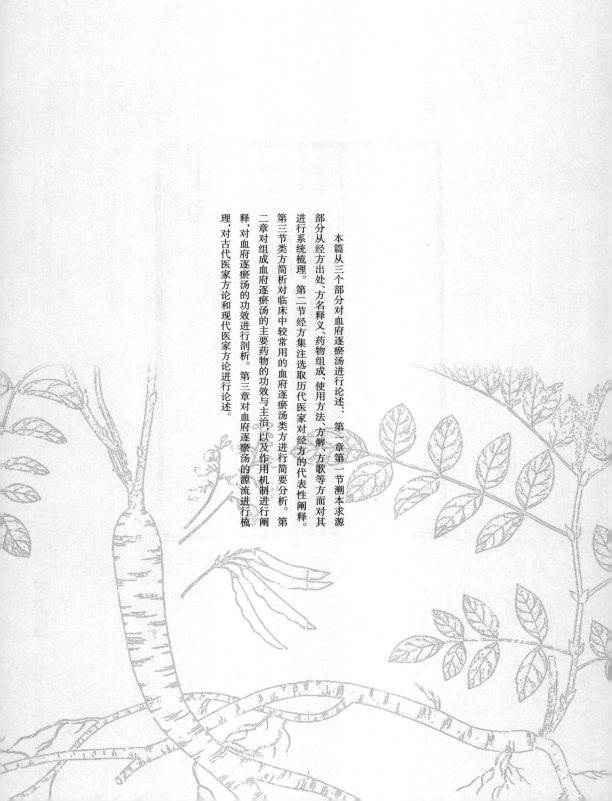

本篇从三个部分对血府逐瘀汤进行论述：第一章第一节溯本求源部分从经方出处、方名释义、药物组成、使用方法、方解、方歌等方面对其进行系统梳理。第二节经方集注选取历代医家对经方的代表性阐释。第三节类方简析对临床中较常用的血府逐瘀汤类方进行简要分析。第二章对组成血府逐瘀汤的主要药物的功效与主治，以及作用机制进行阐释，对血府逐瘀汤的功效进行剖析。第三章对血府逐瘀汤的源流进行梳理，对古代医家方论和现代医家方论进行论述。

第一章 概　述

第一节　溯本求源

一、经方出处

《医林改错》

立血府逐瘀汤，治胸中血府血瘀之症。

血府逐瘀汤出自《医林改错》，由清代名医王清任所著。王清任，一名全任，字勋臣，直隶省（今河北省）玉田县鸦鸿桥河东村人。生于乾隆三十三年戊子五月十六日卯时（公元 1768 年 6 月 30 日），卒于道光十一年辛卯二月十六日戊时（公元 1831 年 3 月 29 日），享年 63 岁。据光绪十年（公元 1884年）重修的《玉田县志》卷二十记载："王清任，字勋臣，武庠生，纳粟得千总衔，性磊落，精岐黄术，名噪京师。其论人脏腑，与古方书异，盖尝于野冢市曹诸凶秽地，寻术审视，非雪言也。所纂《医林改错》，已不胫而走，虽涉叔诡，亦可备一家言。尝有人夜寝必以物镇胸始能寐，又有人恒仰卧胸间稍著被，辄不能交睫，清任以一方愈两症。尤其奇者，说详其《改错》书中。"

二、方名释义

（一）"血府"辨识

何谓"血府"？《素问·脉要精微论》曰："夫脉者，血之府也。"府者，聚之义，即含全身的血液都聚存于经脉之中。从广义理解，这里的"府"，应当包括全身的经络气血。但《医林改错》所言之"血府",却不指此,原书说:"血府即人胸下膈膜一片,其薄如纸,最为坚实,前长与心口凹处齐,从两胁至腰上,顺长如坡,前高后低,低处如池,池中存血,即精汁所化,名曰血府。""膈膜以上,满腔皆血,故名曰血府。"

虽然,王清任说的"血府"范围大小不尽一致,但都属胸腔部位。尽管这种把胸腔当作生理性的存血之所有一定的局限性,但"血府"血瘀却确实是客观存在的病理现象,对后世医家从中医脏腑气血生理、病理的认识产生了较为深远的影响。

首先,从中医的脏腑概念来看"血府"。中医对脏腑的认识,是在古代的解剖学知识,对生理病理现象的观察以及长期而丰富的临床实践的基础上形成的,但是,与现代医学中的脏腑含义不完全相同,这是因为,在中医学里的脏腑不单纯是解剖器官,更重要的是生理、病理方面的意义。同时,再从中医的气血理论来探讨"血府"。人以气血为本,《灵枢·本脏》云:"人之血气精神者,所以奉身而周于性命者也。"精为气所化,神来血之中,则精神仍源于气血。血与气,异名同类。生理上不可分离,病理上亦相互影响。正如李梴《医学入门》所言:"人知百病生于气,而不知血为百病之始也。"机体一旦发生病变,不是因于气,便是因于血。因此,可以用气血的运动变化来说明人体生命运动的全过程。所以,气和血之在人体,不仅是指它的物质性,而表现于功能的意义则更为重要。

王清任对气血尤为重视。他说:"治病之要诀,在明白气血,无论外感、内伤……所伤者无非气血。"又说:"元气既虚,必不能达于血管,血管无气,必停留而瘀。"强调了气血在某些疾病发生方面的重要性,并指出半身不遂的产生是由气虚血瘀引起,这些对气血生理、病理的认识是完全正确的。再从王清任因瘀血部位不同而采用不同的治法这一学术思想来看,"血府"也是有实际意义的。因此,《医林改错》之所谓"血府":一是包括心、肺、血脉的整个胸腔;二是心、肺以及气血的部分功能活动。这也是血府逐瘀汤在临床辨证论治过程中有较普遍意义的道理所在。

（二）"瘀血"的概念与形成

1.瘀血的概念

什么是瘀血,历来认识不尽一致。中医认为经脉是气血循行的道路,正常情况下,血液在脉道内必须畅流无阻,永不止息而有节律地流动着。凡是血液运行不畅或离经之血未能消散,瘀积于机体某个部位,均属瘀血。瘀血所致的病症是谓瘀血证。

2.瘀血的成因

瘀血的成因很多,摄其要者,有以下诸端。①损伤:各种损伤,是致离经之血停留于局部,不能及时消散,而成瘀血。《灵枢·邪气脏腑病形》曰:"有所堕坠,恶血留内。"②气滞:气为人之根本,气行血行,气滞血涩,轻则为郁,甚则成瘀。故曰:"百病生于气。"忧思恼怒、肝郁气结、疏泄失常、气滞血瘀者多见。《素问·生气通天论》曰:"阳气者,大怒则形气绝,而血菀于上,使人薄厥。"《格致余论·痛风论》也说:"内伤于七情,外伤于六气,则血气之运或迟或速,而病作矣。"③寒凝:阳虚则外寒,阴盛则内寒。寒为阴邪,易伤阳气;寒性收引,抑气凝血,致经脉郁滞,气血运行不畅。《灵枢·痈疽》云:"寒邪客于经络之中则血泣,血泣则不通"。王清任亦说:"血受寒则凝结成块。"现代病理学研究,属于外寒冻伤,毛细血管内皮损伤和血液黏性增加,很快出现血小板、红细胞等在血管内凝结成颗粒状或团块状固体的现象,导致从毛细血管逐渐蔓延到较大的血管内的血栓形成,即局部出现了弥散性血管内凝血。④血热:津液是血液的重要成分,火热灼津伤液,则致血液黏稠、流行不畅,滞而成瘀,热邪迫血妄行,脱离经脉,则易见吐血、衄血、斑疹、便血、妇女月经过多、崩漏等。《伤寒论》中的"蓄血证"即是热与血互结而成瘀。清代医家叶天士在温病的察舌、验齿、辨瘀斑等方面,丰富和发展了对血热致瘀的辨证论治,为后世推崇。同时,热邪入血,可瘀聚而为痈肿疮疡。《素问·至真要大论》曰"诸痛痒疮,皆属于心",其中包括热邪。《灵枢·痈疽》亦云"大热不止,热胜则肉腐,肉腐则为脓,故名曰痈"。⑤气虚:气与血,两相维持,气不得血,则散而无统,血不得气、则凝而不流。《灵枢·刺节真邪》曰:"虚邪偏客于身半,其入深,内居荣卫,荣卫稍衰,则真气去,邪气独留,发为偏枯。"王清任亦颇有所得："君言半身不遂,亏损元气是其本源。""凡遇是症,必细心研究,审气血之荣枯,辨经络之通滞"。

3. 瘀血之特征

瘀血可发生于机体的任何部位,故其证多而复杂,变化无穷,但"瘀血有瘀血之证可查",临床表现以疼痛、肿块、出血、紫暗、脉涩为其主要特征。①疼痛:瘀阻经脉,不通则痛,其痛多呈针刺、刀割或钝痛、久痛不愈,反复发作,痛处不移、按之则剧,昼轻夜重。《素问·举痛论》曰:"寒气入经而稽迟,泣而不行,客于脉外则血少,客于脉中则气不通,故卒然而痛。"②肿块:瘀积肿块,触之可得,固定不移,多有瘀血。《医林改错》云:"气无形不能结块,结块者必有形之血也。"③出血:瘀血既是病理产物,又是一种致病因素,有些出血是瘀血所致,而出血之后,离经之血不消而瘀,反更易造成经脉失畅,进一步加重出血或变生他病,这在妇科尤为常见,如月经不调、崩漏、恶露不尽等。④紫暗:跌仆损伤,常见受伤局部青黑、晦暗、肿痛、功能障碍等症状。内有瘀血,亦多见面色黧黑,唇爪青紫,舌色紫暗或紫斑瘀点,或有肌肤甲错,皮肤赤丝缕纹,腹大青筋暴露等。《灵枢·厥病》说:"真心痛,手足清至节。"《金匮要略·惊悸吐衄下血胸满瘀血病脉证治》亦云:"病人胸满,唇痿舌青……为有瘀血。"

另外,因"瘀血"停滞的部位不同,程度的差异,时间的长短,还可出现寒热、口渴、喘咳、胸肋撑胀、小腹硬满、发黄、心悸、怔忡、健忘、失眠、癫狂、麻木、瘫痪等症。但临床必须四诊合参,全面辨证,方能诊断无误。瘀血证以涩脉为主,而细脉、弦脉、迟脉、沉脉亦属常见。

4. 关于"逐瘀"

瘀血证虽有寒、热、虚、实之不同,但"血脉不通"则是其共性,故可以此作为一切瘀血证的共同基础,治疗则"疏其气血,令其条达"。《素问·至真要大论》即在"活血祛瘀"的原则下,分别辅温经、清热、补虚、理气等法,亦即《素问·三部九候论》所谓"必先度其形之肥瘦,以调其气血之虚实,实则泻之,虚则补之。必先去其血脉而后调之,无问其病,以平为期"。由于气血常相互为病,故祛瘀方中多配以行气之药。

对于瘀血的治疗,因病症缓急轻重不同,在脏腑经畅者,当活之化之;若瘀久症重,病在脏腑,或有死血块者,当逐之破之。临床实践证明,活血祛瘀药物的作用实有强、中、弱之别,其中逐瘀破血药较活血化瘀药性峻力猛,攻坚溃结之力较强。王清任最常用的四种活血药,即桃仁破血,属最强类活血药,川芎、赤芍、红花则力为中等;并且,把它们配合应用,确能收到"逐瘀"的效果,可见王清任治病独具匠心,用药精巧,而方用"逐瘀汤"之名,亦不无道理。化者,即用活血力量较弱的药物,疏通经脉,畅流血行;破法,则是用最猛烈之品,直攻病所,使死血顽结崩解而除;逐瘀则介乎于二者之间,所用活血药物之力亦较强,使瘀血溃散而消。一般说来,病缓症轻,瘀在经络,或属血行不畅者,当活之化之;若瘀久症重,病在脏腑,或有死血块者,当逐之破之。

三、药物组成

桃仁四钱,红花三钱,当归三钱,生地黄三钱,川芎一钱半,赤芍二钱,牛膝三钱,桔梗一钱半,柴胡一钱,枳壳二钱,甘草二钱。

四、使用方法

水煎服。

五、方解

王清任通过长期的临床实践,认识到瘀血的实质及广泛性,并对其治法有独特见解,提出根据瘀血的不同部位,进行针对性的治疗。

王清任认为:"惟血府之血,瘀而不活,最难分别。"因而指出不能一见上述某证,就投予血府逐瘀汤,必须在常法治疗不效,或经仔细辨识确属瘀血所致择,如疼痛日久不愈,反复发作,固定不移,疼如针刺、刀割,并常有口唇、面部暗黑,舌暗有瘀斑、瘀点等,才用活血逐瘀法。虽然《医林改错》所列病证,有些是王清任个人的经验,但瘀血为病,确属复杂,且中医又有"怪病多瘀"之说，因此，王清任治验亦实可为借鉴。

本方系桃红四物汤合四逆散加桔梗、牛膝组成。桃红四物汤（《和剂局方》）是四物汤加桃仁、红花而成，能养血化瘀。《成方便读》"一切补血诸方，又当从此四物而化也"，此方乃调理一切血证，为其所长。王清任以生地黄易熟地黄，赤芍易白芍，更增强攻逐"血府"瘀热之力。四逆散为《伤寒论》方，能和解表里，疏肝理脾。主治传经热邪，传入于里，阳气内郁，或肝郁不疏，肝脾不和，脾土壅滞不运，阳气不达四肢的"热厥证"。当然，王清任立法，重在活血逐瘀。桃红四物汤合四逆散为血府逐瘀汤之主体，长于理气活血逐瘀。其中桃仁破血行瘀，润燥滑肠。《神农本草经》谓其"主瘀血，血闭，癥瘕邪气"，为活血祛瘀之上品。红花活血通经，祛瘀止痛。《本草纲目》谓其："活血、润燥、止痛、散肿、通经。"临床运用表明，红花确善于通利经脉，活血祛瘀。川芎性温、味辛，能行气开郁，祛风燥湿，活血止痛。张元素说："川芎上行头目，下行血海。"它能透达全身，入血行气，善治血瘀气滞。赤芍行瘀、止痛、凉血、消肿。《本草经疏》说："主破散，主通利，专入肝家血分，故主邪气腹痛。"以上4味，为活血祛瘀之首选，而王清任尤常运用，并多将它们配合，相得益彰，活血逐瘀之力更强。柴胡和解表里，疏肝升阳。《伤寒论》中小柴胡汤证皆由上焦不通所致，可见柴胡能疏通上焦，和解表里，运转枢机，透达邪热，又为治肝郁气滞之主药，它能入藏血之脏，疏肝解郁，畅达气血，并能升达阳气，以利浊阴下降，还能解血府之热。桔梗能开宣肺气，祛痰排脓。《神农本草经》曰："主胸胁痛如刀刺，腹满，肠鸣幽幽，惊恐悸气。"本方用桔梗载药上达胸中，共奏活血逐瘀之效。枳壳破气，行痰，消积。枳壳善治胸中、肠胃气滞，与桔梗相配，开肺散结之功尤佳。牛膝祛风利湿，通经活血。本药性善降而能引血下行，血府逐瘀汤用来活血逐瘀，通利经络，引血下行，使胸中瘀血得以消散排出。临床上川牛膝生用效果最佳。此外，当归，为补血活血之要药。生地黄，重在滋阴养血，以防理气药之辛散、逐瘀药之破泄而耗伤阴血，且二药也有活血之用。甘草调和诸药，全方组合，行气破滞，活血逐瘀。

全方用药十一味，立法谨严，选药得当。值得注意的是，除桔梗、枳壳外，皆能入肝经。肝脏有调节全身血液的攻能，直接影响脏腑经脉气血的活动,其疏泄功能,对人体气机的调畅至关重要,故肝脏有病,易致气血郁滞。李东垣《医学发明》曰:"血者,皆肝之所主,恶血必归于肝,不问何经之伤,必留胁下,盖肝主血故也。"指出了肝与"瘀血"的重要关系,并创立了复元活血汤,以治损伤恶血留于胁下,对后世甚有启发。当然,血液的循行,还须有赖于心主血、肺朝百脉、脾统血等功能相互协调来完成,但"恶血必归于肝"的道理,无疑是值得深入探讨的。

同时,本方立法还以脏腑、气血的功能特点和生理、病理关系为依据,组方气血兼顾,升降同用,攻中有补。全方以活血祛瘀药物为主,配疏肝理气之品,寓行气于活血之中,使疏泄正常,则气郁得散,血瘀得除。同时,方中柴胡、桔梗,其性上升,枳壳、牛膝则善降,川芎透达全身,最能散邪,共奏升清降浊之功。但其目的不在升清,而重在降浊,使瘀秽得逐,不再为患,达到"血化下行不作痨"。并且,行气活血兼养血益阴,祛瘀即能生新,寓补于攻之中。总之,既有开肺药物,又有下气之品,且瘀血从肝而治,疏肝行气以活血,使气机升降有常,出入有序,气血畅流,瘀去新生。

六、方歌

> 血府当归生地桃,红花甘草壳赤芍;
> 柴胡芎桔牛膝等,血化下行不作痨。(王清任)
> 血府逐瘀四逆散,桃红四物牛膝添;
> 桔梗排脓又祛痰,胸胁刺痛腹满蠲。(杨建宇)

第二节 经方集注

《医林改错》中载:"立血府逐瘀汤,治胸中血府血瘀之证。"该书所列适应病症为"头痛、胸痛、胸不任物、胸任重物、天亮出汗、食自胸右下、心里热

（名曰灯笼热）、瞀闷、急躁、夜睡梦多、呃逆（俗名打咯忒）、饮水即呛、不眠、小儿夜啼、心跳心烦、夜不安、俗言肝气病、干呕、晚发一阵热"。

唐宗海《血证论》卷八："王清任著《医林改错》，论多粗舛，惟治瘀血最长。所立三方，乃治瘀血活套方也。一书中惟此汤歌诀'血化下行不作痨'句颇有见识。凡痨所由成，多是瘀血为害，吾于血症诸门，言之綦详，并采此语以为印证。"

第三节　类方简析

一、通窍活血汤

组成：赤芍一钱，川芎一钱，桃仁三钱（研泥），红花三钱，老葱三根（切碎），鲜姜三钱（切碎），大枣七个（去核），麝香五钱（绢包）。

用法：黄酒半斤，将前七味煎一盅，去滓，将麝香入酒内，再煎二沸，临卧服。

功用：活血化瘀，通窍活络。

主治：头发脱落，眼疼白珠红，糟鼻子，耳聋年久，白癜风，紫癜风，紫印脸，青记脸如墨，牙疳，出气臭，妇女干劳，男子劳病，交节病作，小儿疳积。

鉴别：本方配有麝香、老葱、生姜等，故辛香通窍作用较好，主治瘀阻头面之证。

方解：头为诸阳之会，口、眼、耳、鼻诸窍之所，麝香芳香走窜，活血散瘀醒脑同时能"通诸窍，开经络"，黄酒能升能散，活血通脉，老葱宣通上下阳气，三味共同作用，能宣导药势上行头面部，促进血液循环，消除瘀血而达到治疗上述疾病的目的。

方歌：通窍全凭好麝香，桃红大枣老葱姜，

　　　　川芎黄酒赤芍药，表里通经第一方。（《医林改错》）

二、膈下逐瘀汤

组成： 五灵脂二钱(炒)，当归三钱，川芎三钱，桃仁三钱(研泥)，牡丹皮二钱，赤芍二钱，乌药二钱，元胡(延胡索)一钱，甘草三钱，香附钱半，红花三钱，枳壳钱半。

用法： 水煎服。

功用： 活血化瘀，行气止痛。

主治： 积块，小儿痞块，痛不移处，卧则腹坠，肾泻，久泻。

鉴别： 本方配有香附、延胡索、乌药、枳壳等疏肝行气止痛药，故行气止痛作用较好，主治瘀阻膈下，肝郁气滞之两胁及腹中胀痛。

方解： 王清任尤嫌桃仁、红花、赤芍、当归、川芎化瘀之力不足，又增五灵脂、牡丹皮、延胡索，且增乌药、香附、枳壳以行气止痛。此方与血府逐瘀汤相比，活血化瘀、行气止痛之功更强，已全然没有调和之意，其所治病证应属气滞血瘀重证、实证，故病人气弱，不任消伐者，宜适加扶正之药，且"病轻者少服，病重者……病去药止"。

方歌： 膈下逐瘀桃牡丹，赤芍乌药元胡甘，

　　　　归芎灵脂红花壳，香附开郁血亦安。(《医林改错》)

三、少腹逐瘀汤

组成： 小茴香七粒(炒)，干姜二钱(炒)，元胡(延胡索)一钱，没药二钱(研)，当归三钱，川芎二钱，官桂一钱，赤芍二钱，蒲黄三钱(生)，五灵脂二钱(炒)。

用法： 水煎服。

功用： 活血化瘀，温经理气止痛。

主治： 少腹积块疼痛；或有积块不疼痛；或疼痛而无积块；或少腹胀满；或经血见时，先腰酸少腹胀；或经血一月见三五次，接连不断，断而又来，其色或紫，或黑，或块，或崩漏兼少腹疼痛，或粉红兼白带；皆能治之，效不可尽述。并能"去疾、种子、安胎"而治不孕症。

鉴别：本方配有温里祛寒之小茴香、官桂、干姜，故温经止痛作用较好，主治血瘀少腹，月经不调，痛经等。

方解：此方由赤芍、当归、川芎活血化瘀，散结止痛之蒲黄、五灵脂、没药易桃仁、红花，并加温经祛寒之姜、桂，行气止痛之延胡索、茴香而成。

方歌：少腹茴香与炒姜，元胡灵脂没芎当，

　　　蒲黄官桂赤芍药，种子安胎第一方。（《医林改错》）

四、身痛逐瘀汤

组成：秦艽一钱，川芎二钱，桃仁三钱，红花三钱，甘草二钱，羌活一钱，没药二钱，当归三钱，灵脂（五灵脂）二钱（炒），香附一钱，牛膝三钱，地龙二钱（去土）。若微热，加苍术、黄柏；若虚弱，量加黄芪一二两。

用法：水煎服。

功用：活血祛瘀，祛风除湿，通痹止痛。

主治：瘀血挟风湿，经络痹阻，肩痛、臂痛、腰腿痛，或周身疼痛，经久不愈者。

鉴别：本方配有通络宣痹止痛之秦艽、羌活、地龙等，故多用于瘀血痹阻经络所致的肢体痹痛或周身疼痛等。

方解：本方以川芎、当归、桃仁、红花活血祛瘀；牛膝、五灵脂、地龙行血舒络，通痹止痛；秦艽、羌活祛风除湿；香附行气活血；甘草调和诸药。共奏活血祛瘀、祛风除湿、蠲痹止痛之功。

方歌：身痛逐瘀膝地龙，羌秦香附草归芎，

　　　黄芪苍柏量加减，要紧五灵桃没红。（《医林改错》）

五、补阳还五汤

组成：黄芪(生)四两，当归尾二钱，赤芍钱半，地龙一钱，川芎一钱，红花一钱，桃仁一钱。

用法：水煎服。

功用：补气活血通络。

主治：半身不遂，口眼㖞斜，语言謇涩，口角流涎，大便干燥，小便频数，遗尿不禁。

鉴别：王清任认为，半身不遂之症是人身元气亏损至五成，每半身只剩二成半，并向一边归并所致，与之同时出现的其他证候，均是由于气虚不能支配器官，器官失其职能所致。

方解：本方重用黄芪以补不足之五成气。《本草备要》谓此药"生用固表，无汗能发，有汗能止，温分肉，实腠理，泻阴火，解肌热。"《医学启源》谓其"治虚劳自汗，补肺气，实皮毛……益胃气去诸经之痛"，可见其功用有邪祛邪，无邪扶正，较之人参，有补虚之功而无留邪之弊，王清任视为补益元气的最佳药选。又气者，血之帅也，气虚运血无力则血凝而成瘀，故配桃仁、红花、赤芍、当归、川芎通畅血脉，以配合元气启动血行，值得推敲的是这五药中，川芎、赤芍、桃仁、红花用量皆轻，仅为 1～1.5 钱，唯独当归用量为 2 钱，这正是王清任立方之妙处，因黄芪配当归，此即李东垣当归补血汤，二药同用，使气血相互资生，更有利于元气的恢复；地龙通行诸络，使元气直达病所。此方黄芪用至 4 两，占全方药量总和的五分之四还多，王清任立此方重在补气，其意显明，然目前在临床运用时，临床医师常根据各自的用药心旨而予以变动，使其以补气为主变为补与活血化瘀俱重。

方歌：补阳还五赤芍芎，归尾通经佐地龙，

　　　四两黄芪为主药，血中瘀滞用桃红。（《医林改错》）

第二章 临床药学基础

第一节 主要药物的功能和主治

本方由四逆散合桃红四物汤加桔梗、牛膝组成,本方证实质是由四逆散方证、桃红四物汤方证合桔梗药证、牛膝药证而成。

一、四逆散功效和主治

四逆散方源于《伤寒论》,主治少阴病热化阳郁的四肢不温症,即:"少阴病,四逆,其人或咳,或悸,或小便不利,或腹中痛,或泄利下重者,四逆散主之。"从条文记载来看,"咳""悸""小便不利""腹中痛""泄利下重"均是或然证,而只有"四逆"才是本方证的特征证、必然证。若从药证角度分析,本方证还应当有组成本方的4味药的药证。

（一）以药测证,用柴胡则有胸膈胁肋部位的胀满不适感觉

柴胡主治胸胁苦满也,旁治寒热往来、腹中痛、胁下痞硬。其中胸满闷憋胀是柴胡药证的关键指征。可能是由功能性病变引起,表现为一种主观感觉上的异常,也可能是由心肺等器质性病变引起。往来寒热除寒热交替感之外,还可能存在一种有节律性,或者日节律,或者月节律,如失眠、月经前后诸症等,也可能是指没有明显的节律,时发时止,不可捉摸,如癫痫、过敏性鼻炎等。柴胡证典型的表现还有神情默默,所以一般认为情绪低落,食欲不振,性格偏内向等肝气郁结证症状是柴胡证、柴胡体质的识别关键,但

是临床不尽如此,柴胡证也可以表现为情绪亢奋,脾气急躁,喋喋不休,容易兴奋激动,血压波动、心率加快,焦虑紧张,甚至恐惧惊悸等肝郁化火证症状。除胸胁部位的不适外,还常见身体侧面、腹股沟等"柴胡带"的病变。

（二）以药测证, 用枳实则有胃胀、腹胀、大便干结证, 且腹诊按之膨满

枳实主治结实之毒也,旁治胸满胸痹、腹满腹痛。胸腹部位的气机运行不畅,常常会出现胸闷、胃胀、腹胀、大便干结等肝郁气滞、胃肠气滞、腑气不通的有余实证表现。枳实苦、辛,微寒。归脾、胃、大肠经,"泻痰,能冲墙倒壁,滑窍泻气之药",可以破气消积,化痰散痞,主治食积停滞,痞满胀痛,泻痢后重,大便不通,痰滞气阻,胸痹,结胸等气滞实证,正如《药品化义》所言枳实"专泄胃实……开导坚结有推墙倒壁之功,故主中脘以治血分,疗脐腹间实满,消痰癖,祛停水,逐宿食,破结胸,通便闭,非此不能也……若皮肤作痒,因积血滞于中,不能营养肌表,若饮食不思,因脾郁结不能运化,皆取其辛散苦泻之力也。为血分中之气药,惟此称最"。

枳实、枳壳虽有区别,但属一物之本。临床应用虽有侧重,亦经常互为代替使用,可参。

（三）以药测证, 用芍药则有胃痛、腹痛、小腿抽筋疼痛、大便干结证

芍药苦酸、凉,可以养柔肝,缓中止痛,敛阴,是主治痉挛性疼痛的良药,如《神农本草经》所言"主邪气腹痛,除血痹,破坚积,（治）寒热疝瘕,止痛,利小便,益气",《名医别录》所言"通顺血脉,缓中,散恶血,逐贼血,去水气,利膀胱、大小肠,消痈肿,时行寒热,中恶,腹痛,腰痛"。《伤寒论》中多次运用芍药,如桂枝加芍药汤主治"腹满时痛",桂枝加大黄汤主"大实痛",小建中汤主治"虚劳里急""腹中痛",芍药甘草汤主治"脚挛急",小青龙汤主治"咳逆"等,《药征》从上述含有芍药诸方证的共同主治中凝练出芍药药证,"主治结实而拘挛也,旁治腹痛、头痛、身体不仁、疼痛、腹满、咳逆、下利、肿脓"。有学者研究芍药甘草汤证发现,本方不仅治疗脚弱无力,行步艰难等,亦广用于胃肠道疼痛,腓肠肌痉挛性疼痛,头痛。举凡胸、腹、胁、背、腿肌肉及神经性疼痛,推而广之,举凡内脏平滑肌痉挛性疼痛,无不可以用芍药甘

草汤为基础方加减应用,特别是在加大芍药剂量时,镇痛作用尤为显著。由此可见,芍药不仅能缓解胃肠平滑肌的痉挛,而且能缓解腓肠肌等部位的痉挛。

（四）以药测证,一般认为,"甘草生用,和中缓急,为使药"

但是甘草并非是一味可有可无的佐使药,有学者认为烦躁、急迫、疼痛、痉挛、拘急等证是甘草的作用靶向所在。正如《药征》所言"主治急迫也,故治里急、急痛、挛急,而旁治厥冷、烦躁、冲逆之等诸般急迫之毒也"。

二、桃红四物汤功效和主治

桃红四物汤是养血活血名方,由四物汤加味桃仁、红花而成。方名首见于《医宗金鉴》,在《玉机微义》转引的《医垒元戎》中也称加味四物汤。在《医宗金鉴·调经门·先期证治》中记载"经水先期而至……若血多有块,色紫稠黏,乃内有瘀血,用四物汤加桃仁、红花破之,名桃红四物汤",由此可见月经先期,色紫稠黏,有血块是本方证关键指征;在《玉机微义·理血之剂》中,"元戎加味四物汤治瘀血腰痛",由此可见瘀血腰痛是本方证另一关键指征。根据方证对应的药证原则,本方证还应当见组成本方的四物汤方证、桃仁药证和红花药证。四物汤又名地髓汤、大川芎汤,出自《仙授理伤续断秘方》,即"凡跌损,肠肚中污血,且服散血药,如四物汤之类","凡损,大小便不通,未可便服损药,盖损药用酒必热。且服四物汤,更看如何","凡伤重肠内有瘀血者用此","如伤重者,第一用大承气汤,或小承气汤,或四物汤,通大小便去瘀血也",由此可见,本方原本用于跌仆损伤后的瘀血证,用于治疗"肠肚中污血",大小便不通等证。本方可以养血化瘀,一般多将本方运用于血虚证,即症见心悸失眠,头晕目眩,面色无华,妇人月经不调,量少或经闭不行,脐腹作痛,舌淡,脉细弦或细涩。现代将本方化裁运用于治疗月经不调、胎产疾病、荨麻疹、骨伤科疾病、过敏性紫癜、神经性头痛等疾病。

（一）以药测证,用桃仁则有小腹满痛,月经不调,大便秘结证

《药征》说桃仁"主治瘀血,少腹满痛,故兼治肠痈,及妇人经水不利"。其作用靶点大多位于下焦,如下焦瘀血的生殖系统疾病,如月经不调、慢性

盆腔炎、前列腺肥大，消化系统疾病如腹胀、便秘等。正如邨井杶所言"桃仁主治瘀血急结，少腹满痛明矣。凡毒结于少腹，则小便不利，或如淋。其如此者，后必有脓自下。或泻血者，或妇人经水不利者，是又脐下久瘀血之所致也"。桃仁苦、甘、平，归心、肝、大肠经，可以活血祛瘀，润肠通便，止咳平喘，用于治疗经闭，痛经、癥瘕痞块，跌仆损伤，肠燥便秘等，为治疗血瘀血闭的良药，正如《本经逢原》所言"桃仁入手足厥阴血分，为血瘀、血闭之专药。苦以泄滞血，甘以生新血。毕竟破血之功居多，观《本经》主治可知仲景桃核承气、抵当汤，皆取破血之用。又治热入血室，瘀积癥瘕，经闭，疟母，心腹痛，大肠秘结，亦取散肝经之血结。熬香治颓疝痛痒，《千金》法也"。肌肤甲错是桃仁药证的另一关键指征。瘀血内阻，不能荣养肌肤则会出现肌肤干燥脱屑、色素沉着、皮肤变厚，胫前皮肤尤其明显，病程长久往往还可见到面色暗黑，无光泽，口唇紫暗不丰满等。《神农本草经》中所载"桃仁，气味苦，甘、平，无毒。主瘀血，血闭，癥瘕，邪气，杀小虫。桃花杀注恶鬼，令人好颜色"，"好颜色"可能就和桃仁活血化瘀有关。

（二）红花味辛，性温，归心、肝经，气香行散，入血分，具有活血通经，祛瘀止痛的功效

正如《本草汇言》所言"红花，破血、行血、和血、调血之药也……恶露抢心，脐腹绞痛；或沥浆难生，蹊趵不下，或胞衣不落，子死腹中。是皆临产诸证，非红花不能治。若产后血晕、口噤指搦；或邪入血室，谵语发狂；或血闷内胀，僵仆如死，是皆产后诸证，非红花不能定。凡如经闭不通而寒热交作，或过期腹痛而紫黑淋漓，或跌仆损伤而气血瘀积，或疮疡痛痒而肿溃不安，是皆气血不和之证，非红花不能调"。临床多用于治疗痛经，经闭，产后血晕，瘀滞腹痛，胸痹心痛，血积，跌仆瘀肿，关节疼痛，中风瘫痪，斑疹紫暗。综上所述，桃红四物汤融活血破血、养血调经、敛阴和营于一体，全方配伍得当，使瘀去新生。本方有抗炎，降血脂，扩血管，抗疲劳及耐缺氧，抗休克等多种药理作用。现代临床应用极其广泛，已经远远超出妇科的应用范围。桃红四物汤可用于治疗冠心病心绞痛、糖尿病周围神经病变、血栓闭塞性脉管炎、慢性肾小球肾炎、偏头痛、癫痫、功能性子宫出血、痛经、女性更年期综合征、色素沉着、小儿血小板减少性紫癜、荨麻疹、眼底出血等。

三、桔梗

以药测证,用桔梗则有胸满闷,咳嗽吐痰,咽痛,咽部不适感等证。桔梗"主治浊唾肿脓也,旁治咽喉痛",且一般认为桔梗可以宣肺、祛痰、利咽、排脓,主治咳嗽痰多、咽喉肿痛、肺痈吐脓、胸满胁痛、痢疾腹痛、小便癃闭证。但在《医林改错》所列举诸多主治证中,无一证与桔梗相关。桔梗为舟楫之药,可以条畅气机,通达上下,即桔梗入肺经,载药上行,使药力发挥于胸(血府),又能开胸膈滞气,宣通气血,有助于血府瘀血的化与行,与枳壳、柴胡同用,尤善开胸散结,牛膝引瘀血下行,一升一降,使气血更易运行。

四、牛膝

以药测证,用牛膝则有下肢痿软无力,跌仆损伤,月经不调等证。牛膝归肝、肾经,可以补肝肾、强筋骨、活血通经、引火下行、利尿通淋,临床多用于治疗腰膝酸痛、下肢痿软、血滞经闭、痛经、产后血瘀腹痛、癥瘕、胞衣不下、热淋、血淋、跌仆损伤、痈肿恶疮、咽喉肿痛等证,正如《本草纲目》所言,牛膝"所主之病,大抵得酒则能补肝肾,生用则能去恶血,二者而已。其治腰膝骨痛、足痿阴消、失溺久疟、伤中少气诸病,非取其补肝肾之功欤。其治癥瘕心腹诸痛、痈肿恶疮、金疮折伤喉齿、淋痛尿血、经候胎产诸病,非取其去恶血之功欤"。

第二节　血府逐瘀汤的功效与主治

功效:活血祛瘀,行气止痛。

主治:胸中血瘀证。胸痛,头痛日久,痛如针刺而有定处,或呃逆日久不止,或内热烦闷,或心悸失眠,急躁易怒,入暮潮热,唇暗或两目暗黑,舌质暗红或有瘀斑,脉涩或弦紧。临床常用于多种瘀血病证,适用范围涉及内科、外科、妇科、内分泌科、五官科、皮肤科、精神神经科等。

第三章 源流与方论

第一节 源 流

《医林改错》载入了王清任二十余种活血化瘀方剂,体现了其补气活血法、行气活血法、泻热活血法、温阳活血法、解毒活血法、通窍活血法、祛痰活血法、祛风除湿活血法、滋养活血法、逐水活血法、活血止血法、养血安神活血法、平肝潜阳活血法、敛疮生肌活血法等,而血府逐瘀汤为其行气活血法的代表方。行气活血法源流探析如下:

《黄帝内经》在病因病机方面为该法提供了理论依据,并提出行气活血的治则。如《灵枢·百病始生》云:"若内伤于忧怒,则气上逆,气上逆则六输不通,温气不行,凝血蕴里而不散。"表明忧思恼怒,气行不畅导致血瘀。《灵枢·胀论》认为胀病病机在于"厥气在下,营卫留止……乃合为胀","其脉大坚以涩者,胀也"。意为气滞作胀必伴有血液瘀滞不畅,乃气滞不能行血而成瘀。

汉代《金匮要略·妇人杂病脉证并治》云:"妇人六十二种风,及腹中血气刺痛,红蓝花酒主之。"红蓝花性味辛温,活血祛瘀止痛;酒性辛热,行气活血。二者相须为用,共奏化瘀活血,行气止痛之功。该方为运用理气活血法方剂之雏形。

宋代以前的医书中,单独运用行气活血法的方剂较少见。宋代、金代、元代时期,始见大量由行气药与活血药配伍而成的方剂。如《太平圣惠方》两首木香散均以木香、桔梗、槟榔、紫苏茎叶等,配伍鬼箭羽、桃仁、当归,主治初得遁尸鬼注,心腹中刺痛不可忍;穿山甲散以木香、槟榔等配伍大黄、桃仁、当归、鬼箭羽、穿山甲、京三棱主治妇人血气凝滞,心腹疼一痛。《博济方》没药散由没药、红花、延胡索、当归组成,主治妇人血瘀腹痛。《圣济总录》木香丸以木香、青皮配伍莪术主治水肿;木香汤以木香、沉香、青橘皮、槟榔、厚朴配伍京三棱、当归主治肾脏虚冷气,攻腹中疼痛,两胁胀满;另一首木香汤以木香、桔梗、紫苏茎叶、白槟榔配伍鬼箭羽、当归,主治初得遁尸鬼注,心腹中刺痛不可忍;枳实汤以枳实、柴胡配伍当归、川芎,主治髓实证,气勇悍,烦躁惊热;姜黄散由姜黄、槟榔组成,主治小儿心痛。《普济本事方》胜红丸以青皮、陈皮、香附、砂仁、厚朴等配伍三棱、莪术,主治血气不调,胁肋胀痛。《幼幼新书》普救散由延胡索、香附组成,主治小儿心痛不止。《仁斋直指方》失笑散由五灵脂、蒲黄、延胡索组成,主治小肠气痛及诸血痛;橘皮汤以橘皮、枳壳、槟榔、木香、紫苏茎叶六香附等配伍川芎、桃仁主治气痔。《小儿卫生总微论方》五疳丸由川楝子、川芎组成,主治小儿一切诸疮。《杨氏家藏方》木鳖子丸以沉香、枳壳配伍五灵脂、木鳖子,主治小儿久痢,肠滑脱肛。《素问病机气宜保命集》金铃子散由川楝子、延胡索组成,后世医家把其作为理气止痛基础方。《妇人大全良方》曰:"肢节烦疼,口干少卧,皆因虚弱儿气血壅滞,故烦闷也。"故用大效琥珀散以乌药配伍莪术、当归主治妇人心膈迷闷,腹脏掐撮疼痛,气急气闷,月经不调;此外,还用四味汤以延胡索配伍当归、血竭、没药治疗产后一切诸疾;用寤生丸,由乳香配伍枳壳主治瘦胎,滑胎。《医垒元戎》八物汤以苦楝子、槟榔、木香等配伍当归、川芎、延胡索,主治妇人经行腹痛。《医学发明》复元活血汤以柴胡配伍当归、红花、炮穿山甲、酒大黄、桃仁,主治跌仆损伤,瘀血留于胁下,痛不可忍。《朱氏集验方》归芎丸由陈皮、当归、延胡索组成,主治妇人月候不通。《卫生宝鉴》备金散以炒香附配伍炒当归尾、五灵脂,主治妇人血崩不止。《医方大成》十全丹以枳壳、槟榔、青皮、陈皮、木香、缩砂仁、香附等配伍莪术、三棱,主治小儿乳哺不调,伤于脾胃,致患丁奚,哺露。《世医得效方》指出:"宿血滞气,凝结为癥瘕,腹中痞块坚硬作痛,当以破血药伐之。"《丹溪心法》曰:"气血冲和,万病不生。一有怫郁,诸病生焉。故人生诸病,多生于郁。苍术、抚芎总解诸郁,随证加入诸药。"其还指出,治疗腰痛,"瘀血作痛者","宜行血顺气,补阴丸加桃仁、红花之类";治疗胁痛,"有瘀血,当用破血行气药,留尖桃仁、香附之类"。此外,朱丹溪还创制了一系列行气活血方剂,如芎附饮由川芎、香附组成,主治气血不和及产后头痛;血郁汤以香附配伍桃仁、红花、川芎,主治血郁;枳芎散由枳实、川芎、炙甘草组成,主治左胁刺痛。《脉因证治》没乳丸以木香、槟榔等配伍乳香、没药、桃仁,主治瘀血痢。

明代,部分医家开始着重于对该法进行病因病机方面的阐述,并提出行气活血的治则。与此同时,行气活血法广泛体现于治疗各科疾病的方剂中。如《普济方》木香膏由木香、槟榔、当归组成主治一切跌仆损伤,滞血不散;乳香没药散以缩砂、枳壳等配伍乳香、没药、当归,主治跌仆伤损;乳香丸以沉香、槟榔配伍乳香、没药、蝎尾,主治小儿腹痛多啼,惊风内吊。《奇效良方》手拈散以五灵脂、没药配伍延胡索,活血化瘀,理气止痛,治疗气滞血瘀之胃痛、腹痛。《医方类聚》延胡索散由延胡索、乳香、木香组成,主治儿初生下,盘肠刺痛。《校注妇人良方》乌药散以乌药、青皮、木香等配伍莪术、当归、桃仁,主治血气壅滞,心腹刺痛。《摄生众妙方》三合济生汤以枳壳、香附、紫苏叶、大腹皮等配伍川芎、当归主治临产艰难,或一二日不下者;芎归汤以陈皮配伍当归、川芎,主治子死腹中及胞衣不下。《保婴撮要》认为小儿头面疮的病因,在于"脏腑不和,气血凝滞于诸阳之经";腹痛的病因在于"脾经阴虚,气滞血凝"。《明医指掌》认为:"挫闪而痛,必气滞血瘀。气滞者行气,血瘀者行血即已。"其还认为痔漏的病因病机在于"热则血伤,血伤则经滞,经滞则气不运,气与血俱滞,乘虚而坠入大肠"。《保命歌括》破血汤以香附、青皮配伍桃仁、红花、川芎破血行气,主治瘀血所致胁痛。《万氏女科》认为经闭不行的病因之一为"忧愁思虑,恼怒怨恨,气郁血滞,而经不行者,法当开郁气,行滞血而经自行"。其还提出"新产之后,败血不尽,乘虚流入经络,与气相杂,凝滞不行,腐化为水,故令四肢浮肿",故创制芎归泻肝汤以青皮、枳壳、香附配伍当归尾、川芎、红花、桃仁,主治产后败血流入肝经,四肢浮肿,胁下胀痛,手不可按等症。《医学入门》认为偏头痛的病因多与气滞血瘀有关,如"偏头痛年久,大便燥,目赤眩晕者,此肺乘肝,气郁血壅而然"。还认为对"闪挫跌仆坠堕,以致血瘀腰痛,日轻夜重"等症,治"宜行血顺气"。此外,还创制当归须散以香附、乌药配伍苏木、归尾、红花、桃仁、赤芍,主治跌仆所致气血凝结,胸腹胁痛。《古今医鉴》四味调经止痛散以延胡索配伍当归、没药、红花,主治月经前后腹痛。《本草纲目》卷十三用延胡索、当归、桂心等治疗气血凝滞所致肢体拘痛。《赤水玄珠》丹参丸以天台乌药、香附配伍丹参、川芎、当归身,功用行气活血,调经止痛。《万病回春》化瘀回生丹重用大黄、桃仁、红花、水蛭、虻虫、乳香、没药、三棱、苏木、益母草等,配伍延胡索、蒲黄、麝香、丁香、香附等治疗产后瘀血腹痛和癥瘕积聚;活血汤以乌药、香附、枳壳、木香配伍当归尾、赤芍、桃仁、延胡索、红花、牡丹皮、川芎,主治死血、血结之腹痛。《外科启玄》认为疽的病机为"血滞于气",痈的病机为"气滞于血"。并认为背疮的病因病机为"不慎房事,及庸医用凉药敷服,致使血凝气聚不散"。《证治准绳》罗备金散由香附子、当归尾、五灵脂组成,主治妇人血崩不止;大延胡索散以延胡索、川楝子、厚朴、桔梗、槟榔、木香等配伍赤芍、莪术、煨三棱、当归、川芎,主治妇人经病并产后腹痛;加味乌沉汤以乌药、缩砂仁、木香、香附配伍延胡索治疗妇人经水欲来,脐腹绞痛。《寿世保元》曰:"盖气者,血之帅也,气行则血行,气止则血止,气温则血滑,气寒则血凝。"又曰:"气有一息之不运,则血有一息之不行,病出于血,调其气,犹可以导达病原于气。"故创制活血汤以乌药、香附、枳壳、木香等配伍当归尾、赤芍、桃仁、牡丹皮、延胡索、红花、川芎主治瘀血腹痛。《外科正宗》认为瘿瘤"初起自无表里之症相兼,但结成形者,宜行散气血"。故用十全流气饮以陈皮、乌药、木香、香附、青皮等配伍川芎、当归治之。此外,还认为多种外科疾病皆与气滞血瘀有关,如腋痈是因"肝经血滞,脾经气凝共结为肿",痞癖"皆缘内伤过度,气血横逆结聚而生"。《济阴纲目》玄归散由当归、延胡索组成,主治月经壅滞,脐腹绞痛;行经红花汤以青皮、香附等配伍归尾、赤芍、刘寄奴、牛膝、延胡索、红花、苏木、桃仁,主治妇人、室女经候不行,时作胀痛;加味乌药汤以乌药、缩砂仁、木香、香附配伍延胡索治妇人经水欲来,脐腹绞痛。张介宾曰:"夫血因气逆;必须先理其气,气行则血无不行也。"他认为:"凡属有形之证,亦无非由气之滞,但得气行,则何聚不散? 是以凡治此者,无论是血是痰,必皆兼气为主,而后随宜佐使以治之,庶得肯綮之法,无不善矣。"对于血癥,他认为"血必由气,气行则血行。故凡欲治血,则或攻或补,皆当以调气为先";对于痈疽,他认为"无非血气壅滞留结不行之所致";对于杖疮,他认为"血瘀在内者,宜以活血流气之药和之,甚者利之行之,此治血凝之法也"。总之,张景岳认为凡是治疗血证,必以调气为主,故在其著作《景岳全书》中,多次用行气活血法,如用以治疗妇人气滞血瘀、月经不畅的通瘀煎,即以乌药、青皮、香附、木香等配伍当归尾、炒红花而成。《丹台玉案》散痛饮以乌药、青皮、柴胡等配伍延胡索、桃仁、穿山甲、牛膝、红花主治瘀血阻滞,两肾作痛;疏肝散瘀汤以青皮、柴胡、乌药等配伍当归、红花、苏木,主治瘀血凝结,两胁刺痛;磨平饮以枳壳、香附、乌药等配伍红花、桃仁、苏木、三棱、莪术,主治死血成块,奔走作楚等症。《医宗必读》推气散由枳实、川芎、甘草组成,主治左胁刺痛。《证治要诀及类方》对因服固胎药过多而致的产后恶露不尽,提出"宜顺血通气,不宜蓄血闭气"之治则。《审视瑶函》将眯目飞扬证的病因病机总结为"频擦频拭风轮窍,气滞神珠膏血凝",即"因风吹砂土入目,频多揩擦,以致血气凝滞而为病也。"并用顺经汤以柴胡、香附、乌药、青皮、陈皮等配伍当归身、川芎、桃仁、红花、苏木、赤芍调气通血,治疗室女月水久停。

清代,是中医各科发展的巅峰时期,诸多医家在医著中对行气活血法进行了详细的论述,并遵照此法,依据自己的经验创制了大量疗效显著的方剂。如《痧胀玉衡》三香丸以木香、沉香、檀香、砂仁、莱菔子等配伍五灵脂主治痧胀过服冷水,痞闷者;乌药顺气丸以莱菔子、延胡索、枳壳、青皮、乌药、香附配伍红花、三棱、莪术,主治疹气内攻,心腹切痛等症;必胜汤以香附、青皮等配伍红花、桃仁、大黄、赤芍、五灵脂,主治疹证因于血实者;红花汤以青皮、香附、枳壳等配伍红花、蒲黄,主治疹毒;沉香阿魏丸以陈皮、青皮、枳实等配伍五灵脂、姜黄、莪术、三棱、阿魏,主治气壅血阻所致痧毒。《证治汇补》曰:"一切气病用气药而不效者,乃气滞而血不能波澜也,宜少佐芎、归活血,血气流通而愈。"同时还提出"活血必先顺气,气降而血自下行"。如新制通幽汤即以香附、紫苏子、桔梗、陈皮配伍当归、红花、桃仁、牡丹皮,主治幽门不通,大便秘结等症。《辨证录》认为"若有瘀血结住而不散者,以血有形,不比气之无形而可散也",故"欲活其血之瘀,非仅气药之能散也,必须以有形之物制血,则气可破血,而无阻滞之忧矣",即提出理气与活血并重的治则。同时认为顽疮病因为人身气血不和,"其不和者,或因湿浸,或因热盛,或因湿热寒邪之交至,遂至气结而不宜,血滞而不散",故"治疮皆以行气活血为主"。傅青主认为"肝主藏血,气结而血亦结",故在《傅青主女科》一书中对于肝郁血瘀之证,在活血之余,佐以疏肝解郁。如加味四物汤、宣郁通经汤、平肝开郁止血汤、加减生化汤等,多以白芍、当归、牡丹皮为主养血活血,佐以少量柴胡或香附疏肝解郁。《张氏医通》四乌汤由乌药、香附等配伍当归、川芎,治疗血中气滞,小腹急痛等症;散血消肿汤以乌药、木香、紫苏、砂仁等配伍当归尾、五灵脂、川芎、莪术,主治血胀;醋煎散以香附、乌药等配伍三棱、莪术、赤芍,主治经行少腹结痛;香壳散以香附、枳壳、炒青皮、陈皮、乌药等配伍当归尾、赤芍、莪术、红花,主治蓄血暴起,胸胁小腹作痛等症。《眼科阐微》提出治老年眼症,"内服之药……行气活血者居多"。《症因脉治》认为半身不遂之病机为"气凝血滞,脉痹不行",肠痈腹痛之病因病机为"恼怒郁结,气血凝聚"。《良朋汇集》黄金散以香附配伍当归尾、五灵脂,主治妇人血崩不止。《女科指掌》瓦楞子丸以瓦楞子、香附配伍桃仁、牡丹皮、当归、大黄、红花、川芎,主治气滞血瘀之痛经。《幼科直言》化滞汤以槟榔、厚朴、陈皮、枳壳、青皮配伍当归尾,主治积滞腹痛。程仲龄在《医学心悟》中指出搅肠痧的病因病机"系秽气闭塞经隧,气滞血凝";又指出月经不调,"将行而腹痛拒按者,气滞血凝也"。《类证治裁》提出:"血痕、血癥、血瘀,血同而新久分,且血必随气,气行则血行,故治血先理气。"《外科证治全生集》认为多种外科疾病的病因病机皆与气血不和有关,如"痈疽二毒,由于心生。盖心主血而行气,气血凝而发毒",臁疮的病机为"气滞血凝"。《医宗金鉴》认为经行腹痛的病机为气血不和,"经前痛,则为气血凝滞。若因气滞血者,则多胀满;因血滞气者,则多疼痛"。此外,还创制枳芎散以枳壳、郁金配伍川芎,治瘀血轻证之左胁痛;芎皮散由川芎配伍青皮,主治头面浮肿,目刺涩痛。叶天士治疗劳伤之"胁痛嗽血""胁有瘕聚"之咯血,"热蒸迫络脉,血为上溢,凝结成块"之吐血,"络中不得宁静"之胁肋胀痛,"攻触作楚,咳痰带血","怒伤动肝,血溢紫块"等病症常选紫苏子、降香、桃仁、牡丹皮、茯苓、牛膝、薤白汁等理气活血之剂。《医碥》提出虚劳"心下引胁俱痛",其病机"盖滞气不散,新血不行也"。同时还提出用行气活血法治疗霍乱,"盖气结则血凝,血凝则气愈滞,血散气行,则立愈矣"。《活人方》治瘕调理丸以香附、延胡索、砂仁、木香等配伍当归、川芎、五灵脂、红花,理气开郁,活血通经,治癥瘕。《仙拈集》灵砂散由砂仁、五灵脂组成,主治妇人经闭血块;通经饮以厚朴配伍桃仁、红花,主治妇人月水不通;滑胎丸由枳壳、乳香组成,主治滑胎。《医略六书》调营丸由香附、莪术、当归组成,诸药合用"使血活气行,则痃癖积块自消,而腹中刺痛无不退,天癸愆期无不调矣"。《金匮翼》强调了气血流畅的重要性,认为"经络者,血气所流注,不可塞也,塞则气血壅而废矣"。沈金鳌曰:"气运乎血,血本随气以周流,气凝则血亦凝矣。气凝在何处,则血亦凝在何处矣。夫至气凝血瘀,则作肿作痛,诸变百出。"在其著作《杂病源流犀烛》中提出多种内外科疾病的病机均与气滞血瘀有关,如其认为癥瘕者,"因闪挫,气凝而血亦随结,经络壅瘀,血且不散成块";痢疾者,"湿蒸热壅,以至气血凝滞,渐至肠胃之病";乌痧者,"毒在脏腑,气滞血凝,以致疼痛难忍";瘿瘤者,"气血凝滞,年数深远,渐长渐大之证";杖疮者,"盖血滞则气壅瘀,气壅瘀则经络满急,经络满急故肿且痛"。此外,他还强调对跌仆闪挫,"其治之之法,亦必于经络脏腑间求之,而为之行气,为之行血,不得徒从外涂抹之已也";乳岩"须于初起之时,多服疏气行血之剂,方为良法"。可见其对行气活血法的重视。治宜"攻补兼施,升降结合,气血津液同治"。《杂病源流犀烛》宽胸饮以柴胡、郁金、降香、香附、陈皮、砂仁配伍川芎、当归、延胡索,主治肝实胸痛,不能转侧,善太息者等症;调荣饮以槟榔、陈皮配伍莪术、川芎、当归、延胡索,主治血肿;香附汤以香附、柴胡、青皮配伍川芎、当归,主治怒气胁痛;延胡索散以木香等配伍延胡索、当归、炒蒲黄、赤芍、姜黄、乳香、没药,主治瘀血结胸;和气汤以木香、紫苏、槟榔、陈皮、香附、青皮等配伍乳香、没药,主治虚痞气痛。《妇科玉尺》认为妇人行经期间,"精神壮盛,阴血有余,偶感风寒,或食冷物,以致气滞血凝而闭,宜以通气活血药导之,此气滞也。"《时方歌括》丹参饮由丹参、檀香、砂仁组成,主治脘腹疼痛。《伤科补要》提出"凡打扑闪错,或恼怒气滞,血凝肿痛……致气血凝结者,宜活血顺气之法"。《伤科汇纂》柴胡饮以柴胡配伍红花、大桃仁,主治大怒及从高坠下,血积胁下。

　　自《医林改错》之后,《外科证治全书》瘰肥丸以香附、青皮、沉香等配伍川芎、当归、红花、延胡索、赤芍、莪术,主治逆气瘀血相并而成之肥气。《外科真诠》认为气血凝结是多种外科疾病的主要病机,如认为腋疽是"由肝脾二经气滞血凝而成",石疽"乃肝经郁结,气血凝滞而成",便毒"为暴怒伤肝,气滞凝血而发"。《类证治裁》提出治疗"腹皮麻痹,一块不知痛痒",宜"活血行气"。还强调治疗腹痛,"理气滞不宜动血,理血滞则必兼行气"。《救伤秘旨》十三味总方以木香、乌药、青皮配伍桃仁、三棱、赤芍、骨碎补、当归、莪术、延胡索、苏木,主治跌仆损伤。《杂病广要》七气消聚散以香附米、青皮、枳壳、木香、砂仁、厚朴、陈皮配伍莪术、三棱,主治积聚相攻,或疼或胀初作者。《医醇賸义》认为"人之一身,自顶至踵,俱有痛病","病各不同,而其为气凝血滞则一也。"唐宗海中对王清任"血府逐瘀汤"一方非常推崇,并认为其歌诀"血化下行不作痨"句"颇有见识"。在其著作《血证论》中提出:"气结则血凝","盖血凝于气分之际,血行则气行,故以破血为主,是善调气之法也"。并详细说明了气血之间的关系,如"血之运气运之,即瘀血之行亦气之行。血瘀于经络脏腑之间,既无足能行,亦无门可出,惟赖气运之,使从油膜达肠胃,随大便而出,是气行而血自不留也……凡治血者必调气,使气不为血之病,而为血之用,斯得之矣"。此外,还从气血理论着眼,论述癥瘕的证治,如"瘕者,或聚或散,气为血滞,则聚而成形,血随气散,则没而不见。方其既聚,宜以散气为解血之法","癥之为病……须破血行气,以推除之"。观唐氏活血化瘀诸方中多佐以枳壳、香附、柴胡等行气之品,正是行气活血法之体现。《伤科大成》顺气活血汤以紫苏梗、厚朴、枳壳、砂仁、木香、香附配伍当归尾、红花、炒赤芍、桃仁,苏木末,主治损伤气滞血瘀,胸腹胀满作痛;活血止痛汤以陈皮配伍当归、苏木末、川芎、红花、乳香、没药、三七、炒赤芍、土鳖虫,主治损伤瘀血,红肿疼痛;吉利散以枳壳、陈皮、香附、厚朴、木香等配伍当归、川芎、苏木末、刘寄奴、三七、乳香、没药,主治跌仆损伤,红肿不消。《马培之外科医案》疏肝流气饮以紫苏梗、枳壳、郁金、青皮、佛手、乌药、香附等配伍延胡索、当归,主治肝痈初起,左胁肋痛。《成方便读》乌金丸以香附、延胡索、乌药、木香等配伍五灵脂、当归、桃仁、莪术、乳香、没药、红花、苏木,主治妇人气滞血结,癥瘕瘀痛,经闭。

　　近代张锡纯在《医学衷中参西录》一书中,遵此法创制了多首由理气药与活血药组成的方剂,如治肝郁血瘀,胁下刺疼之金铃泻肝汤中以川楝子、乳香、没药、三棱、莪术、甘草相伍，奏行气开郁、活血止疼之功；活络效灵丹由当归、丹参、乳香、没药组成，治疗气血凝滞，痰瘀癥瘕积聚，心腹腰腿疼痛等症。

现代名医岳美中根据"胸痹心痛"的病理特点，结合王清任行气活血之法，创制变通血府逐瘀汤，该方由血府逐瘀汤去地黄、柴胡、赤芍加肉桂、薤白组成。宣痹行气，活血化瘀。对老年人冠心病、心绞痛的治疗有显著的疗效，是血府逐瘀汤在现代临床上的成功应用。著名中医骨伤学家林如高依行气活血法创制的顺气祛瘀汤，即以枳壳、陈皮、郁金、桔梗、槟榔等配伍桃仁、三七、红花。诸药合用，行气活血，祛瘀止痛，用于治疗胸部外伤，内有蓄血者。

由此可见，《黄帝内经》在病因病机方面为行气活血法提供了理论依据，并初步提出行气活血的治则。《金匮要略》遵《黄帝内经》之法，创制出由行气药与活血药配伍组成的具体方剂。自宋代以后，出现了大量体现行气活血法的方剂，用于治疗临床各科疾病。明代，部分医家开始着重于针对具体疾病对该法进行病因病机方面的阐述，并明确提出行气活血的治则。清代，诸多医家在医著中对行气活血法进行了详细的论述，行气活血法的临床应用领域更加广阔。在总结前代医家经验的基础上，王清任创制了血府逐瘀汤、膈下逐瘀汤、通气散等一系列体现行气活血法的方剂，在大量桃仁、红花、当归、赤芍、川芎等大队活血化瘀药中，伍以乌药、枳壳、柴胡、香附等行气之品，用于治疗以气滞血瘀证为主要表现的内科、外科、妇科、儿科等各科疾病。其善用的行气药如柴胡、枳壳、桔梗、香附等均是历代医家所常用的理气之品。其中血府逐瘀汤一方由桃红四物汤合四逆散加桔梗、牛膝而成。配伍精当，升降相成，既行血分瘀滞，又解气分郁结，活血而不耗血，祛瘀又能生新。自问世以来，以其疗效的可靠性和治疗范围的广泛性得到医界的一致认可，对后世瘀血病证的治疗具有极大的指导意义。自王清任之后，行气活血法广泛应用于活血化瘀领域。清末医家唐宗海在《血证论》一书中大力推崇该法，详细阐述"行气活血"之理论，并将其应用于多种瘀血证的治疗，为王清任学术思想的重要继承者。近代张锡纯宗王清任理论在其著作《医学衷中参西录》中创制了多首体现行气活血法的方剂。现代名中医岳美中、林如高依此法创制方剂在各自的治疗领域都取得了显著的疗效。

第二节　古今后世医家方论

唐宗海

王清任著《医林改错》,论多粗舛,惟治瘀血最长。所立三方,乃治瘀血活套方也。一书中惟此汤歌诀"血化下行不作痨"句颇有见识。凡痨所由成,多是瘀血为害,吾于血症诸门,言之綦详,并采此语以为印证。(《血证论·卷八》)

陕西省中医研究所

血府逐瘀汤是王清任诸方中应用最广泛的一个,用以治疗"胸中血府血瘀之症"。从所治症目来看,王清任认为属于血府血瘀的病症有头痛、胸痛、噎膈、不寐、多梦、呃逆、心悸等十九种病,这些病症虽然各不相同,但只要有瘀血证可据,就可用本方治疗。(《医林改错评注》)

岳美中

血府逐瘀汤是个有名的方子。方中以桃红四物汤合四逆散,动药与静药配伍得好,再加牛膝往下一引,柴胡、桔梗往上一提,升降有常,血自下行,用于治疗胸膈间瘀血和妇女逆经证,多可数剂而愈。(《岳美中医话集》)

杨蕴祥

本方是清代名医王清任创制的一首活血化瘀的著名方剂。他认为,胸中属于"血府",故名血府逐瘀汤。是为活血逐瘀的代表方。其所治之证乃为胸中气血瘀阻,气机不畅,经络不通所致。其组方为气血双治,用桃红四物汤活血化瘀以行血分之瘀滞;用四逆散疏肝理气以解气分之郁结。全方使其活血而不耗血,化瘀而不碍新。体现了气血兼顾,活血寓养血、升降并

用的特点。临床上本方应用十分广泛,其临床研究涉及临床各科。(《古今名方》)

邓中甲

王清任实际上运用了很多前人的基础方和基本配伍组合,组成了这个方……所以整个这个方体现活血化瘀为主,行气为辅,是一个常用的活血化瘀方。这个方是个复方。实际上它的思路,是从桃红四物汤来的。是个活血化瘀的基础方,加上行气疏肝理脾的四逆散两个合成。加点载药上行,开宣肺气,开宣胸中气机的桔梗和引瘀血下行的牛膝,这两个相结合。(《邓中甲方剂学讲稿》)

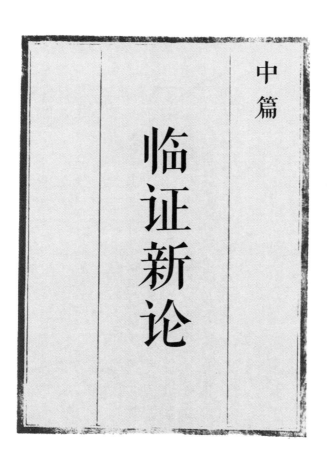

中篇

临证新论

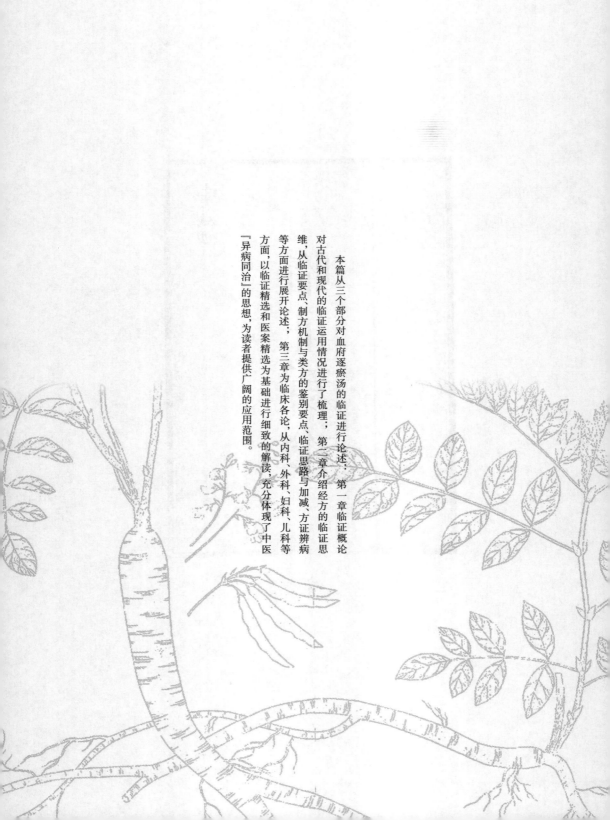

本篇从三个部分对血府逐瘀汤的临证进行论述：第一章临证概论对古代和现代的临证运用情况进行了梳理；第二章介绍经方的临证思维，从临证要点、制方机制与类方的鉴别要点、临证思路与加减、方证辨病等方面进行展开论述；第三章为临床各论，从内科、外科、妇科、儿科等方面，以临证精选和医案精选为基础进行细致的解读，充分体现了中医『异病同治』的思想，为读者提供广阔的应用范围。

第一章　血府逐瘀汤临证概论

第一节　古代临证回顾

一、肝气病,瞀闷,急躁

此乃肝气不舒之证。情志活动主要是心神的功能,但与肝的疏泄功能也密切相关。叶天士较明确地论述精神刺激与肝主疏泄的关系,《临证指南医案》指出"恼怒肝郁""气郁不舒,木不条达""悒郁动肝致病……疏泄失职"。正常的情志活动,主要依赖于气血正常运行,肝主疏泄之所以影响情志活动,主要在于气机舒畅,气血调和,那么心情也开朗。肝失疏泄,气机不畅,在情志上表现为郁郁寡欢,精神压抑。血府逐瘀汤方中四逆散疏肝理气助肝用,四物汤补血养血补肝体,体用并治而肝气条达;气滞日久则瘀血渐生,加以桃仁、红花活血,起到未病先防,既病防变的作用。因此在治疗此种证候时应加重四逆散药物用量或以柴胡疏肝散代之,而患者症见胁肋隐痛,按之则舒,且伴烦热、舌红苔少等症状,则考虑肝阴虚,可去柴胡而代以川楝子或香橼、佛手、绿萼梅等性味平和之品。

二、夜睡梦多,不眠,夜不安

此乃肝不藏血所致。正常情况下,人体各部分的血量相对恒定。但是随着机体活动量增减、情绪变化、外界气候变化等因素,人体各部分的血量也随之有所变化,这种变化通过肝的藏血和疏泄功能而实现。当机体活动剧烈或情绪激动时,通过肝气的疏泄作用将肝脏所贮藏的血液向外周输布,以供机体的需要。当人体处于安静或情绪稳定时,机体外周对血液的需求量相对减少,部分血液便又归藏于肝。《素问·五脏生成》曰"人卧血归于肝",王冰注解说:"肝藏血,心行之,人动则血运于诸经,人静则血归于肝脏。何者?肝主血海故也。"如果情志不遂,肝失疏泄,初则气机郁结,久必血行失畅,夜卧血不归肝,神不归舍,而致不寐。再者若年老正虚或素禀肝血不足,或久病失血,肝血亏损,血亏气郁,夜卧则血难归肝,魂不归藏而病不寐。治疗此种证候时应加重四物汤药物用量或加酸枣仁以增强其补养肝血的作用,亦可加用生龙骨、生牡蛎以平肝潜阳。

三、呃逆

此属肝气犯胃证,中焦气机升降即是脾的升清和胃的降浊,体现于脾胃对饮食物的消化,及将水谷精微吸收转输,将糟粕排出体外的功能。肝的疏泄功能正常,全身气机疏通畅达,有助于脾升胃降和两者之间的协调。故《素问·宝命全形论》说:"土得木而达。"肝之疏泄失司,则脾胃升降失常而见呃逆、嗳气等证。对于呃逆、嗳气的治疗,血府逐瘀汤方中用四逆散疏肝理气,气机调畅则中焦升降得复。临证可在该方的基础加用旋覆花、代赭石等增强其和胃降逆的功效。

四、饮水即呛

王清任在《医林改错》中说"饮水即呛,乃会厌有血滞",而咽喉部是肝经的循行部位,《灵枢·经脉》有肝经"……循喉咙之后,上入颃颡",明白两者联系,则可知此方重在引药入肝经,理气活血化瘀,进而治疗饮水即呛。

五、心跳心忙

《医林改错》中说"心跳心忙,用归脾安神等方不效,用此方百发百中",此方主治证的病位非在心脾,而在心肝,主因肝血不足,血不养心,心肝血虚,虚热内生,扰动心神所致;或因肝气郁滞,血行无力,心脉痹阻。心主血脉,血脉瘀阻,血行不畅,心失所养,则见心动不安。患者往往有因气机不利而有胸闷不舒之感。血府逐瘀汤中以四逆散理气解郁,气行则血行。桃红四物汤补血活血,血脉畅通,肝有所藏,心有所主则诸证得消。

六、干呕

证属肝胃不和。该病多因情志不遂,肝失条达,肝气不舒,横逆犯胃,胃气上逆可见干呕频作。治疗肝胃不和应升降同调,临床上肝胃同病者并不少见,而这两个脏器的关系亦是一个升降的关系。其中肝气主升,胃主通降,在治疗这种肝胃不和的病变时,应充分考虑到这一生理特点,选择恰当的药物。血府逐瘀汤中含柴胡和枳实一个药对,其中柴胡主升,疏肝理气,枳实主降,通降胃气,使气机升降协调,则疾病自除。

七、心里热

症见身外凉,心里热,故名"灯笼病",王清任认为是内有血瘀所致。至于血瘀是如何导致内热外凉则语焉不详,如果强行用血瘀生热解释则未免牵强。该病由气郁而致,肝气失于条达,气郁于内,郁而化热故见心里热;气机不能外达,失于温煦则外有寒证。气郁则血行滞缓而又导致血瘀。血府逐瘀汤中以四逆散理气解郁,有切中病因之功;以桃红四物汤活血化瘀,有未病先防之妙,两者相得益彰,再加上桔梗、牛膝升降相因,则周身气机调畅,血脉通达。

第二节 现代临证概述

一、单方妙用

◎案 时复症

某,男,11 岁。2009 年 7 月 8 日初诊。患者 2 年前出现双眼奇痒,磨不适,结膜暗红,畏光流泪,每年夏季天气炎热时症状加重,气候变凉爽后好转或痊愈,曾在各级眼科医院检查后诊断为春季性结膜炎,中医称时复症,给予抗过敏、抗炎等治疗,用 2% 的色甘酸钠眼药水、左氧氟沙星眼药水、氢化可的松眼药水等,开始治疗时有效果,但 1 周过后症状恢复原状。本次就诊时症见:奇痒,磨不适,结膜暗红,畏光,舌质淡红,苔薄,脉细涩。诊断为时复症。辨证为瘀血阻络。方用血府逐瘀汤加减治疗。

处方:当归 10g,生地黄 20g,川芎 10g,芍药、桃仁、红花、赤芍、甘草各 10g,僵蚕 6g,白蒺藜 15g,乌梢蛇 8g。5 剂,每日 1 剂,水煎服。

5 剂后,症状减轻,再加减变化服用 4 剂后,结膜暗红色减轻,嘱其天热时戴墨镜,用 2% 的色甘酸钠眼药水、左氧氟沙星眼药水巩固疗效,直到天气转凉时未发作。

◎案 白塞综合征

某,女,42 岁。已婚,以咽痛,吞咽困难伴外阴瘙痒半月,加重 3 天为主诉。1 年前,患者皮肤脱屑,起卧不安,口腔、咽部疼痛,曾治疗。近半月上症加重,口腔、咽部疼痛,外阴瘙痒,近 3 天患者病情加重,口腔及咽部疼痛加重,影响进食、进水。外阴灼热疼痛,纳差,心烦,舌质红、苔薄,脉数。体格检查:双眼结膜充血,口腔及咽部可见多处黏膜溃疡和白色假膜,心肺未见异常,腹软,肝脾未及。妇科检查:阴道黏膜全部被白色假膜覆盖,尚有溃疡形成。血常规：白细胞（WBC）15×10^9/L，中性粒细胞百分比（N%）86%，淋巴细胞百分比（L%）12%。诊断为白塞综合征。治以活血化瘀、理气化痰、养阴清热。方用血府逐瘀汤加减。

处方：桃仁、红花、川芎、桔梗、柴胡、枳壳、党参、浙贝母、桑白皮、沙参、连翘、生甘草、炙甘草各10g，生地黄30g，赤芍、牛膝、白芍、泽泻、当归各15g，山楂、瓜蒌、黄芪、麦冬、蒲公英、金银花、猪苓各20g。

每日1剂，并配合静脉滴注头孢替唑每日2次，每次3g，穿琥宁每日1次，每次0.2g，服上方12剂后，患者口腔、咽喉疼痛明显减轻，口腔溃疡转好，灰白色纤维膜消失，外阴灼痛亦止。停止静脉滴注抗生素，继服上方30剂，患者诸症消失，口腔、咽部黏膜正常。妇科检查：阴道黏膜正常，痊愈出院。随访半年，病情无复发。

◎案　脑梗死后呃逆

纪某，男，71岁，退休干部。2003年3月1日初诊。因"脑梗死"收住入院，治疗1周后病情好转，3月10日，饮热水时引起呛咳，遂即呃逆不止，剧烈时引起呕吐，影响饮食和睡眠，口渴不欲饮，舌质略暗红，苔黄腻。中医诊断为呃逆。辨证为热伤血络、瘀血痹阻膈下。治以活血化瘀、理气和胃。方用血府逐瘀汤加减。

处方：桃仁、当归、生地黄各12g，赤芍、白芍、川芎、牛膝各9g，桔梗5g，枳壳6g，柴胡、甘草各3g。3剂，水煎服。

服上药3剂后，呃逆减轻，继服3剂而愈。

按　呃逆一症，中医认为是胃气上逆所致。清代王清任对呃逆的发病机制和治法又提出了新的见解，在其所著《医林改错》中云："因血府血瘀……故呃气……无论伤寒、瘟疫、杂症，一见呃逆，速用此方，无论轻重，一付即效，此余之心法也。"此种呃逆为血瘀所致，故宗王清任，用血府逐瘀汤治愈。

◎案　下肢溃疡

李某，男，64岁。2002年6月3日初诊。患者素有右下肢静脉曲张史，2个月前因外伤致右小腿溃破，自行包扎后仍坚持农田劳动。曾在当地卫生院间歇治疗未愈，3天前伤处肿势扩大，灼热疼痛，右小腿伤口色黑糜烂，范围约 8cm×10cm,创面肉色晦暗不鲜有渗液,边缘凹陷,伴神疲倦怠,少寐心烦,口干溲赤,大便秘结,舌质暗红有瘀点,脉沉细涩。诊断为下肢溃疡。辨证为瘀血凝滞经络,局部气血运行失常,外感湿毒蕴结肌肤。治以理气活血祛瘀、清热利湿解毒。方用血府逐瘀汤合黄连解毒汤化裁。

处方:生地黄 15g,川芎 6g,赤芍 15g,当归 9g,柴胡 10g,牛膝 10g,丹参 15g,桔梗 9g,桃仁 6g,红花 3g,连翘 10g,大黄 9g(后下),黄连 6g,黄柏 6g,栀子 9g,甘草 3g。3 剂,每日 1 剂,水煎服。外用消肿膏外敷。

二诊:服上药 3 天后,身热燥渴已解,大便通,但伤口肿势未消,仍有口渴纳呆,遵上方加石斛、麦冬、天花粉各 10g,继服上方 7 剂,外治同上。

三诊:热退,寐安,伤口肿势渐消,死肌开始部分脱落。守原方加减,1 个月后复诊,全身症状消失,疮面可见部分新鲜肉芽,改用十全大补丸善后。历经 40 余天,服药 40 余剂,创口腐肉脱尽,疮面新鲜,基本愈合。

按 下肢溃疡属中医"臁疮"范畴。俗称"老烂腿",好发于小腿下 1/3 的内外侧部位,多见于长期从事站立工作,或伴有下肢静脉曲张的患者,创口经久难以收口,或虽经收口,每因损伤而复发,病程缠绵久治。本案患者病久失治,局部气血运行受阻,脉络失于通畅,综观患者又有寒热、口干便秘等症,故用血府逐瘀汤理气活血祛瘀的同时,兼用黄连解毒汤清热利湿,凉血解毒,使湿毒清,瘀血散,脉络通畅,顽疾竭除。

◎案 反复发热

某,男,70 岁。因间断发热 1 年余,于 2009 年 9 月 21 日初诊。患者诉 1 年前无明显诱因自感周身倦怠,肢节酸痛,体温(T)37.3℃,自服感冒药,体温仍持续在 37.3~38.1℃,昼轻夜重,情志不遂时尤甚,伴口干不欲饮,胁肋胀痛,烦躁易怒,夜间睡眠差,每夜睡眠 2~3 小时,大便干结,小便黄。先后在多家医院做尿常规、血常规、X 线胸片、腹部 B 超、颅脑 CT、结核菌素试验等检查,均未见异常,曾应用多种抗生素及清热解毒中药治疗,均未奏效,故来诊。就诊时患者 T 37.7℃,血压(BP)130/80mmHg(1mmHg=0.133kPa),心率(HR)72 次/分,面色萎黄无华,皮肤干燥,形体略瘦,舌质暗红,苔薄黄,脉细涩。中医诊断为内伤发热。辨证为肝郁气滞、瘀血内阻。治以活血化瘀、疏肝解郁。方用血府逐瘀汤加减。

处方:桃仁 12g,红花 12g,生地黄 12g,当归 12g,川牛膝 12g,鸡血藤 9g,桔梗 12g,柴胡 9g,郁金 9g,甘草 6g,炒酸枣仁 15g。3 剂,每日 1 剂,水煎服。

二诊:患者情绪好转,自感疲倦减轻,夜间睡眠 4 小时左右,T 37.5℃。效不更方,上方继服 5 剂,诸症悉除。随访半年,未再发热。

按 长期低热属中医学"内伤发热"范畴。《灵枢·痈疽》曰:"营气稽留于经脉之中,则血泣而不行,不行则卫气从之而不通,壅遏而不得行,故热。"说明瘀血停积于体内,气血不通,营卫壅遏可引起发热。清代王清任在《医林改错》中说:"后半日发热,前半日更甚,后半日轻,前半日不烧,此是血府血瘀。血瘀之轻者,不分四段,惟日落前后烧两时,再轻者,或烧一时,此内烧兼身热而言。"该病例为内伤发热,治疗以活血化瘀为主,行气疏肝解郁、清心除烦为辅,以血府逐瘀汤加减。方中当归、桃仁、红花、鸡血藤活血祛瘀;川牛膝祛瘀血、通血脉,并引瘀血下行,为方中主要组成部分;柴胡疏肝解郁,并达清阳;桔梗宽胸行气,使气行则血行;生地黄凉血清热,配当归又能养血润燥,使祛瘀而不伤阴血;炒酸枣仁有养心安神之功;郁金疏肝解郁、清心除烦;甘草调和诸药。诸药合用,达到活血化瘀、行气疏肝、清热除烦之目的。

◎**案 肺间质纤维化**

某,男,36 岁。因咳嗽反复发作 2 年余,加重 1 个月,门诊以"咳嗽"于 2011 年 1 月 4 日收入院。入院时患者精神差,面色暗滞无华,咳嗽,痰少而黏,活动后胸闷、气短,舌质暗红,苔薄黄少津,脉沉细。胸部 CT 提示:双肺下叶呈网状、结节状改变,蜂窝肺。西医诊断为肺间质纤维化。行抗炎药物治疗 10 天,症状略有减轻,但患者口渴口苦,倦怠乏力,不能活动,活动则胸闷气短,咳嗽喘憋。中医辨证为气阴亏虚、痰瘀互结。治以益气养阴、化痰行瘀。方用血府逐瘀汤化裁。

处方:西洋参 6g,川芎 10g,桃仁 10g,浙贝母 10g,三七粉 3g(冲服),地龙 12g,麦冬 15g,丹参 20g,郁金 15g,炙枇杷叶 10g,天花粉 15g,焦山楂、焦神曲、焦麦芽各 12g,炙甘草 6g。每日 1 剂,水煎 400ml,早晚 2 次温服。

服 10 剂后咳嗽减轻,但活动后仍胸闷气短、乏力,舌脉同上,上方去炙枇杷叶,加黄芪 15g、赤芍 10g,继续服用 30 剂后,上述症状消失。

按 清代唐容川在《血证论》一书中指出"血瘀既久,亦能化为痰水","瘀血流注,亦发肿胀者,乃血变成水之证",明确地提出瘀血、痰水相互胶结危害的病理机制,为临床治疗"痰挟瘀血,遂成窠囊"等疑难杂症提出了具体有效的方药,堪称痰瘀同治之大家。清代名医叶天士对痰瘀相关学说卓有发挥,将众多疑难、幽深、久耽之疾称为络病,首先创立了"久病入络"学说,认为久病入络,须考虑痰瘀互阻之证。对以上病例,根据医家观点,沿用医家之方,进行辨证施治,喜获桴鼓之效。

◎案 脑梗死后性格改变

某,女,67岁。2010年8月12日初诊。患者半年前无明显诱因出现情绪不稳定,喜怒无常,彻夜不寐,曾在某精神病医院诊断为"精神分裂症",经治疗,效不佳,遂由家人陪同来诊。患者面色无华,性情焦躁,坐立不安,时而唉声叹气,时而暗自嬉笑,口气秽臭,喉中痰鸣,咯吐不尽,大便3~5日一行,质干难解,小便色黄,舌质暗、苔薄黄,脉细滑。颅脑CT示:大脑左侧额叶皮质下腔隙性脑梗死。治以活血化瘀、泻火祛痰、宁心安神。方用血府逐瘀汤合癫狂梦醒汤加减。

处方:桃仁、红花、赤芍、川芎、胆南星、郁金各12g,益智仁20g,黄芩、石菖蒲、远志、柴胡各6g,牡丹皮9g,栀子9g,大黄3g(后下),芒硝3g(后下),枳实6g,厚朴9g。7剂,每日1剂,水煎2次,取汁400ml,分2次温服。

服后精神好转,入夜稍能安眠,大便每日1次,质软成形。上方去大黄、芒硝、枳实、厚朴,继服10剂,配合盐酸吡硫醇片口服。随访半年未发,现能适应家庭生活,能与人正常交往。

按 无症状脑梗死多数患者可表现为头晕、肢体麻木、性格改变、记忆力下降、精神异常等。该例患者主要为类似精神分裂的表现,依据症状,结合舌苔脉象,认为脑络瘀阻,神明不调,进而导致气血逆乱于上,脑络瘀滞,致气滞血瘀,脑络瘀阻,神明不调而致中风。"头者,精明之府",脑络痹阻,则精神意识思维活动异常,进而出现类似癫狂之症状。采用血府逐瘀汤合癫狂梦醒汤加减,诸症悉除。

◎案 坐骨神经痛

刘某,男,46岁,工人。1994年9月26日初诊。患者左臀、大腿后侧、小腿后外侧疼痛间断发作 4 年,活动受限 11 个月,加重半月。起始尚能忍受,但服消炎痛(吲哚美辛)、阿司匹林片,用针灸、按摩、牵引等疗法均无效。近半月来,因左下肢剧痛而卧床不起,动则疼痛加剧,寝食不安,家人抬送入院就诊。症见:表情痛苦,右侧卧位,左坐骨神经分布区压痛明显,舌暗苔白腻,脉弦细。腰椎 X 线片提示腰$_{3\sim5}$椎体骨质增生。西医诊断为左坐骨神经痛。中医诊断为痹症。辨证为气滞血瘀。治以活血化瘀、理气通络。方用血府逐瘀汤加减。

处方:当归 15g,桃仁 12g,红花 12g,赤芍 12g,生地黄 15g,桔梗 15g,柴胡 12g,川芎 15g,牛膝 18g,黄芪 30g,杜仲 15g,乌梢蛇 15g,延胡索 15g,杭白芍 15g,香附 15g。6 剂,水煎服,每日 1 剂,嘱睡硬板床。

服药 6 剂,疼痛明显减轻。效不更方,再进 10 剂,症状基本缓解,行走自如。上方减柴胡继服 6 剂,以资巩固。随访 3 年,未再复发。

按 坐骨神经痛属于中医学"痹症"范畴。风寒湿邪或气血虚弱,跌仆损伤,均可致气滞血瘀,经络不通而痛。以血府逐瘀汤为主,辅以黄芪、杜仲、杭白芍扶正补虚,佐以乌梢蛇、香附加重理气通络之效,切中病机,标本兼治,虽非原方主症,却效如桴鼓。

◎案 老年性皮肤瘙痒

赵某,女,70 岁。2012 年 1 月 6 日初诊。反复皮肤瘙痒 10 余年,以双下肢尤为明显,可见皮肤脱屑、抓痕,甚至有血痂,遇热及冬季加重。曾用中药、西药内服、外敷等,病情反复发作。舌质暗苔薄白,脉弦细。西医诊断为老年性皮肤瘙痒。中医诊断为风瘙痒。辨证为血虚生风。治以活血养血、祛风止痒。方用血府逐瘀汤加减。

处方:黄芪 60g,当归、生地黄、乌梢蛇各 30g,桃仁、红花、枳壳、赤芍各 15g,川芎、牛膝各 10g,柴胡、甘草各 6g。7 剂,水煎服,每日 1 剂。

服药后瘙痒大减。上方加防风、白术、制何首乌各 10g 以养血祛风,续服 7 剂。后服用六味地黄丸 2 个月,随访至今未复发。

按 老年性皮肤瘙痒多属血热、血虚,治疗常以凉血、补血等为主。但是,患者前期的治疗并不理想。病程长达 10 年,"久病致瘀""久病及肾",治疗当养血活血,辅以祛风止痒。重用黄芪养血,配以当归、生地黄、乌梢蛇养血活血祛风,桃仁、红花、枳壳、赤芍、川芎行气活血,以"治风先治血,血行风自灭"辅以少许柴胡疏肝理气,甘草调和诸药。随后加防风透玄府,白术、制何首乌健脾养血。最后以六味地黄丸补肾以资巩固。使气血充沛,内风自灭,而瘙痒止。

◎案 椎基底动脉供血不足

邓某,男,55 岁。2012 年 9 月 3 日初诊。近半月来因工作劳累,感头晕、恶心、视物旋转,查颈椎片提示颈椎病。经颅多普勒提示椎基底动脉供血不足。用红花黄色素、强力定眩片等治疗无明显缓解。既往无高血压、梅尼埃病等病史。舌质淡苔滑,脉弦细。西医诊断为椎基底动脉供血不足。中医诊断为眩晕。辨证为气虚血瘀。治以补气活血化瘀。方用血府逐瘀汤加减。

处方:黄芪、党参各 40g,当归、生地黄各 30g,桃仁、红花、枳壳、赤芍各 15g,柴胡、桔梗、川芎、牛膝、天麻、甘草各 10g。5 剂,每日 1 剂,水煎服。

服药后未再眩晕发作。再服 5 剂后改右归丸口服 3 个月巩固疗效,随访至今未再复发。

按 患者年过半百,加之案牍劳累,肾精亏虚,气虚血瘀而致眩晕。重用黄芪、党参补气养血,当归、生地黄补肾养血,桃红四物汤养血活血,四逆散行气活血,天麻平肝熄风定眩。药证相符,故疗效故佳。

◎案 血管性头痛

李某,女,65 岁。2010 年 6 月 21 日初诊。病史:反复头痛 4～5 年,曾在某医院做头颅 CT 检查未见异常,诊断为血管性头痛。否认高血压病、冠心病、糖尿病等病史。症见:反复头痛,左侧为主,偶有头晕,无恶心呕吐,无胸闷心悸,肢体活动无异常,口唇淡暗,舌暗红、苔白,脉弦细。西医诊断为血管性头痛。中医诊断为头痛。辨证为瘀血头痛。治以活血化瘀止痛。方用血府逐瘀汤加减。

处方:桃仁、红花、川芎、当归、枳壳、水蛭各 10g,生地黄、赤芍、牛膝、延胡索各 15g,柴胡、甘草各 6g。7 剂,每日 1 剂,水煎服。

二诊:6 月 28 日。服药后头痛明显减轻,无头晕,口唇及舌淡暗,脉弦细。治以补气活血化瘀为法,仍以血府逐瘀汤加减。

处方:黄芪、党参各30g,桃仁、红花、川芎、枳壳、水蛭各10g,当归、生地黄、赤芍、牛膝各15g,柴胡、甘草各6g。7剂,每日1剂,水煎服。

服上药7剂后患者头痛缓解。其后以该方为主调理,随访1年余,头痛无明显发作。

按 本案头痛日久,久病入络,唇、舌淡暗,均提示瘀血之象。黄煌教授紧扣瘀血之证,以血府逐瘀汤加减治之。初诊时以活血止痛为法,考虑患者久病、久痛入络,一般草木、金石之品难以搜逐,故以水蛭加强搜风化瘀通络之力;以延胡索"专治一身上下诸痛"。二诊时,头痛缓解,考虑患者久病体虚,唇、舌俱淡,脉细,有气虚之象,故加黄芪、党参以益气扶正助血行,增强疗效。正如《医林改错·血府逐瘀汤所治症目》云:"查患头疼者,无表症,无里症,无气虚、痰饮等症,忽犯忽好,百方不效,用此方一剂而愈。"通过本案治疗还可看出,血府逐瘀汤长于行气活血,但对于久病之人,尚需兼顾本虚。加用黄芪、党参、水蛭以益气活血通络,活血而不伤正,可以久服调理,以奏全功。

◎案 手部湿疹

梁某,女,44岁,医院保洁工。2007年5月19日初诊。主诉:双手掌肥厚粗糙,反复蜕皮,时有皲裂2年,加重半年。检查:双手掌暗红色斑块,浸润肥厚,表面干燥粗糙,舌偏红,苔薄白,脉细弱。

处方:血府逐瘀汤加蝉蜕10g,3剂。

二诊:服药期间双手掌皮肤变薄变软,无蜕皮及皲裂,停药后有所反复。舌脉如前。

处方:血府逐瘀汤3剂,每日1剂,水煎服。

2008年8月23日随访,皮损未发。

按 手部湿疹属湿疹的特殊类型之一。湿疹是由多种内外因素引起的真皮浅层及表皮炎症,一般认为与变态反应有关。西医全身治疗的目的在于抗炎、止痒,常用抗组胺药和镇静安定剂,有继发感染者,加用抗生素;局部治疗遵循外用药物的使用原则,根据皮损特点选用氧化锌油、3%硼酸溶液,及糖皮质激素霜剂、乳剂、糊剂、软膏、硬膏、涂膜剂等。中医强调辨证施治,全身治疗多以清热利湿或健脾渗湿为法,常用龙胆泻肝汤或胃苓汤加清热凉血药或祛风止痒药治疗。本例根据反复发作,病程迁延,以及皮损干燥粗糙等特征,以血府逐瘀汤活血化瘀,养血润燥,并抗变态反应获效。

◎案 唇炎

卢某,男,40岁。2011年11月11日初诊。主诉:口唇干裂2年。症见:口干舌燥不欲饮,口唇麻痒感,下颌及唇周亦自觉麻痒感,夜间尤甚,无鼻干眼干,无胃痛胃胀,纳食正常,二便可,夜寐安,舌暗红有瘀斑、苔黄而干,脉沉。西医诊断为口唇周围炎症。中医诊断为唇炎。辨证为气滞血瘀、失于濡养。治以行气活血、健脾益阴。方用血府逐瘀汤加减。

处方:当归10g,生地黄15g,桃仁10g,红花10g,炒枳壳10g,赤芍15g,柴胡10g,甘草6g,桔梗10g,藿香10g,牛膝15g,乌梅6g,北沙参10g,山药20g。21剂,每日1剂,水煎服。

服药后患者诉口唇干裂明显减轻,麻痒感已无。

按 口唇干裂多为脾胃虚弱或阴液亏虚所致,但此患者口唇干裂2年,且伴有口唇、唇周及下颌麻痒感,但口干不欲饮水,夜间明显,均为血瘀之象,考虑口唇干裂为瘀血内停,津液不能上乘于口,"旧血不去,新血不生",口唇失于濡养所致。治疗不仅应健运脾胃,首当活血化瘀,行血濡润,故以血府逐瘀汤加山药健运脾胃,乌梅酸甘化阴,共奏良效。

◎案 耳胀

祝某,女,42岁。2011年9月21日初诊。主诉:耳胀1个月。症见:双耳胀闷不适,进食后明显,听力正常,此前用过多种方法如针灸、中药、西药等治疗,均未见明显好转,伴有咽部不适,偶有泛酸,烧心,口干,无头晕头痛,无胃痛胃胀,二便可,睡眠尚可,舌淡暗、苔薄白有瘀斑,脉弦。相关检查均未见明显异常。西医诊断为功能性耳胀、慢性胃炎、反流性食管炎。中医诊断为耳胀、吞酸。辨证为气滞血瘀、肾阴亏虚。治以行气活血、补益肾阴。方用血府逐瘀汤加减。

处方:当归10g,生地黄15g,桃仁10g,红花10g,麸炒枳壳10g,赤芍15g,甘草6g,桔梗10g,牛膝15g,姜黄10g,白芍15g,熟地黄15g,酒山茱萸15g,茯苓15g,柴胡10g。7剂,每日1剂,水煎服。

二诊:2011 年 9 月 28 日,仍双耳胀闷不适,进食、水后明显,口干,无胃胀胃痛,无烧心泛酸,舌红苔薄中有裂纹、瘀斑,脉弦。继服原方 14 剂。

三诊:2011 年 10 月 12 日,双侧耳胀减轻,无耳鸣,说话有鼻音,自觉胃中有气,无胸痛,口干,舌淡红苔薄白,脉弱。

处方:炒白芍 15g,陈皮 10g,柴胡 10g,甘草 6g,炒枳壳 10g,醋香附 10g,川芎 10g,炒白术 15g,当归 10g,天麻 10g,牡丹皮 10g,栀子 10g,蝉蜕 6g,姜半夏 9g,石菖蒲 10g。21 剂,服法同上。

四诊:2011 年 11 月 11 日,咽干,耳胀明显减轻,偶有头晕,腰酸,嗳气,舌淡苔薄白少津,脉沉细弱。

处方:当归 10g,生地黄 15g,桃仁 10g,红花 10g,枳壳 10g,甘草 6g,牛膝 15g,姜黄 10g,白芍 15g,熟地黄 20g,山茱萸 10g,玄参 10g,天花粉 10g,陈皮 10g。

继服 21 剂。服药后患者诉诸症较前明显减轻。

按 此患者听力正常,仅自觉双耳胀闷不适,经检查排除双耳器质性病变,属功能性耳胀。除双耳胀闷外,同时伴有烧心泛酸,咽部不适,结合舌淡暗苔薄白有瘀斑,脉弦,辨证为气滞血瘀、肾阴亏虚,治以血府逐瘀汤加行气药及补益肾阴药物治疗,守方治疗 21 剂后症状较前好转。三诊考虑患者肝气郁结,上扰清阳,故以四逆散加减治疗。四诊患者实邪已衰其大半,肾阴虚明显,故以血府逐瘀汤加熟地黄、山茱萸等补益肾阴药治疗,终获良效。

◎案 吞酸

韦某,女,40 岁。2010 年 7 月 17 日初诊。主诉:烧心泛酸伴胃脘胀痛 10 余年。患者常有烧心泛酸,曾服奥美拉唑、雷贝拉唑等多种西药治疗,效果不甚明显。来诊时曾服中药数月,用过疏肝和胃、清热理气、制酸等药物。症见:烧心泛酸,胸骨后烧灼样疼痛,胃脘胀痛,伴有嗳气,二便尚可,舌暗红有瘀斑、苔黄,脉弦。胃镜示:反流性食管炎(C 级);慢性浅表性胃炎。西医诊断为胃食管反流病。中医诊断为吞酸。辨证为瘀热互结。治以化瘀宽胸、清热和胃。方用血府逐瘀汤加减。

处方:当归 10g,生地黄 15g,桃仁 10g,红花 6g,麸炒枳壳 10g,赤芍 15g,柴胡 10g,甘草 6g,川芎 10g,牛膝 15g,煅瓦楞子 15g,竹茹 10g,旋覆花 10g

(包煎),代赭石 20g(先煎)。7 剂,每日 1 剂,水煎服。

二诊:2010 年 7 月 24 日,仍胃脘部疼痛,胸痛,肋骨压痛明显,舌淡暗、苔薄白,脉滑。原方去瓦楞子、竹茹、旋覆花、代赭石,加桔梗 10g、丝瓜络 10g、防风 10g,继服 7 剂。

三诊:2010 年 7 月 31 日,诸症好转,仍偶有胸痛,纳便可,舌淡、苔白腻,脉沉细。上方加麸炒苍术 15g、姜厚朴 10g,继服 7 剂。服药后患者诉其症状较前明显改善,嘱前方继服并注意生活调摄。

> **按** 患者既往胃食管反流病病史较长,且经中西药物治疗无效,久病者,易气机郁滞,气郁则血凝。清代叶天士在《临证指南医案》中多次提及"初为气结在经,久则血伤入络","病久痛久则入血络"。结合患者有胸骨后灼痛、舌暗红有瘀斑、苔黄等表现,为有瘀热之象,故用血府逐瘀汤化裁以活血化瘀、行气止痛。患者泛酸明显,胃酸上逆是病之由,故加瓦楞子以制酸,加竹茹、旋覆花、代赭石以和胃降逆。二诊患者未诉泛酸,但胸痛、肋骨压痛明显,故减去瓦楞子、竹茹、旋覆花、代赭石,加桔梗、丝瓜络、防风行气活络止痛。三诊患者舌苔白腻,考虑湿滞胃脘,故增加麸炒苍术、姜厚朴行气化湿。药物得当,加之患者守方治疗,最终获得良好疗效。

◎案 假性延髓性麻痹

赵某,男,75 岁。患者素有头晕、头痛,因突然失语、偏瘫、吞咽困难、饮水呛咳 1 天,于 2002 年 3 月 26 日初诊。经查头颅 CT 等,临床诊断为脑梗死并发假性延髓性麻痹、轻度脑萎缩。予吸氧、扩血管,给予低分子右旋糖酐、能量合剂、血浆蛋白等治疗 2 周后,偏瘫有所改善,但语言和吞咽功能未见好转而症状加重。又予中药益气复元、滋阴潜阳、调补脾胃等法治疗 10 天,仍无好转。症见:T 36.8℃,HR 80 次/分,BP 130/80mmHg,呼吸平稳,形体消瘦,面色不华,表情淡漠,口角㖞斜,舌强,发音无声,饮水呛咳,吞咽困难,右半身不遂,舌偏,舌淡暗,苔白,脉弦细。治以活血化瘀、健脾养胃。方用血府逐瘀汤加调养脾胃之品。

服药 5 剂后,患者发音有声,言语断续,能少量饮水,呛咳明显减少。继服药 7 剂,患者发音清晰,语言较前流利,能进半流食,少有呛咳,患肢活动较前有力,语言及吞咽功能恢复。

按 本例中医诊为中风,失语,痿证。病初肝肾不足,阴虚阳亢,肝风内动。病至后期渐致脾气虚弱,形瘦肉羸,血瘀经络、筋脉不用,气虚血瘀征象明显,故予活血化瘀法佐以调补脾胃治疗,使中风不语和吞咽功能障碍迅速得到恢复。古代医家有"久病多虚""久病多瘀"的论述。本例因久病不愈,耗伤正气,而致气血阴阳皆虚,气虚则推动无力,阳虚则温煦无能,阴血亏虚则血脉不充,均导致气血运行不畅,形成瘀血,而瘀血又可阻滞新血之化生,使虚者更虚,虚中夹瘀,病情缠绵难愈。而住院期间静脉给予了大量支持补养的西药,又予中药一味壅补,其补之有余而祛邪不足,故难奏效。用血府逐瘀汤加健脾益气之品攻补兼施,使瘀血祛除,正气恢复而顽症顿愈。

◎案 脑动脉硬化

杨某,女性,68岁。2003年8月21日初诊。患笑症已近半载,无明显诱因,发无定时,或二三日一发,或一日发二三次,阵发嬉笑,笑声中等,笑发时内心明了,但不能自控,每次发作10余分钟,止后如常。曾于西医院多方检查,排除精神疾患,疑为"脑动脉硬化"所致,口服改善脑循环药物无效。症见:体胖,神清,应答自如,举止正常,面色少华,舌略红,舌下脉络紫暗,苔白,脉沉细。投血府逐瘀汤化裁,2剂知,4剂愈。之后用血府逐瘀丸合天王补心丹缓调1个月,随访半年未复发。

按 本案患者为心血瘀阻,心神失养而致笑不休。如《黄帝内经》云:"心者,君主之官,神明出焉。""心气虚则悲,心气实则笑不休"。故予血府逐瘀汤治之而效。中医认为心藏神,在志为喜,在声为笑。又云:其意为心气实则心志有余而笑不休。由以上可知,"笑不休"病位在心,病性属实。证之临床,心气实者不外乎心火亢盛,痰火扰心,顽痰滞塞心窍及心血瘀阻。而心火亢盛者多伴面红目赤,烦热燥急,少寐,溲赤,渴喜冷饮,舌红干,舌尖绛,脉数等火热炽盛之征象;痰火扰心者多伴见兴奋狂乱,面目红赤,舌尖红,苔黄浊腻,脉滑数;顽痰内结,滞塞心窍者则见笑后时悲,目光呆滞,头晕头重,脘痞咯痰,舌体胖大,苔白厚腻,脉弦滑等症。本案患者既无心火亢盛之象,亦全无痰浊内盛之征,虽然亦无瘀血的一般见证,但排除上述心火、痰浊致病的可能,又遵"怪病多瘀","久病多瘀"之说,从活血化瘀入手,药到病除。

◎案　慢性肺炎性结节

侯某,男,51 岁。2010 年 8 月 2 日初诊。患者干咳半年,逐渐加重,未诊治。6 月 22 日体检时发现右肺阴影,于当地医院给予清热解毒中药治疗无效。7 月 6 日复查 CT 示右肺下叶结节影,直径 1.5cm。考虑良性病变,建议复查,但未专门治疗。高血压史 20 余年未吃药。现干咳晨甚,胸闷刺痛,舌红有瘀点、苔黄、脉数。辨证为痰瘀互结、气滞血瘀。治以活血化瘀、清泻肺热、化痰止咳。方用血府逐瘀汤合千金苇茎汤加减。

处方:芦根、冬瓜子、猫爪草、山慈菇各 30g,薏苡仁 18g,桃仁、红花、柴胡、枳壳、生地黄、赤芍、川芎、当归、桔梗、三棱、莪术各 10g,甘草 6g。7 剂,每日 1 剂。

二诊:2010 年 8 月 12 日,患者诉服药后干咳减轻,胸闷刺痛感减,余无不适。上方去三棱、莪术,加黄芩 10g、鱼腥草 30g,每日 1 剂,继服 21 剂。

2 个月后复查胸部 CT 示右肺下叶小结节影明显缩小,1 年后复查 X 线胸片示肺内结节消失。

按 苇茎汤作为治疗肺痈之经典方剂,血府逐瘀汤作为治疗胸中血瘀证之要方,却被王晞星巧妙结合、有效应用于慢性肺炎性结节的治疗中。其中,芦根、苇茎二者出自同一种植物,又因苇茎供应较少,故以芦根代之;瓜瓣多以冬瓜子代之。临床上,需在辨证基础上配合其他药物运用,而此类疾病多责之痰瘀互结、气滞血瘀,故多与化痰止咳的紫菀、款冬花、浙贝母、木蝴蝶,清泄肺热的黄芩、鱼腥草,破血行气的三棱、莪术等药物合用,并酌加具有软坚散结作用的僵蚕、猫爪草、山慈菇等药,使证有主方,病有主药,药有专司,效如桴鼓,从而快速有效地切中病机并取得疗效。

二、多方合用

本方在临床中应用广泛,常与其他经方、时方合方应用。

(一)参芪合血府逐瘀汤加减冠心病多支病变重度狭窄

◎案

刘某,男,60 岁。2013 年 6 月 25 日初诊。患者于 5 年前因劳累后出现胸痛伴气短、乏力等症,近 1 周加重,曾于北京某医院诊断为冠心病,经冠状动脉造影证实属冠状动脉(简称"冠脉")多支病变,患者拒绝手术及介入治疗,为求中药治疗,故来诊治。症见:胸痛、气短,活动后加重,伴左肩背放射痛,休息或口服速效救心丸后可缓解,饮食可,夜寐可,二便和。既往否认糖尿病、高血压病史。体格检查:BP 110/70mmHg,HR 69 次/分,律齐,未闻及病理性杂音,双肺呼吸音清,未闻及干湿啰音,舌质淡紫,苔薄白,脉沉涩。辅助检查:三酰甘油(TRIG)1.72mmol/L。心电图示:窦性心律,ST - T 改变。曾于 2012 年 4 月行冠脉 CTA 示:右冠脉后降支狭窄 >75%,左前降支狭窄 >75%。为进一步诊治,于 2012 年 5 月行冠脉造影示:左冠脉主干远段局限性狭窄 60%、前降支近段局限性狭窄 70%。右冠脉左室后支节段性狭窄 75%。西医诊断为冠心病、心绞痛。中医诊断为胸痹。辨证为气虚血瘀。治以益气活血化瘀。方用参芪合血府逐瘀汤加减。

处方:黄芪40g,太子参10g,当归20g,桃仁15g,红花15g,赤芍20g,柴胡15g,川芎20g,牛膝30g,地龙30g,鸡血藤30g,土鳖虫10g,水蛭7g,瓜蒌20g,郁金20g,全蝎5g,甘草10g。14 剂,每日 1 剂,水煎服,分早晚 2 次温服。

二诊:自诉胸痛发作次数减少,气短,前方改黄芪50g、太子参15g 以增补气之功,继服 14 剂。

三诊:患者自诉偶有胸痛时作,活动后加重,前方加僵蚕 10g、蜈蚣 1 条以增加通络止痛之功,继服 14 剂。

四诊:患者自诉胸痛明显减轻,偶有气短,后背痛时作,前方加狗脊 20g、三七 10g 以散瘀定痛,继服 14 剂。

五诊:自诉诸症好转,活动后偶有胸痛、气短,偶有胃脘部不适,前方加砂仁 25g、茯苓 20g、炒白术 20g 以防久服活血化瘀之品伤及脾胃。

随后患者持续服用参芪合血府逐瘀汤加减 1 年余,自觉症状好转,故 2014 年 12 月复查冠脉 CTA 示:右冠脉近、中段管腔狭窄小于 50%,远端管腔狭窄约大于 50%,左主干、前降支远段狭窄小于 50%,左回旋支管腔狭窄小于 50%。

按 血因气而瘀,气虚无力运血而致瘀血痹阻心脉,此类瘀血胸痹心痛,纯以活血化瘀治疗,则难以取效,必须益气为主,辅以活血通络,才能达到气旺血行、络通痛止之目的。本方以黄芪、太子参补气为主,以统血之运行,具有益气扶正,气血行则瘀祛之力。当归、川芎、红花、赤芍、桃仁等皆为活血之品。诸活血药配于益气药之中,以助气旺血行之作用。柴胡以调理气机,助行血祛瘀;佐当归以滋阴养血润燥,使祛瘀而不伤阴血;水蛭、僵蚕、蜈蚣、地龙等虫类药通经活络化瘀,以畅通长期气血凝滞的心络;从现代药理分析,黄芪有保护心肌细胞膜的作用;太子参、当归、桃仁等均可抗血栓形成,抗缺血所致损伤;赤芍有抗动脉粥样硬化作用;川芎能扩张冠脉,抗血栓形成;葛根中所含葛根素具有降低心肌耗氧量,增加冠脉血流量,保护缺血心肌作用。水蛭、地龙、土鳖虫等有抗凝、抗血栓、促纤溶及增加心肌血流量作用。

(二)血府逐瘀汤合止痉散加减治疗偏头痛

◎案

某,56 岁。2012 年 10 月 21 日初诊。患者头痛 3 年有余,近年不断加重,发作时痛不欲生,痛在头顶不移,痛如锥刺,甚则用手击头,或捶胸顿足,抱头呼号。曾到多家医院,服用止痛药、安眠药、打止痛针,效果不明显,纳呆,眠差,血压不高。2011 年 8 月曾有心电图检查提示轻度心肌缺血,偶有胸闷。症见:体胖,舌质暗,有瘀斑、瘀点,舌薄白,脉沉涩。诊断为偏头痛。辨证为痛久入络、瘀血头痛。治以活血通络、化瘀止痛。方用血府逐瘀汤合止痉散加减。

处方:桃仁 10g,红花 10g,川芎 10g,赤芍 10g,当归 10g,生地黄 10g,川牛膝 15g,枳壳 10g,柴胡 10g,全蝎 10g,炙蜈蚣 2 条(研末)。3 剂,每日 1 剂,水煎服。

二诊:10 月 24 日,头痛明显减轻,饮食增加,睡眠改善。上方加炙僵蚕 6g、蔓荆子 10g、细辛 3g,续服 3 剂。

三诊:10 月 27 日,头痛消失,生活如常,要求再服用 3 剂,以巩固疗效。

按 该患者病日久,头痛程度可谓甚矣"久病入络""久病必瘀"。清代医家王清任大倡瘀血之说,《医林改错·头痛》论述血府逐瘀汤证时说:"查患头疼者,无表症,无里症,无气虚、痰饮等症,忽犯忽好,百方不效,用此方一剂而愈。"本例用血府逐瘀汤方以桃仁、红花等为君药;以当归、川芎、赤芍等为臣药,以增强活血化瘀的药力;生地凉血清热,合当归以养阴血,使祛瘀而不伤正;柴胡、枳壳疏肝理气使气行则血行;牛膝活血祛瘀,并能引瘀血下行而清;枳壳宣降胸中气机。诸药共奏活血祛瘀,使络脉畅通,通而不痛,头痛得消。方中用止痉散(全蝎、蜈蚣)熄风止痉,通络止痛,以增强祛风解痉作用,并加用僵蚕这些虫蚁搜剔之品,更加强熄风祛风、散结止痛作用;加细辛芳香通络、辛散定痛;蔓荆子能散风热、清利头目,为治疗偏正头痛之至品,以助其治头痛效力。

(三)归脾汤合血府逐瘀汤加减治疗呆病

◎案

某,男,65岁。2014年6月6日初诊。主诉:反应迟钝、健忘6个月余。症见:患者6个月前无明显诱因出现言语重复、反应迟钝、记忆力下降,常有丢三落四现象,神情呆滞,表情淡漠,语音清晰,语声低微,善悲欲哭,倦怠懒言,神疲乏力,眠可,饮食差,舌质暗紫,脉弦细滑,二便基本正常。患者既往高血压病6年,降压药物服用不规律。患者曾于2010年4月2日因脑梗死入院治疗,经治疗后未遗留明显后遗症状。遂于当地医院就诊,以"脑梗死"为诊断治疗月余后,病情较前稍减轻,但此后病情逐渐加重,近1周来出现烦躁、强哭及不识亲属,为进一步明确诊疗,遂来求诊。体格检查:形体偏胖,步态正常,慢性病容,伸舌左偏,左侧鼻唇沟稍变浅,四肢肌力、肌张力基本正常腱反射存在,查多克征(+),左侧巴宾斯基征(+)。颈动脉彩超提示:双侧颈部动脉粥样硬化并斑块形成。心电图提示:前侧壁T波改变。头颅MRI提示:多发性脑梗死,颅内动脉多发硬化及重度狭窄,脑萎缩,脑白质脱髓鞘。西医诊断为血管性痴呆、多发性脑梗死、冠心病缺血性心肌病型、高血压病3级(极高危)。中医诊断为呆病。辨证为心脾两虚、瘀血阻络。治以健脾养心、益气化瘀。方用归脾汤合血府逐瘀汤加减。

处方:黄芪90g,川芎12g,当归12g,桃仁12g,枳壳15g,白术12g,茯苓12g,川牛膝12g,赤芍15g,生龙骨、生牡蛎各30g(先煎),葛根30g,生地黄30g,桔梗3g,水蛭10g,远志11g,炙甘草6g。14剂,每日1剂,水煎服,早晚分服。

以上方为基础方加减治疗1个月余,患者无烦躁现象,精神状态明显好转,但仍记忆力差,时有强哭。仍以上方加减服用 3 个月余,患者反应力较前好转,记忆力改善,已无言语重复,情绪基本稳定,近事记忆较前有所好转,强哭症状未再出现,日常生活能够基本自理。

[按] 患者为老年男性,平素异常喜欢肥甘厚味之品,长期饮食不节,导致脾胃损伤,健运无权,水谷精微不可正常运化,痰浊内生,痰郁相互胶结日久导致气血运行不畅。中风后患者多可能出现阴阳失调,气血逆乱,又加上痰瘀互结,阻于脑络而发为此病。《灵枢·邪客》记载曰:"心者,五脏六腑之大主也,精神之所舍也。"《灵枢·本神》说:"心气虚则悲,实则笑不休。"心气不足,则哭笑无常。脑梗死患者常会出现哭笑失常之临床症状,中医学认为这与心主神志的功能失调有密切关系。此病为本虚标实之证,以心脾亏虚为本,痰浊瘀血上蒙清窍为标,精神萎靡、脑神失养则健忘、反应迟钝。《医林错改》中指出:"元气既虚,不能达于血管,血管无气,必停留为瘀。"治疗的关键环节在于健脾养心,益气化瘀。归脾汤是治疗因思虑过度导致的气血亏虚、心脾两虚,而全方配伍具有健脾养心、益气补血之临床效果。血府逐瘀汤是治疗瘀血内阻的常用处方,具体功效是活血化瘀、行气止痛。上述 2 方合用则使气血生化有源,气旺则血行,气血同治,既可行血分之瘀滞,又可解气分之郁结,达到活血而无耗血之虑,行气又无伤阴之弊的较好临床效果。方中黄芪、葛根、桔梗皆有升举清阳之效;川牛膝则引血下行,升降相因,既可升达清阳,又可降泻下行;赤芍、枳壳、桃仁、川芎以活血行气;再加上生黄芪、白术、茯苓以健脾益气,气血调和;生龙骨、生牡蛎以重镇安神,改善睡眠。诸药合用,共奏益气化瘀、镇静安神、健脾养心之效。

(四)小陷胸汤合血府逐瘀汤加味治疗病态窦房结综合征

◎案

吴某,男,59 岁,农民。1999 年 10 月 7 日初诊。诉胸闷如窒 1 年余,加重 2 个月,于 1 年前冒受雨淋及过食肥甘厚味之品而发胸闷如窒,气短。平时患者亦嗜好饮酒,近 2 个月症状加重,曾在某医院就医,确诊为病态窦房结综合征。经口服阿托品片、心宝等药物,症状未改善,并出现烦躁,失眠等症。遂来求诊中医。症见:胸闷如窒,气短,头困重,嗜睡,口苦,口黏,大便黏滞不爽,3 ~ 6 天 1 次,舌质淡红,苔黄厚腻,脉迟,节律不齐。BP 120/60 mmHg,HR 42 次/分,窦性停搏,心律不齐。西医诊断为病态窦房结综合征。中医诊断为胸痹。辨证为痰浊互结、阻滞心脉。治以宽胸涤痰泄浊、活血化瘀。方以小陷胸汤合血府逐瘀汤加味。

处方:瓜蒌20g,半夏、黄连、枳实各10g,大黄6g,郁金、桃仁、红花、赤芍、牛膝、葛根各10g,丹参30g。5 剂,每日 1 剂,水煎服。

服 5 剂后,患者诸症消失,HR 65 次/分,律齐,又服 10 剂,HR 已达65 ~ 75 次/分,随访 2 年,症状未复发。

（五）血府逐瘀汤合生脉汤并用治疗充血性心力衰竭

◎案

丰某,男,72 岁。患高血压、冠心病 10 余年,曾因心力衰竭住院治疗多次。此次因外感诱发病情加重,经用抗感染、强心利尿及血管扩张剂治疗月余未效。临床表现:心悸、气短、咳喘持续不解、不能平卧、咯大量白色泡沫痰、动则喘甚、心胸烦闷、脘腹胀闷、纳呆、口干、尿少。BP 150/100mmHg,端坐呼吸,面目水肿,唇甲发绀,颈静脉怒张,肝颈静脉反流征(+),两肺底湿啰音,全肺可闻及哮鸣音。HR 120 次/分,可闻及期前收缩,5 ~ 7 次/分,心界向左扩大。肝于右肋下 4cm 处可触及,质中等,触痛,双下肢水肿(+ + +)。X 线示:两肺纹理增多,心脏向两侧扩大。心电图示:电轴左偏,左室肥大,V_1 ~ V_5 ST – T 改变,提示心肌缺血。西医诊断为冠心病,心力衰竭Ⅲ度。中医诊断为胸痹。辨证为心肾阳虚、血瘀水泛。治以益气温阳、活血利水。原西药继用,再予血府逐瘀汤合生脉汤加减。

处方:人参10g,麦冬12g,五味子10g,熟地黄10g,当归12g,赤芍10g,川芎9g,桃仁10g,红花10g,柴胡12g,枳实3g,甘草3g,牛膝15g,茯苓10g,泽泻10g,车前子18g,黄芪10g,白术15g,肉桂5g,葶苈子12g,焦山楂、焦神曲、焦麦芽各20g。6 剂,每日 1 剂,水煎服。

上药服 6 剂后水肿、咳喘大减,能高枕入睡,HR 降至 92 次/分,两肺啰音及哮鸣音明显减少,继原方再服 10 剂,生活能自理,心力衰竭得以纠正,随访半年未复发。

按 顽固性心力衰竭是内科危急重症,是各种心脏病的主要并发症,属本虚标实,阳虚血瘀水泛。其病位在心与肺、脾、肾、肝多脏器相关。属中医学心悸、喘证、水肿范畴。治以益气温阳、活血利水。方中,人参、肉桂、黄芪、白术,补气温阳健脾;当归、赤芍、川芎、桃仁、红花、牛膝活血化瘀;泽泻、车前子、葶苈子、茯苓利水消肿;柴胡、枳实舒肝行气,以助活血;麦冬、五味子,配合人参生津复脉,故而患者服用后有较巩固的疗效。

(六)血府逐瘀汤合萆薢渗湿汤治疗下肢血栓性浅静脉炎

◎案

吴某,男,59岁,棉纺厂工人。2003年6月20日初诊。主诉:右小腿内后侧出现硬索状物肿痛半月,站立或行走时胀痛加重,抬高患肢后可减轻。患者原有下肢静脉曲张病史6年余,平素喜食肥甘,嗜酒。检查见右小腿内下1/2处及后侧皮内可触及硬索状物,迂曲,长约5.5cm,有压痛,索状物周围大片皮肤红热疼痛,轻度肿胀,体温正常,舌质红暗,苔黄腻,脉弦。西医诊断为右小腿血栓性浅静脉炎。辨证分析为原有静脉曲张,复长久站立,损伤脉络,又兼素有湿热,湿热瘀血阻结蕴毒,而成"恶脉"之证。治以行瘀通络、清热解毒利湿。方用血府逐瘀汤加减。

处方:当归15g,桃仁10g,红花10g,柴胡10g,枳壳10g,萆薢15g,赤芍10g,川芎10g,牛膝15g,丹参15g,薏苡仁15g,黄柏10g,猪苓12g,车前草15g,蒲公英15g,紫花地丁15g。

以上方加减,水煎,内服治疗20余日,诸症消退,硬索状物已不能触及而治愈。治疗期间,患者照常工作。

按 血府逐瘀汤出自《医林改错》,为治疗血瘀胸中,阻碍气机之胸痛、憋闷的常用方。现代以本方加减,为治疗多种瘀血病症之主方。方中当归、川芎、赤芍、桃红、红花为活血祛瘀要药;牛膝祛瘀通脉并引药下行;柴胡、枳壳理气行气,使气行则血行。萆薢渗湿汤出自《疡科心得集》,具有清热利湿之功,其中萆薢作为主药,其味苦平,气薄,为除湿要药,前人有萆薢"治湿最长"之说;薏苡仁、茯苓、泽泻皆为淡渗利湿清热之品,使湿热之邪由下而去;黄柏入下焦能清热除湿。两方合用共奏行瘀通络,清热利湿之效,与本病病因病机相符,临床实践说明两方配合应用并适当化裁,可取得满意疗效。

（七）黄连温胆汤合血府逐瘀汤加减治疗胸痹

◎案

某,女,66 岁。2015 年 3 月 2 日初诊。患者于 10 小时前重体力劳动后突然出现胸痛,伴左肩背放射痛,并伴有胸闷憋气、心慌,无咳嗽、咯血等症状,无恶心呕吐,舌下含服速效救心丸 10 粒,约 5 分钟症状缓解;之后又发作多次,症状有加重趋势;现为系统诊治特来就诊。症见:神志清,精神差,胸痛,呈刺痛样,伴左肩背放射痛,胸痛发作时胸闷憋气明显,心慌,肢体困倦,乏力,平素痰多、色黄,易烦躁;纳差,多梦、眠差,小便色黄,大便秘结;舌质紫暗,舌下脉络迁曲,苔黄厚腻,脉弦滑。既往冠心病病史 30 余年,高脂血症病史 5 年,均未规律服药;有冠心病家族史。患者来诊时心绞痛发作,立即嘱舌下含服速效救心丸 15 粒,约 15 分钟疼痛缓解。西医诊断为冠心脏病心绞痛。中医诊断为胸痹。辨证为痰瘀互结、热扰心神。治以化痰祛瘀、清心安神。方用黄连温胆汤合血府逐瘀汤加减。

处方:清半夏 12g,陈皮 12g,黄连 6g,茯苓 30g,竹茹 12g,枳实 12g,当归 12g,红花 6g,川芎 12g,赤芍 12g,地龙 12g,三七粉 6g(冲服),莲子心 6g,淡竹叶 9g,酸枣仁 12g,麦冬 15g。7 剂,每日 1 剂,水煎服。

7 天后患者复诊,胸痛发作次数减少,疼痛程度减轻,胸闷憋气、心慌、肢体困倦、痰多等症状明显减轻,继服 14 天后复诊,胸痛未再发作,诸症明显减轻。

按 患者年老久病,精气亏损,"气能行津""气为血之帅",精气虚少则津血不得运化,聚为痰浊、瘀血,痰瘀痹阻,日久化热,诸邪夹杂为病;痰瘀痹阻心脉,故发为胸痛及肩背放射痛;痰热阻肺,故平素痰多、色黄,邪侵胸膺,气机逆乱,故胸闷、憋气,痰热扰心,故梦多、易烦躁;痰湿困脾,脾不运化,气血津液无以化生,全身肌肉失养,故肢体困倦、乏力。舌脉俱为瘀血、痰热之象。方中清半夏、当归、红花为君药,清热化痰、养血活血;陈皮、茯苓、竹茹、枳实、川芎、赤芍为臣,助君药化痰祛瘀之力;佐以黄连、莲子心、淡竹叶清心安神。全方多以攻伐之药为主,故使以酸枣仁、麦冬养阴生津,并兼有清心安神治疗热扰心神之失眠。诸邪得去,则气机升降有条,心气舒畅,心脉自通,通则不痛。

（八）血府逐瘀汤合生脉散治疗冠心病

◎案

陈某,女,49 岁。1997 年 11 月 14 日初诊。患者反复心悸胸闷,阵发左胸痛 2 年,就诊前 3 天上述症状加重,伴气短、舌质暗、苔薄白、脉沉细结代。查体:心界不大,律不齐,可闻及期前收缩 5 ~ 7 次/分,HR 81 次/分,未闻及杂音。BP 115/70mmHg,心电图频发多源期前收缩,Ⅱ、Ⅲ、aVF T 波低平。中医诊断为胸痹、心悸。辨证为气虚血瘀。治以血府逐瘀汤合生脉散加黄芪 40g、苦参 15g、石菖蒲 15g,5 剂。

服后自觉症状减轻,心电图仍频发房性期前收缩。继服方 7 剂,自觉诸症缓解,心电图示期前收缩消失。上方继服 10 剂,心电图大致正常。

按 冠心病属中医学"胸痹""心悸"范畴,其主要病机为气虚血瘀,脉气不相接续。本方以川芎、当归、桃仁、红花、牛膝、丹参活血化瘀;枳壳、桔梗开胸顺气;重用黄芪补气益心,扶正阳气;人参、麦冬、五味子、生地黄养阴生津,清心生脉;苦参调节心律;石菖蒲开心窍,全方补气活血化瘀,使气血旺盛,阴阳相济,血脉通畅,补而不滞,疗效满意。

（九）血府逐瘀汤合四妙勇安汤加减治疗肺动脉高压

◎案

陈某,男,25 岁。2010 年 4 月 16 日初诊。病史:因反复晕厥 3 年余,胸痛、咯血 1 年余就诊,曾在北京、上海、广州等多家大医院诊疗,诊断为"肺动脉高压原因待查,肺血管炎并原位性血栓形成",病因不明,疗效欠佳。症见:反复出现大量咯血、血色鲜红、胸闷等,就诊时服用万艾可、波生坦、糖皮质激素(后因股骨头坏死改用环磷酰胺)等药物。体格检查:HR 70 次/分,律不齐,频发期前收缩,三尖瓣区、肺动脉区可闻及收缩期Ⅲ/Ⅵ杂音。腹平软,无压痛和反跳痛,肝稍大,肋下一横指可触及,脾肋下未触及。动态心电图示:不完全性右束支传导阻滞;房性期前收缩;频发室性期前收缩。超声心动图示:肺动脉内径增宽;右房、右室明显增大;右室壁增厚;三尖瓣前叶部分腱索断裂可能并关闭不全(中 - 重度);肺动脉瓣关闭不全(中度);肺动脉高压(重度,肺动脉压为 128mmHg);主动脉关闭不全(轻微);左室收缩、舒张功能正常。舌暗红、少苔,脉细、结。西医诊断为肺动脉高压。中医诊断为血证(咯血)。辨证为瘀毒内阻、血热妄行。治疗仍使用原服之西药,同时根据中医辨证,以活血化瘀、凉血解毒为治法。方选血府逐瘀汤合四妙勇安汤加减。

处方:桃仁、红花、川芎、当归、枳壳、甘草各10g,生地黄、白芍、牛膝、黄芩、玄参、金银花、连翘、丹参、紫草各15g,柴胡6g。每日1剂,水煎服,连服3月余。

二诊:7月20日,仍有少量咯血,口干、胸闷较前减轻,但全身乏力,因皮肤毛囊炎而皮肤瘙痒,舌暗红、少苔,脉细微数。辨证为血瘀热毒,并有气虚之象。药见显效,仍以血府逐瘀汤合四妙勇安汤加减。

处方:上方加黄芪30g、三七粉15g。如法煎服,继续治疗3月余。

三诊:11月9日,未再出现咯血,活动后有轻度胸闷、疲倦,舌暗红、少苔,脉细。因出现股骨头坏死,西药改糖皮质激素为环磷酰胺,并配合中成药复方血栓通胶囊口服长期治疗。后复查超声心动图:肺动脉压降至73mmHg。随访近1年,病情稳定,偶有少量咯血,下肢乏力改善,尤其近半年未再咯血,可从事一般日常活动。

按 本案病情复杂,病史较长,主要诊断:肺动脉高压及肺血管炎并原位性血栓形成。之前多次治疗仍有反复大量咯血,并因激素治疗出现股骨头坏死。治疗难度较大。初诊时肺动脉高压较严重,反复咯血,中医辨证为血证(咯血),属瘀毒内阻、血热妄行。正如前贤所云:离经之血即为瘀血;瘀血不去,则血脉不通,致咯血反复。结合辨病,血管炎属热毒内蕴之症。故而治以活血化瘀,兼凉血解毒止血。二诊时咯血已经减少,疲倦乏力,中医辨证属血瘀热毒,并有气虚之象,故原方继用,加用黄芪、三七粉,益气养血活血。三诊时,改为长期口服复方血栓通胶囊,此后症状明显改善,偶有少量咯血,肺动脉压亦明显下降。黄煌教授始终把握瘀血为基本病机,以血府逐瘀汤为主方(服用半年余),临证加减,取得良好效果。

(十)血府逐瘀汤加六味地黄汤加减治疗视物模糊

◎案

李某,男,50岁。2009年6月初诊。有糖尿病史5年。主诉:视物模糊,进行性视力下降半年余。自诉近半年感视物模糊,视力下降,伴头晕、口干、烦躁、指端麻木感,夜间全身有发热感,舌边有瘀斑,苔少,脉弦细数。辨证为瘀血阻络、肝肾阴虚。治以活血化瘀、滋阴柔肝。方用血府逐瘀汤加六味地黄汤加减。

处方:桃仁 10g,红花 10g,生地黄 15g,赤芍 15g,当归 10g,川芎 10g,柴胡 10g,桔梗 10g,牛膝 10g,枳壳 10g,山药 30g,山茱萸 15g,茯苓 30g,牡丹皮 10g。7 剂,每日 1 剂,水煎服。

上药服 7 剂后,视力有改善,视物模糊减轻,再服 7 剂,视力明显恢复,视物模糊,口干,夜间发热感明显减轻,目前间断在门诊服中药,基本症状改善,一般情况尚可。

按 对糖尿病病机认识,逐渐突破了阴虚燥热立论,也不再单纯依据上、中、下三消划分为纲要辨论,据文献报道,发现瘀血阻络证候贯穿于糖尿病的全过程,瘀血呈现的证候多数兼夹于其他证型中,乃因湿热、阴虚、气虚、阳虚的病理变化,均产生不同程度的瘀血,"久病入络"瘀血阻于眼部血络则视物模糊,阻于四肢则手足麻木,舌质紫暗,舌下络脉曲张更是其明证。

(十一)血府逐瘀汤加四妙散加减治疗出汗

◎案

胡某,男,64 岁。2009 年 10 月初诊。全身出汗 1 年余,一直口服中药玉屏风散、当归六黄汤、牡蛎散加减治疗无效,曾行直肠癌切除术史,1 年多来不因外界因素及季节影响,白昼时时蒸蒸汗出,汗黏,夜间尚不明显,热势不盛,伴头昏、心悸,纳差,乏力,腰腿酸软无力,下肢冷,口腻,症见:面色晦暗,身体消瘦,舌暗红,舌面及舌边均有瘀斑,唇暗,苔黄厚腻,脉弦涩,舌下脉络曲张。辨证为瘀血阻络、湿浊郁滞。治以活血化瘀、利湿化浊。方用血府逐瘀汤加四妙散加减。

处方:生地黄 15g,当归 10g,川芎 10g,赤芍 15g,桃仁 15g,红花 6g,柴胡 15g,枳壳 15g,牛膝 10g,桔梗 10g,苍术 15g,薏苡仁 30g,黄柏 5g,浮小麦 30g。7 剂,每日 1 剂,水煎服。

服上药 7 剂后,出汗减少,诉胃部胀闷不适。去生地黄,加厚朴 15g、砂仁 10g(后下),继服 7 剂,出汗明显减少,苔厚腻减轻,胃纳增加,目前在门诊随访。

按 对于汗症的辨证,临证当着重辨别阴阳虚实,一般来说,汗症以虚证多见,自汗多属气虚不固,盗汗多属阴虚内热,也有因肝火,湿热等邪热郁蒸而致,则属实证,病久出现阴阳虚实夹杂的情况。临床虚证多采用益气养阴,固表敛汗;实证当清肝泻热,化湿和营;虚实夹杂则据虚证的主次适当兼顾;但临床上治疗效果并不佳,正如《景岳全书·汗证》认为:"自汗盗汗,亦各有阴阳之证,不得谓自汗必属阳虚,盗汗必属阴虚。"《医林改错·血府逐瘀汤所致之症目》说:"竟有用补气、固表、滋阴、降火,服之不效,而反加重者,不知血瘀亦令人自汗、盗汗,用血府逐瘀汤。"对血瘀导致自汗、盗汗的治疗做了补充。

（十二）血府逐瘀汤加酸枣仁汤加减治疗不寐

◎案

王某,女,45 岁。2008 年 8 月 2 日初诊。主诉:失眠 3 个月,3 个月来入睡困难,多梦,易醒,有时彻夜不眠,性情急躁易怒,心烦心悸,月经量少,连绵不断,色黑,腰膝酸软,口干苦,食少,舌暗红,苔白腻,舌下脉络紫暗,脉弦数。一直在某医院口服中药逍遥散、归脾汤等加减治疗效果不佳。分析临床症状,辨证为肝郁血瘀、心神不宁。治以疏肝解郁、化瘀安神。方用血府逐瘀汤加酸枣仁汤加减。

处方:生地黄 15g,当归 10g,川芎 10g,赤芍 15g,桃仁 15g,红花 10g,柴胡 10g,枳壳 15g,牛膝 10g,酸枣仁 30g,知母 15g,茯神 30g,郁金 15g。5 剂,每日 1 剂,水煎服。

二诊:诉睡眠时间增加,易入睡。续服 7 剂,夜寐恢复如期,两年无复发。

按 不寐传统中医基本病机是气血及脏腑功能失调,阴虚于内,阳浮于外,阴阳失和,心神不宁所致。现代人生活节奏快,工作压力大,情志易郁,气机阻滞,久则成瘀,瘀久化热,气郁化火,则心悸失眠,本方活血化瘀而不伤血,疏肝解郁而不耗气的特点,补充了逍遥散和归脾汤疏肝养血,健脾益气不足,改善不寐之证。

第一章 血府逐瘀汤临证概论

059

第二章　血府逐瘀汤临证思维

第一节　临证要点

血府逐瘀汤在王清任的《医林改错》中原文主治"胸中血府血瘀之症"，并在"血府逐瘀汤所治之症目"条下还列举了19种病症，即头痛、胸痛、胸不任物、胸任重物、天亮出汗、食自胸右下、心里热(名曰灯笼病)、瞀闷、急躁、夜睡梦多、呃逆(俗名打咯忒)、饮水即呛、不眠、小儿夜啼、心跳心忙、夜不安、肝气病、干呕以及晚发一阵热等。

王清任将"头痛"一证列于本方证主治规律之首，可见头痛对于本方证的诊断价值，血管神经性头痛在本方证的疾病谱中占有重要地位。原文谓"头疼有外感，必有发热、恶寒之表症，发散可愈；有积热，必舌干、口渴，用承气可愈；有气虚，必似痛不痛，用参芪可愈。查患头疼者，无表症，无里症，无气虚、痰饮等症，忽犯忽好，百方不效，用此方一剂而愈"，这里的头痛特征大致有导致瘀血内停的病史，性质表现为刺痛，头痛如裂，也可见胀痛、跳痛、搏动性头痛等，另外见有瘀血的面色、腿、月经、舌、脉等指征支持。

"胸疼"特征为"胸疼在前面，用木金散可愈；后通背亦疼，用瓜蒌薤白白酒汤可愈；在伤寒，用瓜蒌、陷胸、柴胡等，皆可愈……有忽然胸疼，前方皆不应，用此方一付，疼立止"，有观念认为这里的胸痛可能就是反复发作的冠心病心绞痛症状，中医辨证非痰浊，非痰热，非寒凝，非气滞，而是气滞血瘀。

"胸不任物"是胸前憋闷烦躁症状的一种延伸，可能是神经官能症的表现之一，是临床运用四逆散的指征之一。

　　"天亮出汗"是血府逐瘀汤证的一个难点。以方测证,一般认为因方中有四逆散,且患者多因有较为典型的柴胡证而末梢循环开放不多,因此患者多主诉为很难出汗,皮肤干燥,外观偏暗发黄,甚至粗糙,而王清任在此指出本方可以主治"天亮出汗",即"醒后出汗,名曰自汗,因出汗醒,名曰盗汗,盗散人之气血,此是千古不易之定论。竟有用补气固表、滋阴降火,服之不效,而反加重者,不知血瘀亦令人自汗、盗汗,用血府逐瘀汤,一两付而汗止",中医学认为该出汗的病机为气滞血瘀,是因瘀血内阻而导致汗腺开合失司,在症状体征上,其汗出多为大汗淋漓,常伴有潮热、燥热、烦躁,汗出而烦热不减,汗后身不凉,不恶风,脉搏不浮缓。这一点需与其他止汗方方证相鉴别。其出汗常有导致瘀血内停的病史,常见有急躁易怒,抑郁烦躁,手脚发凉,胸闷胁胀等四逆散的肝气郁结证或肝郁化火证,还见有瘀血的色脉证。

　　"食自胸右下"是患者自我感觉的一种异常,王清任解释说"食自胃管而下,宜从正中。食入咽,有从胸右边咽下者,胃管在肺管之后,仍由肺叶之下转入肺前,由肺下至肺前,出膈膜入腹,肺管正中,血府有瘀血,将胃管挤靠于右,轻则易治,无碍饮食也;重则难治,挤靠胃管弯而细,有碍饮食也。此方可效,痊愈难",这可能是一种神经官能症症状,属于胸部感觉的异常,是柴胡证指征之一。

　　"心里热(名曰灯笼病)"即是患者主观上的发热感觉,可以主诉为"烦热""燥热",医者不一定能通过体温计检查出相关阳性证据,属于自我感觉的异常,是临床使用柴胡证的指征之一,也可因为瘀血内停导致烦热不安。

　　"瞀闷""急躁""肝气病"均是患者胸闷烦躁、抑郁不舒,或急躁易怒的表现,所以王清任解释说"小事不能开展,即是血瘀,三付可好","平素和平,有病急躁,是血瘀,一二付必好","无故爱生气,是血府血瘀,不可以气治,此方应手效",在这里王清任用生动细腻的笔墨刻画出了一个血府逐瘀汤方证特征的患者形象,这也提示急躁易怒不完全是肝气郁结或肝郁化火,其中往往还夹杂有瘀血内阻这一核心病机。

　　"夜睡梦多""不眠""夜不安"即患者夜晚极度烦躁,心胸懊恼,翻来覆去,难以入眠,甚至寐而早醒,难以继续的场面,正如王清任所言"夜睡梦多,是血瘀,此方一两付痊愈,外无良方","夜不能睡,用安神养血药治之不效者,此方若神","夜不安者,将卧则起,坐未稳又欲睡,一夜无宁刻,重者满床乱滚,此血府血瘀,此方服十余付,可除根"。本病现代医学多诊断为神经官能症,神经衰弱,且患者因长期心烦不安,难以入寐还会导致头痛、头晕、乏力、心悸、气短等症状。

"呃逆"一般多认为是胃失和降,胃气上逆所致,多由肝郁气滞、痰凝气滞、痰饮内停、胃寒、胃火等导致,临床常用旋覆代赭石汤、丁香柿蒂汤、柴胡疏肝散、半夏厚朴汤、小半夏汤、丁香散、竹叶石膏汤、橘皮竹茹汤等和胃行气降逆止呃法治疗,但是王清任在此描述了另外一种类型的呃逆,即气滞血瘀型呃逆,正如王清任所言"因血府血瘀,将通左气门、右气门归并心上一根气管从外挤严,吸气不能下行,随上出,故呃气。若血瘀甚,气管闭塞,出入之气不通,闷绝而死。古人不知病源,以橘皮竹茹汤、承气汤、都气汤、丁香柿蒂汤、附子理中汤、生姜泻心汤、代赭旋覆汤、大小陷胸等汤治之,无一效者。相传咯试伤寒、咯试瘟病,必死。医家因古无良法,见此症则弃而不治。无论伤寒、瘟疫、杂症,一见呃逆,速用此方,无论轻重,一付即效。此余之心法也",这种呃逆多为特定的疾病所伴发,如急性心肌梗死后呃逆,脑梗死后呃逆,肝硬化伴发呃逆,脑震荡后伴发呃逆,外伤后呃逆以及消化道手术后伴发呃逆等,且该类疾病多有瘀血内停这一关键病机支持,现代医学认为可能与胃肠道瘀血,膈神经受刺激有关。除有上述疾病病史导致瘀血证外,本病还当见有瘀血证的色脉证支持。

"饮水即呛",王清任认为是由"会厌有血滞"导致,即"饮水即呛,乃会厌有血滞,用此方极效。古人评论全错,余详于痘症条",这里的呛咳症状可能是指某一种特定疾病所伴发的症状,很可能是延髓性麻痹的临床表现。

"小儿夜啼"这一症状从血瘀论治较为奇特,王清任解释说"何得白日不啼? 夜啼者,血瘀也,此方一两付痊愈",王清任认为本病晚上发作,所以从瘀血论治,这可能与夜晚人归于卧,气血渐趋平静,容易气滞血瘀有关。胡希恕治疗哮喘推崇运用大柴胡汤合桂枝茯苓丸,认为夜晚发作多为血瘀,可能与此相似,可以互参。

"心跳心忙"是指患者自觉心慌不适,可能是某一种类型的心律失常,也可能是患者自觉的一种症状,但客观检查并无阳性发现,现代医学多诊断为神经官能症。这种类型的心慌往往是情绪激动后加重,晚上加重,活动后好转,还会同时伴有胸闷胸痛,久用镇静安神、养血补心等方剂而不效。

"干呕"即"呕吐",王清任解释说"无他症,惟干呕,血瘀之症,用此方化血,而呕立止"。一般认为呕吐病因复杂,干呕一症常见于脾气虚、痰饮内停、胃阴不足、胃火炽盛等,临床并非瘀血一证可以囊括。这里的呕吐与"呃逆""饮水即呛"等相似,为继发于某种特定疾病的症状。

"晚发一阵热"即是患者下午或晚上自觉发热,王清任解释说"每晚内热,兼皮肤热一时。此方一付可愈,重者两付",这里描述的症状可能出现于围绝经期综合征、自主神经功能紊乱、神经官能症等疾病,病机多为瘀血发热,往往可以诊查到相关瘀血指征。

第二节　制方机制

中医学认为,血液的循行,赖于心气主血、脾气统血和肺朝百脉等功能相互协调来完成。其间肝胆的升发、疏泄,肺气的宣发、肃降,脾气的升清、降浊,心肾的阴阳交泰、水火既济等,都是人体气机运动的具体表现,也是人体生命活动的基本特征和脏腑经络、阴阳气血对立统一的基本运动过程。只有人体气机运行正常,才能保持血液循环流动的通畅。该方即根据脏腑经络的生理功能特点,结合气血生理、病理的相互影响为立法依据,进行组方用药,其选药精当合理,立法严谨科学。

一、气血兼顾

气和血在生理上相互联系,"气为血帅,血为气母";病理上相互影响,"气病及血,血病及气"。二者密不可分。方中以活血药为主,适当配以疏肝理气之品,寓行气于活血之中,使疏泄正常,则"气郁宣通血瘀安"。

二、升降相因

利用药物的升降浮沉,通过适当配伍,或升多于降,或降多于升,以调节人体阴阳气血失常的病理状态,使其达到新的动态平衡。方中柴胡、桔梗其性升浮,枳壳、牛膝其性沉降,川芎血中气药,透达全身,无所不至,最能散邪。5味药同用,可收升清降浊之功。但其目的重在降浊而不在升清,只不过使清气冲和,瘀秽易逐,从而达到"血化下行不作痨"的治疗效果。

三、补泻兼施

祛邪不忘扶正,治病不忘留人,以期邪去正安。这充分说明了王清任组方的严谨性。《珍珠囊》谓生地黄"凉血、生血、补肾水真阴"。故方中于大量的活血祛瘀药中加入生地黄以养血益阴,以防逐瘀之品耗伤阴血,使阴血匮乏而两败俱伤,同时根据瘀血不去,新血不生,祛瘀才能生新的道理,而寓补于攻之中。

再者,方中生地黄、川芎动静相配,养血理血,相得益彰;当归血中血药,川芎血中气药,二药结合,气血兼顾,行气活血、祛瘀止痛之功顿增;桃仁、红花相需为用,活血通经,祛瘀生新,功专力宏;柴胡、桔梗、枳壳升发疏散,配当归、生地黄益阴养血为动静结合。峻烈祛瘀之品配滋腻润下之药为刚柔相济,兹不一一赘述。

总之,该方所治病变以膈上气滞血瘀的实证为主,或确为瘀血所致的某些情志病变。故方中既有提升肺气之药,又有下气畅中之品;且以"恶血必归于肝"之论治,疏肝行气,以利活血。从而使气机升降有序,出入有常;血脉冲和,瘀去新生。该方制定机制严谨,配伍科学,活血祛瘀效果显著。

第三节　与类方的鉴别要点

在《医林改错》一书中,有通窍活血汤、血府逐瘀汤、膈下逐瘀汤、少腹逐瘀汤、身痛逐瘀汤、通经逐瘀汤、会厌逐瘀汤、解毒活血汤等8首以活血、逐瘀命名的方剂,这些方剂在药物组成与适应证上均有许多类似之处,以下从组成药物、适应证对这8首方剂做出比较分析。

一、组成药物比较

8首方剂共计用药34种。其中活血祛瘀药7种,即川芎、没药、桃仁、红花、穿山甲、五灵脂、牛膝;兼有活血通络作用的药有11种,即生地黄、赤芍、牡丹皮、当归、延胡索、地龙、桂枝、老葱、皂角刺、蒲黄、麝香,共计18种活血逐瘀药,占全部用药数目的一半以上。其次有枳实、枳壳、香附、乌药等理气药,干姜、小茴香、肉桂等温里药,柴胡、葛根等散风热药,连翘、玄参等清热药;秦艽、羌活等祛风湿药。可见,王清任活血类方剂的药物构成,以活血药+理气药、活血药+温里药、活血药+清热药的结构最为多见,体现了瘀血证的形成多与气郁、寒凝、热壅有关的这一病理机制。各药在方中出现的次数,以赤芍、桃仁、红花最多,各7次;当归6次;甘草、川芎各5次;柴胡4次;生地黄、五灵脂各3次;枳实、枳壳、桔梗、牛膝、没药、香附、乌药、地龙、连翘、延胡索、麝香各2次,其余均为1次。其中出现次数较多的桃仁、红花、赤芍、当归、川芎、柴胡、枳实(壳)、生地黄、甘草等用药,与血府逐瘀汤的组方最为接近,这是目前临床上血府逐瘀汤影响最大、运用最广泛的原因之一。

二、适应证比较

王清任所创的这8首活血逐瘀方,适应证相当广泛,涉及内科、外科、妇科、儿科、五官科、皮肤科等各科。①血府逐瘀汤适应证:头痛,胸痛,胸不任物,胸任重物,天亮出汗,食自胸右下,心里热,瞀闷,急躁,夜睡梦多,呃逆,饮水即呛,不眠,小儿夜啼,心跳心忙,夜不安,肝气病,干呕,晚发一阵热。瘀血部位:胸中血府。②通窍活血汤适应证:头发脱落,眼疼白珠红,糟鼻子,耳聋年久,白癜风,紫癜风,紫印脸,青记脸如墨,牙疳,出气臭,妇女干劳,男子劳病,交节病作,小儿疳证。瘀血部位:头面四肢血管。③膈下逐瘀汤适应证:积块,小儿痞块,肚腹痛不移处,卧则腹坠,肾泻,久泻。瘀血部位:膈下肚腹。④少腹逐瘀汤适应证:积块,疼痛,胀满,月经不调,崩漏,带下,不孕,滑胎。瘀血部位:少腹。⑤身痛逐瘀汤适应证:肩痛,臂痛,腰疼,腿疼,或周身疼痛。瘀血部位:肩臂腰腿。其间兼夹因素为风湿。⑥通经逐瘀汤适应证:痘疮作痒。瘀血部位:皮外肤里。其间兼夹因素为瘟毒。⑦会厌逐瘀汤适应证:痘疮饮水即呛。瘀血部位:会厌。其间兼夹因素为瘟毒。⑧解毒活血汤适应证:霍乱吐泻转筋。瘀血部位:津门。其间兼夹因素为瘟毒。

此8首活血逐瘀类方所适应的病症均为瘀血证,区别主要在于适应病症的血瘀部位不同和兼邪不同。

1.血瘀部位不同

上述这些病症,王清任认为均由瘀血所致,但又分别治之,各设一方,是有其特殊用意的。王清任认为人体没有三焦,只有内、外、上、下之别,"在外分头面四肢、周身血管;在内分膈膜上下两段。膈膜以上,心肺咽喉,左右气门,其余之物,皆在膈膜以上"。所以对血瘀于头面、四肢、血管者,立通窍活血汤;瘀于胸中血府者,立血府逐瘀汤;瘀于肚腹者,立膈下逐瘀汤。原书对此3方的适应证、发病原因论述最详。

通窍活血汤是为皮肤、毛发、五官(眼、耳、鼻)、全身血管等部位之瘀血证而设,而这些部位大多有与外界相通的各种孔窍,故以"通窍"命名,并选用麝香、老葱等通窍走窜药与桃仁、红花、芍药、川芎等活血祛瘀药配合成方。目前在斑脱或脂溢性秃发、银屑病、花斑癣、神经性耳聋、结膜炎、血管神经性头痛、脑血栓、各种慢性消耗性疾病等的治疗中运用广泛。

血府逐瘀汤为"胸中血府血瘀"证而设。其适应证大致可分为两类,一为气血郁于胸所出现的胸痛、心慌、食自胸右下等胸部症状；一为肝气郁结、热不外达所致的头痛，天亮出汗，急躁，晚发一阵热等自主神经功能紊乱的症状。因胸中为主血脉之心脏所居，胸胁为肝经所布，故血府瘀血证实为心、肝气血郁滞证。其方以桃仁、红花、当归、川芎、芍药等活血药配柴胡、枳壳、桔梗等理气宽胸药组成。或可看作是四逆散与桃红四物汤的合方，前者和肝之气血，后者化肝经血瘀。目前在神经性头痛、脑外伤后遗症、脑血管痉挛、冠心病心绞痛、心律失常、神经官能症、失眠症、癫痫、自发性气胸、胸壁浅静脉炎、食管癌、感染性发热等多种疾病中可见其适应证。

膈下逐瘀汤主要用于膈下腹部的瘀血症，应包括肝脾肿大、肝硬化、腹部的良性或恶性肿瘤及各种慢性肠炎等疾病，并以腹部包块及疼痛部位固定为主要用方指征。故此方除活血药外，配入了既能祛瘀血，又有较强止痛作用的五灵脂、延胡索、牡丹皮等，同时加入乌药、香附、枳壳等大量理气止痛药。

由于少腹（下腹）的瘀血证有其特殊性，故王清任在下卷又另立少腹逐瘀汤。此方主要适用于盆腔部位的子宫、卵巢等女性生殖器官的多种疾病。如卵巢肿瘤、子宫肿瘤、子宫内膜移位症、痛经、月经不调、功能性子宫出血、不孕症、习惯性流产等。其用方指征为少腹部肿块、疼痛、出血。方以温通少腹气血的小茴香、肉桂，配活血止痛的当归、川芎、五灵脂、延胡索、没药，及兼止血作用的干姜、蒲黄等组成。故此方应用于少腹部的寒凝血瘀证。

2. 兼邪不同

其他 4 方乃王清任为瘀血而兼夹他邪的情况而设。即兼风湿者，立身痛逐瘀汤；兼瘟毒者，立通经逐瘀汤、会厌逐瘀汤及解毒活血汤。

身痛逐瘀汤是用于治疗肩痛、臂痛、腰疼、腿疼、周身疼痛等痹症的方剂。王清任认为，风寒湿热诸邪一旦入于血脉，使血凝涩，其疼痛单以祛邪法往往难以奏效，此时应以桃仁、红花、当归、没药、灵脂等活血祛瘀止痛药，加祛风湿的秦艽、羌活，以及通经和络的地龙等治之。

通经逐瘀汤是用于瘟毒炽盛，瘀血凝滞于血管，痘毒不能外达，以致痘疮密集，色紫或暗或黑，皮肤作痒，烦躁，昼夜不眠。因病在皮肤毛窍，故此方与通窍活血汤相类似，即在其方基础上加穿山甲、地龙、皂角刺等通络透窍药,并加连翘、柴胡透解在表之瘟毒。

会厌逐瘀汤则用于瘟毒血凝于会厌,以致出痘四五天至七八天后,饮水即呛者。因病位在膈上会厌,故用药与血府逐瘀汤相类似,即去活血的川芎、牛膝,加清热凉血利咽的玄参而成。

解毒活血汤用于瘟毒入于气血,壅塞津门("幽门之左寸许",大致相当于十二指肠乳头部位),水不得出,以致霍乱上吐下泻,故立"活其血,解其毒"之法。此方病位虽不在膈上血府,但因位于肝经循行的右胁部位,故用药也类似血府逐瘀汤,以柴胡、芍药、枳壳、甘草疏理肝经之气血;以当归、地黄、桃仁、红花活血祛瘀,以连翘、葛根清解瘟毒。

综上分析,王清任8首活血逐瘀方可分为两类,一类主要从瘀血的部位考虑组方用药,即通窍、血府、膈下、少腹等4方;一类则在考虑瘀血部位的基础上,结合风湿、瘟毒等外邪致病的特殊性,加用相应药物,故组方思路可视为前一类方剂的变通法。显然,王清任立方基于对病证特点的深入分析,故针对性强而疗效卓著。其体现于这些方剂中的认识方法,对用好活血逐瘀方,以致创制新方等尤具启发意义。此外,从8方的比较中也可以看出,血府逐瘀汤在治疗病症的种类、广度、数量上均居首位,这是该方流传最广、影响最大的一个重要原因。

第四节　临证思路与加减

胸中瘀痛甚者,可加乳香、没药活血止痛;

兼青紫肿甚者,可加青皮、香附行气止痛;

兼气滞胸闷者,加瓜蒌、薤白以理气宽胸;

血瘀经闭、痛经,去桔梗,加香附、益母草、泽兰以活血调经止痛;

胁下有血瘀痞块,可加郁金、丹参以活血消癥化积;

瘀热甚者,可重用生地黄、赤芍,加牡丹皮以凉血退热;

头部瘀痛者,可加麝香、老葱辛散上行,通窍止痛。

禁忌:本方活血祛瘀作用较强,孕妇忌用,以免坠胎。

第五节　方证辨病

在应用血府逐瘀汤时,要根据辨证施治原则,若无瘀血见证则不可滥用,因瘀血症状多端,血瘀之证,情况复杂,临床运用,辅以补气血之品,止血勿忘祛瘀,祛邪勿忘补正,旧血得去,新血才能得生。

辨治神志精神疾患:如失眠、脑卒中后抑郁、癫痫等在其病情变化中出现头痛、头晕、寐差,舌有瘀斑,脉象涩或弦紧且符合血府逐瘀汤辨治要点者。

辨治心血管疾患:如高血压、冠心病、心力衰竭等在其病情变化中出现胸痛、憋闷或心悸,舌有瘀斑,脉象涩且符合血府逐瘀汤辨治要点者。

辨治消化系统疾患:如肝硬化、肠梗阻、肠粘连等在其病情变化中出现腹痛或腹胀,便秘,舌象暗红,脉象弦紧或涩且符合血府逐瘀汤辨治要点者。

辨治四肢筋骨疾患:如骨折、下肢静脉曲张等在其病情变化中出现疼痛、麻木、发凉或发僵,舌有瘀状,脉呈涩或弦紧象且符合血府逐瘀汤辨治要点者。

辨治血液肿瘤疾患:如癌症、子宫肌瘤等在其病情变化中出现舌象暗,脉象涩等符合血府逐瘀汤辨治要点者。

在临床应用中,每个疾病的病因、病机以及患者体质皆不尽相同,需要审症求因,灵活应用。一些久治不愈的慢性病和诊断不明的复杂罕见病,往往都具有瘀血指征,怪病皆为痰作祟,久病皆有瘀其里。因此不论活血、补血、止血与祛瘀,都应视病情,分清主次,运用活血化瘀法,才可以收到满意的效果。

第三章　临床各论

第一节　内科疾病

一、呼吸系统疾病

1.慢性支气管炎

慢性支气管炎是由于感染或非感染因素引起气管、支气管黏膜及其周围组织的慢性非特异性炎症。临床表现有咳嗽、咯痰或喘息等症状。本病患者常在寒冷季节发病，出现咳嗽、咯痰，尤以晨起为著，痰呈白色泡沫状，黏稠不易咯出。临床上，本病最常见于抽烟的患者。

本病在中医学上属"咳嗽"及"肺痿"范围，可分为外感与内伤两类。外感为六淫(风、寒、暑、湿、燥、火)犯肺，内伤为脏腑功能失调，而致肺失宣肃，肺气上逆为咳嗽。

中医对本病在临床中常进行以下辨证论治：

寒凝瘀滞型：咳嗽、痰多色白清稀，畏寒肢冷，动则喘甚，尿频或尿失禁，喜热饮，口不渴，舌质淡，体胖大，苔薄白或滑，脉沉细。治则：温通化瘀。药物组成：血府逐瘀汤去赤芍，加制附子12g、细辛6g、白芍20g、黄芪30g。

肝郁化火型：咳嗽，痰黄黏稠，不易咯出，胸闷，口苦，口渴喜冷饮，小便黄，大便燥结，舌质紫暗，苔黄或薄黄，脉弦滑或数。治则：清肝化瘀。药物组成：血府逐瘀汤加大黄10g、川贝母12g、鱼腥草30g、射干15g。

痰瘀阻络型：咳嗽，痰多，气喘，喉中痰鸣，昼轻夜重，平卧或活动时加剧,口唇发绀等,舌淡苔白腻,脉滑数。治则:清痰化瘀。药物组成:血府逐瘀汤加五味子12g、杏仁12g、葶苈子10g、石菖蒲20g。

医案精选

◎案

某,男,56岁。患支气管炎10余年,近2年病情加重,服西药只能临时缓解症状。就诊时咳喘甚重,痰白少,小便频,每遇寒冷诸症明显加重,舌质淡,苔薄白,脉沉细无力。X线胸片检查双肺纹理增粗紊乱,白细胞(WBC)$12×10^9$/L,红细胞沉降率(血沉ESR)26mm/h,肺部听诊有啰音,HR 92次/分。辨证为寒凝瘀滞。治以温通化瘀。方用血府逐瘀汤加减。

处方:血府逐瘀汤去生地黄,加制附子12g、肉桂6g、黄芪30g、细辛6g。6剂,每日1剂,水煎服。

服上药6剂后,咳喘基本控制,上方去制附子,加干姜6g,又服20剂后,查白细胞及血沉均正常,啰音消失,X线胸片检查双肺无明显异常。随访1年,咳喘未再发作。

按 血府逐瘀汤是王清任为"瘀血在膈上"而设,功在活血化瘀,疏理气机。支气管炎病机是肺气受邪,累及他脏。《黄帝内经》有"五脏六腑皆令人咳,非独肺也","五脏之久咳,乃移于六腑"的记载。这说明虽然咳嗽病位在肺,但久则累及他脏,其他脏腑的病变也会影响到肺而致咳嗽。慢性支气管炎多见于老年患者,各脏俱虚,肺经对于外邪的侵袭首当其冲,脏气不得宣达,血为气滞,运行不畅而致血瘀。现代医学认为,由于长期炎症反复发作,支气管黏膜充血水肿,纤维组织增生,使毛细管狭窄,分泌物阻塞,气道阻力增高,血循环障碍,局部抵抗力降低易受感染。活血化瘀药物具有较好的抗感染作用,并可利气祛痰以达气血畅行、肺络宣通之目的。血府逐瘀汤能解除微血管痉挛,扩张外周血管,增加血流量,降低毛细血管通透性。故以此方辨证加减,能收到满意疗效。

◎案

董某,男,62岁,退休工人。2001年1月15日初诊。症见:咳嗽,咯白痰,气喘伴心慌,双下肢浮肿,舌质暗有瘀点、苔白,脉弦数。西医诊断为慢性支气管炎、慢性阻塞性肺气肿、慢性肺源性心脏病、右心功能不全、心力衰竭Ⅱ度。中医诊断为肺胀。辨证为脾肾气虚、瘀血内阻。患者要求服中药治疗。治以活血化瘀、温阳补气。方用血府逐瘀汤加减。

处方:血府逐瘀汤加丹参、车前子(另包)各30g,桂枝10g,淫羊藿15g。

每日1剂,水煎服,并口服抗生素,连服12剂后,患者咳喘明显减轻,水肿消退,唯有轻咳,白痰,嘱其服用固本咳喘丸及首乌喘息灵以调理善后。

按 慢性支气管炎,慢性阻塞性肺气肿,慢性肺源性心脏病,为本虚标实之证,痰浊瘀血阻肺,阻碍气机升降出入,使肺气郁滞,心脉失畅,病久痰浊瘀血互为影响,加之慢性支气管炎患者多有脾肾阳虚之象,本病在治疗中在活血化瘀方中加入温阳之品,而使病情缓解。

2.支气管哮喘

支气管哮喘是由多种细胞和细胞组分参与的气道慢性炎症性疾病,这种慢性炎症与气管高反应性相关,通常出现广泛而多变的可逆性气流受限,导致反复发作的喘息、气促、胸闷和(或)咳嗽等症状,多在夜间和(或)清晨发作、加剧,多数患者可自行缓解或经治疗缓解。

该病属中医学"哮证"范畴。历代医家对本病病机的认识多认为是宿痰伏于肺,复加外感、伤食、情志不遂、劳倦等因素所致,而以瘀血论治者甚少。

医案精选

◎案

某,女,68岁。支气管哮喘病史20年。于3天前,因哮喘急性发作而在急诊治疗,静脉输入氨茶碱、地塞米松及抗生素等,疗效不显。来中医门诊治疗时,症见:胸膈满闷,喘促气粗,喉中哮鸣,面色紫暗,唇甲发绀,舌暗红,脉弦紧。听诊:双肺满布哮鸣音。辨证为痰气瘀血阻于胸中。方用血府逐瘀汤加减。

处方:桃仁15g,红花15g,当归12g,赤芍15g,川芎10g,生地黄15g,川牛膝30g,桔梗12g,柴胡12g,生甘草10g,杏仁12g,紫苏子20g,大黄10g(后下)。3剂,每日1剂,水煎200ml。

进药3剂,喘促减轻,诸症好转。原方大黄(后下)改用6g,又进3剂。诸症悉退,为巩固疗效继服3剂,隔日1剂。

按 "哮喘"一证,相当于现代医学的支气管哮喘。中医学认为,肺朝百脉,脉者血之府。血液在脉管中正常运行,赖以心气的推动,又与肺之"治节"密切相关。本案咳喘日久,肺气虚损,不能贯心脉而朝百脉,辅心以行血,故致心气不足,鼓动无力;加之痰浊阻碍气之升降出入,遂使肺气郁滞,心脉失畅而血郁致瘀,加重哮喘发作。治以活化瘀,降气平喘为大法,根据中医学"气行则血行,气滞则血瘀"的理论,以活血与理气药并用,促进气血运行,使瘀血祛,气道通,肺气得发肃降,哮喘乃平。

◎案

刘某,男,25 岁。1994 年 7 月 6 日初诊。因支气管哮喘在某医院治疗,症状缓解。但仍觉胸部胀闷,喘促未能全除,活动后加重,遂求诊中医。症见:形体消瘦,面色少华,两唇轻度发绀,听诊双肺可闻及散在干啰音,舌质暗红有瘀斑,苔薄白腻,两脉弦滑。中医诊断为喘证。辨证为内有痰饮、胸阳不振。治以活血化瘀、通阳化气平喘。方用血府逐瘀汤加减。

处方:桃仁 10g,红花 9g,当归 12g,赤芍 15g,川芎 10g,生地黄 15g,枳壳 10g,桔梗 10g,柴胡 12g,桂枝 9g,麻黄 6g,牛膝 15g,紫苏子 10g,白芥子 15g,莱菔子 15g。3 剂,每日 1 剂,水煎服。

上药服用 3 剂后,喘促消失。胸闷明显缓解,原方去麻黄加陈皮 10g,再进 3 剂,诸症全消。

3. 慢性咽炎

慢性咽炎,病变主要在黏膜层,表现为咽部黏膜慢性充血,其血管周围有较多淋巴细胞浸润,也可见白细胞及浆细胞浸润。黏膜及黏膜下结缔组织增生。黏液腺可肥大,分泌功能亢进,黏液分泌增多。多见成年人,病程长,易复发。

该病属于中医学的"虚火喉痹",相当于慢性咽炎。其共同特征是咽喉疼痛干燥。慢性咽炎在中医学上应属"虚火喉痹"范围。"喉痹"一词最早见于《素问·阴阳别论》:"一阴一阳结谓之喉痹。"喉痹有分虚火、实火,《丹溪心法·缠喉风喉痹》指出了"阴虚火炎上"的喉痹。虚火喉痹,又称阴虚喉痹,如患者喉底帘珠增多,又称"帘珠喉痹"。

医案精选

◎案

张某,女,42 岁,教师。2004 年 1 月 16 日初诊。咽干、咽痛、反复声音嘶哑 3 年余,加重 1 周,经市级医院诊断为慢性咽炎、声带肥厚,经静脉滴注、咽部雾化等治疗 1 周未效。症见:神萎面愁,善太息,咽部暗红少津,后壁多个淋巴滤泡增生,其色暗紫,月经愆期,舌苔薄黄,舌暗红有瘀斑,脉沉细而涩。通过脉证合参,中医诊断为喉痹。辨证为气血瘀阻咽喉。治以疏肝理气、滋阴养血活血、散结消肿。方用血府逐瘀汤加味。

处方:桃仁 12g,红花 9g,生地黄 12g,当归 9g,赤芍 12g,川芎 9g,桔梗 6g,牛膝 9g,柴胡 9g,枳壳 12g,玄参 12g,浙贝母 9g,牡蛎 15g,麦冬 15g,蝉蜕 9g,炙甘草 6g。5 剂,每日 1 剂,水煎服。

5 日后复诊,诉咽部有清利感,听其发声已渐好转,效不更方,服药 1 个月而咽炎得愈。

按 足少阴肾经从肺上入咽喉,足厥阴肝经循经咽喉,故慢性咽喉疾患常与肝肾有关。患者为教师,长期超负荷用嗓,加之又为女性,年过四旬,肝血不足,肝气有余,虚火上炎,无以上濡咽喉,久郁久病以致气血结聚,气、血、痰、瘀凝结咽喉,故成本病。方中四逆散疏肝解郁,开胸散结;桃红四物汤养血活血,化瘀通络;桂枝载药上行,直达咽喉;牛膝引血下行,引火归原;生地黄、麦冬、玄参、浙贝母、生牡蛎、桔梗、甘草养阴散结利咽,含"玄麦甘桔"之意。诸药合用,药证合拍,故而收效。

◎案

某,女,36 岁,教师。2005 年 1 月 16 日初诊。患咽干、咽痛、声嘶 2 年,经某医院诊断为慢性咽炎,长期服用中西药和咽部雾化治疗无效。症见:神萎面愁,咽部暗红少津,后壁颗粒增生,其色紫暗,舌苔白质暗,脉沉细。辨证为久病及血、阴虚血瘀。治以活血化瘀、养阴散结。方用血府逐瘀汤加减。

处方:桃仁 12g,川芎 12g,生地黄 15g,红花 10g,当归 15g,赤芍 12g,牛膝 10g,桔梗 15g,柴胡 15g,枳壳 9g,麦冬 12g,郁金 12g,大力子 12g。5 剂,每日 1 剂,水煎服。

5 日后复诊,诉咽部有清利感,是近年来没有的感觉,再以本方续服 5 剂,复诊言病已去大半,心喜之情可见,听其发声,已渐好转。是方加减服半月而沉疴起。

按　患者为教师,长期超负荷用音,加上咽为肺之门户,为食之道,易受外部风寒燥火之邪入侵,内外相因,积而成疾,日久不愈,情志不舒,肝气郁结,气滞血瘀,耗气伤阴。王清任该方原用以治疗"胸中血府血瘀",咽之所在个人认为也当有"胸中血府"之义,病机病位相投,故予是方为主加利咽之品,方中血府逐瘀汤以活血化瘀,行气解郁,而生地黄、麦冬、桔梗、甘草养阴散结利咽,其含"玄麦甘桔"之旨,且桔梗亦载药上行,直达病所,故而收效。

4.慢性阻塞性肺疾病

慢性阻塞性肺疾病(COPD)简称慢阻肺,是以持续气流受限为特征的可以预防和治疗的疾病,其气流受限多呈进行性发展,与气道和肺组织对香烟烟雾等有害气体或有害颗粒的异常慢性炎症反应有关。

慢性阻塞性肺疾病发作期属中医学"肺胀"范畴,主要的病因为痰浊、水饮、血瘀互为影响,发作期主要为痰瘀互结。《丹溪心法·咳嗽》记载"肺胀而嗽,或左或右,不得眠,此痰夹瘀血,碍气而病"。

医案精选

◎案

柳某,男,74 岁,工人。1989 年 12 月 20 日初诊。患者有慢性支气管炎病史 20 余年,每届冬令则发咳嗽,气喘。近周又发,咳喘痰黏,不易咯出,动则喘甚,倚息不得卧,面唇发绀,舌有紫气,脉沉小。两肺可闻及散在干啰音。已使用过青霉素静脉滴注 1 周,咳痰稍减,但气喘未平。中医诊断为喘证。辨证属久喘之体,肺气不利,瘀血内阻。治以肃肺、利气、活血。方用血府逐瘀汤加减。

处方:紫苏子、杏仁、桃仁、赤芍各 10g,炙紫菀、熟地黄、牛膝各 12g,红花、川芎、当归、桔梗、枳壳各 6g,甘草 5g。5 剂,每日 1 剂,水煎服。

服上方 5 剂后,喘势有减,自觉气道渐畅。续服 5 剂,喘已基本不作,面唇发绀亦退。再以此方加紫石英 15g,嘱服半月以为善后调理。

按 本案属中医学"肺胀"范畴。《灵枢·胀论》曰："肺胀者,虚满而喘咳。"《圣济总录·肺脏门》指出:"其证气满胀,膨膨而咳喘。"因其病久,伴有唇舌发绀,故从瘀血致病考虑。诚如《丹溪心法·咳嗽》所云:"肺胀而嗽,或左或右,不得眠,此痰夹瘀血,碍气而病。"又"肺朝百脉"。故可见瘀阻于肺,是本病的重要病机,以活血化瘀之剂治之,则百脉通,气畅,肺气疏利而喘咳自平。

◎案

某,男,65 岁。以咳嗽,气喘半月为主诉。有阻塞性肺气肿病史 2 年。每冬春季节则发,此次患者因外感而诱发,咳嗽,胸闷胁胀,气喘,动则加剧,不能平卧,痰白,下肢不肿。体格检查:生命体征平稳,心律齐,HR 82 次/分,各瓣膜未闻及杂音,双肺呼吸音粗,可闻及干湿性啰音,腹软,肝脾未触及,舌质暗,苔腻,脉弦。X 线胸片:肺气肿并肺部感染。西医诊断为阻塞性肺气肿。中医诊断为肺胀。辨证为肺失肃降、痰瘀蕴肺。治以活血化瘀、疏肝散寒。方以血府逐瘀汤加味。

处方:桃仁 6g,红花 6g,当归 10g,生地黄 10g,赤芍 10g,川芎 10g,牛膝 15g,桔梗 10g,柴胡 10g,枳壳 10g,甘草 5g,瓜蒌 20g,桑白皮 10g,紫菀 10g,杏仁 10g,黄芩 10g。6 剂,每日 1 剂,水煎服。并配合口服氨比先 0.5g,1 日 3 次。

上方服 6 剂后,患者咳嗽、气喘明显减轻,平卧入睡,继服上方 10 剂,患者咳嗽、气喘止,双肺啰音消失。

按 肺气肿吸气时,支气管扩张,气体尚能进入肺泡,呼气时,支气管过度缩小、陷闭,阻碍气体排出,肺泡内积聚多量气体,使肺泡膨胀,压力升高,血液供应减少而产生瘀血。肝气郁结则肺气失宣,血府逐瘀汤可以促进毛细血管网开放,增强机体抗缺氧作用。柴胡、枳壳一升一降,配合桔梗,使肝气舒,肺气宣畅则痰自除、病得愈。

5. 胸膜炎

胸膜炎是指由致病因素(通常为病毒或细菌)刺激胸膜所致的胸膜炎症,又称"肋膜炎",其中结核性胸膜炎最常见。胸腔内可伴液体积聚(渗出性胸膜炎)或无液体积聚(干性胸膜炎)。炎症控制后,胸膜可恢复至正常,或发生两层胸膜相互粘连。临床主要表现为胸痛、咳嗽、胸闷、气急,甚则呼吸困难。

该病属于中医学"胸痹""悬饮"等范畴,多由正气不足,病邪乘虚而入。侵犯肺络,痰热蕴结,闭阻胸络,肺气不宣,气滞血瘀,脉络瘀阻胸阳不振,津液不能四布,水饮停滞胸胁而成。

医案精选

◎案

某,女,58 岁,教师。1 年前因结核性胸膜炎并大量积液,经市某医院抽液、抗结核、激素治疗,胸水完全消失,出院后常胸痛、气紧而久治不愈,于1998 年 9 月 27 日来求治中医。症见:呼吸急促,面唇发绀,左胸廓稍凹陷,叩音浊,呼吸音低,舌有瘀点,脉沉细涩。X 线胸片示胸廓畸形,左胸膜增厚、粘连,膈肌活动受限,气管向左移位。辨证为气滞血瘀。治以行气、活血、化瘀。方用血府逐瘀汤加减。

处方:血府逐瘀汤加丹参、青皮、延胡索、川楝子。

连服 48 剂后症状、体征消失,X 线胸片示除少数钙化点外,余无异常,病情痊愈。半年后复查身体健康。

按 血府逐瘀汤具有行气活血的功能,是治疗胸膜炎及胸膜炎导致的胸膜增厚粘连最理想的有效方剂。方中桃红四物汤加牛膝能通调全身血脉;四逆散疏肝理脾,行气止痛;佐柴胡、桔梗之升,牛膝、枳壳之降,更使气血全身上下流通,里外畅行,有瘀之处,一逐无存。据现代研究证实,活血化瘀的桃仁、红花、当归、赤芍等有改善微循环和抗炎的作用,可减少病理反应和损害。

◎案

某,男,40 岁。2004 年 5 月初诊。半月前曾因咳嗽、发热、体温38.8℃就诊于某诊所,当时右侧胸痛、胸闷、气促,以感冒论治,症状减轻,体温降至37.6℃。半月后胸痛胸闷气促加重、午后低热、盗汗、乏力而来诊。X 线胸片检查,见右肺上野斑点状密度增高影,同侧肋膈角消失,伴胸膜轻度肥厚,诊断右上肺Ⅲ型肺结核,右侧渗出性胸膜炎(胸腔积液中等量)。查口唇轻度发绀,舌质紫暗,有瘀点,脉滑数。辨证为肺络瘀滞、水饮内停。治以行气化瘀,佐以利水。方用血府逐瘀汤加减。

处方:血府逐瘀汤加防己、葶苈子各10g,每日1剂,水煎服。同时服用异烟肼、吡嗪酰胺、利福平、乙胺丁醇、链霉素0.75g,每日1次肌内注射。

用药2周,体温恢复正常,胸痛胸闷气促减轻。药量随病情调整,守方治疗1个月,自觉症状缓解。X线胸片示右肺上野病灶明显缩小,胸水基本吸收,唯肋膈角欠锐利。守方继服半月,症状消失。X线胸片示右上肺野病灶吸收稳定,肋膈角锐利。

〔按〕 渗出性胸膜炎的胸腔积液与血瘀的关系甚为密切,在治疗上必以化瘀为先,瘀血祛则水自消。

二、消化系统疾病

1. 便秘

便秘为一常见症状,是指大便次数减少、排便困难和粪便形状改变而言。大部分的健康成人1~2天排便1次或1天排便2次,若超过48小时而不排便且有不适的感觉即称之为便秘。

中医认为便秘是由于饮食不节、情志失调、外邪犯胃、禀赋不足等原因致使热结、气滞、寒凝、气血阴阳亏虚引起肠道传到失司所致。治疗以通下为主,针对不同的病因采取相应的治法。

医案精选

◎案

李某,女,80岁。1994年3月10日初诊。患者有便秘史30年,近1个月加重。患者自30年前进入更年期后,大便失调,常2~3日一行。常服果导片与麻仁丸。近1个月来,大便干结,如羊屎状,用果导片与麻仁丸效不显。又曾在某医院就诊,专家予黄龙汤化裁,亦罔效。常要家人以手抠出方舒服。患者有高血压、冠心病多年,一直服中西药物。症见:大便秘结如羊屎状,已1周未行,腰酸不适,烦躁不安,连呼"救命"。尿稍黄,纳呆,时胸痛胸闷,舌紫暗,苔少。中医诊断为便秘。辨证为阴虚血瘀。方用血府逐瘀汤加减。

处方：当归 30g，生地黄 20g，桃仁、红花、赤芍、枳壳、柴胡、川芎、桔梗、牛膝各 10g，肉苁蓉 30g，玉竹、黄芪各 15g。3 剂，每日 1 剂，水煎服。

二诊：10 月 20 日，诉服完 1 剂后，腹中有声。服完 3 剂后，大便已出，先为如羊屎状，后为条状，但硬，嘱予原方加丹参 30g，再进 5 剂。

三诊：10 月 26 日，诉服药后腹中已舒服，时作矢气，大便又行 2 次，呈条状，不硬。且胸痛亦未作，血压也较前平稳。嘱上方再服 10 剂。半年后随访，大便基本通畅，2 天 1 次，偶不大便，按原方服之，又效。

按 便秘原因颇多，老年人则更易便结，如外感热病，胃热肠燥，气虚津枯，肾虚等均可导致。但临证仍要仔细辨析，本案患者年届八旬，又有高血压、冠心病，理应从虚治。但患者舌质紫暗，苔少，时胸痛胸闷，瘀血证典型。心主一身之血脉，若心阴不足，或心气郁滞，心血瘀阻，则心脉鼓动无力，血行不畅。如此不但造成胸痹诸症，而且也影响肠中津液不足，肠运涩滞，而致燥屎不行，浊气不降之血瘀便秘，故用血府逐瘀汤。

◎案

马某，女，28 岁。因反复便秘 5 年，加重 1 个月，于 2011 年 3 月 5 日初诊。自诉从小喜欢肉食，再加上从事会计工作，平时工作较忙缺乏锻炼，近 5 年来大便秘结，短则数日长则两三周不行，常常靠口服泻药才能勉强排便，近 1 个月来便秘症状较前明显加重，口服泻药也无济于事，遂来求诊。症见：形体偏瘦，神疲乏力，纳食一般，失眠多梦，大便干如羊粪，燥结难行，舌淡暗，苔薄白，脉细弱。中医诊断为便秘。辨证为痰湿内蕴、气滞血瘀。治以活血化瘀、行气化湿。方用血府逐瘀汤加减。

处方：当归 15g，生地黄 15g，桃仁 15g，红花 10g，赤芍 10g，枳壳 10g，柴胡 8g，川芎 10g，杏仁 10g，牛膝 10g，石菖蒲 10g，党参 30g，肉苁蓉 10g。5 剂，每日 1 剂，水煎服。

嘱患者多食蔬菜水果，并坚持锻炼身体。服上药 5 剂后患者症状明显缓解，大便基本能保持 3 日一行，后坚持服药 3 个月，大便如常后停药。

按 患者平素嗜食肥甘厚腻之品，易生湿化痰，阻滞气机，再加平时体力活动较少久卧伤气，气虚则率血无力，更加重了气滞血瘀的病理结果。瘀血阻滞于肠道经络,则肠道失养,血虚与血瘀气虚与气滞互为因果导致了现在虚实夹杂的便秘症状。根据治病必求于本的原则,要想取得长久的疗效就必须先从活血化瘀入手。瘀血去而新血生,新血生则肠道得养,肠道得养则排便有力,真所谓纲举目张牵一发而动全身也。

2. 胆囊切除术后综合征

胆囊切除术后综合征,胆囊切除术迄今仍是治疗胆石症的最佳方法,但术后有此患者仍有右下腹绞痛,疼痛向腰背部放射,所有症状如同术前,而多种检查均无异常,临床上将这样一组症状群通称为胆囊切除术后综合征(PCS)。

医案精选

◎案

吴某,女,62岁,因患胆囊炎、胆囊结石行胆囊切除术。术后2年出现右上腹绞痛,向患侧腰背部放射,有时伴有发热,恶心,呕吐,疼痛情况如术前,经抗炎、解痉治疗,症状可缓解,但反复发作患者不堪其苦。于1998年4月以胆囊切除术后综合征收入住院,分别行B超、ERCP、CT等检查,肝、胆、胰、脾、肝内外胆管、胰管均未见异常,血生化检查无异常。症见:形体肥胖,舌质偏紫、舌底静脉迂曲、苔白腻,脉弦细。中医诊断为腹痛。辨证为气滞血瘀。治以疏肝利胆、活血通腑。方用血府逐瘀汤加减。

处方:血府逐瘀汤加陈皮、大黄(后下)各6g,10剂后症状明显好转,连服30剂告愈,随访2年未复发。

[按] 胆囊切除术后综合征作为一组症状群,以其发病率高,症状复杂,治疗棘手而引起诸多关注。多认为与胆道残石、胆总管狭窄、胆囊管残留过长、Oddi括约肌功能紊乱等有关。虽然发现这些解剖学上的病因,有的放矢,经外科治疗可部分缓解,但是仍有许多解剖学上未发现异常,甚至是胆道外因素如精神因素、酗酒、进油腻食物等可诱发上述症状群。血府逐瘀汤出自王清任的《医林改错》,既可活血又可理气,故凡久病不愈的疑难杂症,总以"疏其气血,令其条达,而致和平"为治疗大法。术后必有瘀,胆囊作为贮留胆汁之器官,在调节胆管内压方面有重要作用,胆囊切除术后的患者常有胆总管代偿性扩张,稠厚的胆汁淤积于胆总管,胆囊收缩、Oddi括约肌舒

张之正常生理节律被破坏,胆总管压力升高及 Oddi 括约肌舒张功能紊乱而产生类似胆绞痛症状,实为疏泄功能紊乱,气血阻于中焦所致,故以血府逐瘀汤加减诊治较为合理。

3. 反流性食管炎

反流性食管炎(RE)是由胃、十二指肠内容物反流入食管引起的食管炎症性病变,内镜下表现为食管黏膜的破损,即食管糜烂和(或)食管溃疡。反流性食管炎可发生于任何年龄的人群,成人发病率随年龄增长而升高。西方国家的发病率高,而亚洲地区发病率低。这种地域性差异可能与遗传和环境因素有关。但近二十年全球的发病率都有上升趋势。中老年人、肥胖、吸烟、饮酒及精神压力大是反流性食管炎的高发人群。

本病属于中医学"胸痛""胃痛"范畴,中医多从辨证论治,病机多考虑为肝胃不和、脾胃不和或气滞血瘀等。

医案精选

◎案

某,男,48 岁。2005 年 4 月 18 日初诊。主诉:胸骨后闷痛伴泛酸、烧心 2 个月。3 个月前因下岗,闷闷不乐,整日饮酒,近 2 个月以来渐感胸骨后闷痛,时伴泛酸、烧心,夜间尤重,时而痛醒,曾服快胃片无效。症见:口唇紫暗,舌有瘀斑,苔薄黄,脉弦涩。心电图检查正常,血脂、血糖检查正常。胃镜检查:食管下段见炎症,发红、糜烂。西医诊断为反流性食管炎。中医诊断为胸痹心痛。辨证为气滞血瘀。方用血府逐瘀汤加味。

处方:桃仁 12g,红花 9g,当归 9g,生地黄 9g,川芎 10g,赤芍 9g,牛膝 9g,柴胡 9g,枳壳 6g,旋覆花 15g,黄连 10g,吴茱萸 2g,川楝子 9g。3 剂,每日 1 剂,水煎服。

服完上药 3 剂后,即觉胸痛明显减轻,夜能安卧,仍有泛酸、烧心。上方加煅瓦楞子 20g,服至 15 剂,诸症消失。效不更方,继用上方 20 剂。12 周后患者来述症状未再发作。胃镜检查食管、胃部正常。

按 反流性食管炎主要发病机制是食管下端括约肌不适当地弛缓或经常处于松弛状态,并有反流物引起食管黏膜损害。中医学无此病名,多属

"嘈杂""吐酸""胸痹"等范畴。本病初起多在气分,肝胃气滞多见,痰气交阻,久则气滞血瘀,出现胸骨后疼痛,故当以活血理气为法。另外,肝胃气滞郁久化热则泛酸、烧心。《素问·至真要大论》说:"诸逆冲上,皆属于火……诸呕吐酸……皆属于热。"故治疗当中应兼顾肝胃郁热。方用血府逐瘀汤以活血理气,合左金丸、川楝子以清泻肝胃邪热,旋覆花降逆和胃。现代药理学证实:桃仁、红花、赤芍、川芎等活血药能改善食管、胃、肠黏膜微循环,促进黏膜的愈合;而枳壳、柴胡等理气药则能促进胃肠平滑肌收缩,加强胃、十二指肠排空;黄连具有抑制胃酸分泌,抗溃疡、利胆等作用;吴茱萸对于大鼠基础泌酸有一定抑制作用,与黄连合用抑酸效果加强。故应用加味血府逐瘀汤多能收到良好疗效。

4. 肝硬化

肝硬化是一种常见的由不同病因引起的肝脏慢性、进行性、弥漫性病变,是在肝细胞广泛变性和坏死基础上产生肝脏纤维组织弥漫性增生,并形成再生结节和假小叶,导致正常肝小叶结构和血管解剖的破坏。病变逐渐进展,晚期可出现肝功能衰竭,门静脉高压和多种并发症。

肝硬化多为感受疫毒,情志郁结,生活无度等导致"湿热毒邪"侵袭肝脏,留而不去,肝郁气滞,疏泄失常,横逆犯脾,致脾失健运,清阳不升,水谷精微不能布散三焦,浊阴不降,水湿内停,病久及肾,气血凝滞,肝络痹阻。为本虚标实之证,最终出现肝、脾、肾三脏亏虚,而致气、血、水邪更实,进而肝、脾、肾三脏更虚,如此恶性循环,终致正气大伤,肝功能严重受损而致肝衰竭危及生命。肝硬化的中医本质是肝血瘀阻。肝硬化患者可见两胁有刺痛,痛有定处,固定不移,有脾肿大体征,涩脉,舌质紫暗或有瘀斑瘀点,皮肤可见肝掌、蜘蛛痣,局部红纹赤缕,腹壁可见静脉怒张。患者多有鼻衄、肌衄或齿衄,亦可见呕血和便血。

医案精选

◎案

张某,男,25 岁。1952 年 10 月 2 日初诊。患者入院前 1 年,因乏力,食欲不振,经某医院诊断为急性无黄疸型肝炎。肝功能无好转。症见:两胁刺痛,纳呆,脘腹胀满,头目眩晕,鼻衄,齿衄,溲黄,便干。面色晦暗,肝掌,肝大肋下 3.5cm，脾大肋下 4.0cm，中等硬度，有压痛，舌质紫暗，脉弦涩。肝功能：谷丙转氨酶（ALT）470U/L，麝香草酚浊度试验 20U。麝香草酚絮状试验（＋＋＋＋），白球比（A/G）为 0.8。中医诊断为胁痛。辨证为气血郁滞、络脉瘀阻。治以疏肝理气、活血祛瘀。方用血府逐瘀汤加减。

处方：当归 10g，生地黄 10g，桃仁 10g，红花 10g，枳壳 10g，赤芍 10g，柴胡 10g，川芎 6g，丹参 10g，泽兰 10g，莪术 6g，三棱 6g，茵陈 30g，郁金 10g。每日 1 剂，水煎服。

治疗 3 个月后，胁痛大减，鼻衄，齿衄已止，二便正常。6 个月后自觉症状消失，肝大肋下 1.0cm，脾大肋下 2.5cm，ALT 120U/L 以下，麝香草酚浊度试验 8U，麝香草酚絮状试验（＋），白球比为 1.6，好转出院。

按 肝硬化多属于中医"积聚"范畴，积证多属血分，聚证多属气分，气行则血行，气滞则血滞，日久影响血液流通，以致瘀血留着脏腑引起肝脾肿大。用血府逐瘀汤加丹参、泽兰、三棱、莪术，功能疏肝解郁，化瘀通络，凉血止血，故而有效。

5. 结肠炎

结肠炎是指各种原因引起的结肠炎症性病变。主要临床表现腹泻、腹痛、黏液便及脓血便、里急后重，甚则大便秘结、数日内不能通大便；常伴有消瘦乏力等，多反复发作。根据不同病因，结肠炎可分为溃疡性结肠炎、缺血性结肠炎、伪膜性结肠炎等。血府逐瘀汤主要用于溃疡性结肠炎。

该病属于中医学"肠澼""痢疾""便血""肠风""泄泻"等范畴，病因多责之于感受外邪、饮食所伤、情志失调、脾胃虚弱；病机主要因感受外邪导致脏腑气血阴阳的失调，日久热腐血败，化为脓血或寒凝湿滞，日久化热，或因饮食所伤、七情不和，郁怒不解，致胃肠气机壅滞，血行不畅、气血停滞而最终血络受损而成本病。从症状看，结肠炎患者多有血分受损致瘀的表现，从病程看，结肠炎病程长，缠绵难愈，属"久病入络，久病必有瘀"。瘀血阻络是慢性溃疡性结肠炎的病理基础和病机关键，活血化瘀是治疗本病不容忽视的重要法则。

医案精选

◎案

某，女，45 岁。1998 年 2 月 18 日初诊。患者有慢性腹泻 3 年余，近日来黎明前腹泻，小腹胀坠痛，窘迫而泻，泻下为黏液样便，但无脓血，X 线钡剂灌肠检查确诊为慢性结肠炎。曾服黄连素、诺氟沙星（氟哌酸）及中药参苓白术散、四神丸等药未见明显效果。症见：面色暗滞，纳差，舌质紫暗，苔白，脉弦涩。中医诊断为泄泻。辨证为气滞血瘀、大肠气机失畅。治以活血化瘀、理气止痛。方用血府逐瘀汤加减。

处方：桃仁、赤芍、山楂各 15g，红花、当归、川芎、枳壳、延胡索各 10g，黄连 5g，柴胡 8g，甘草 6g。3 剂，每日 1 剂，水煎服，忌食油腻及辛辣之物。

服上药 3 剂后，小腹痛及腹泻大减，药已中病，继服 5 剂；晨泻已止，胃纳增加，仅有小腹胀满时感不适，继用上方加木香 10g；调治 10 天而愈。

◎案

黄某，女，46 岁，农民。患者诉腹泻反复发作 3 年余，近数月来晨起则泻，少腹坠痛，窘迫而泻，泻后则舒，泻下为黏液样便，色晦暗，无脓血，经乙状结肠镜和 X 线钡剂灌肠检查确诊为慢性结肠炎，迭进温肾健脾、收敛固涩之剂效果不显。症见：形体消瘦，面色晦暗，少腹坠痛，纳差，舌质暗紫、苔薄白，脉弦涩。中医诊断为泄泻。辨证为气滞血瘀、肠道气机失畅。治以活血祛瘀、理气止痛。方用血府逐瘀汤加减。

处方：桃仁 12g，红花、当归、制香附、川芎、枳壳、赤芍各 10g，柴胡 9g，黄连 6g，甘草 3g，延胡索 10g，鸡内金 10g。3 剂，每日 1 剂，水煎服，忌食膏粱厚味、海鲜及辛辣之品。

服上药 3 剂后，少腹痛及腹泻减，再服 6 剂，晨泻已止，纳食增加，唯有时感少腹不适，继用上方加木香 6g，调治半月，诸症消失。随访 1 年，未见复发。

按 五更泻的治疗应从温肾健脾固涩入手，《医林改错》云："五更天泻……用二神丸、四神丸等药治之不效，常有三五年不愈者……有瘀血。"据此本例并非脾肾阳虚之证，乃为血瘀之证，故活血化瘀、理气止痛正中病机。

虽未采用止泻之药,而泻自止,说明气滞血瘀之证,绝非健脾温肾所能收效。

6. 阑尾炎

阑尾炎是因多种因素而形成的炎性改变,为外科常见病,以青年最为多见,男性多于女性。临床上急性阑尾炎较为常见,各年龄段及妊娠期妇女均可发病。慢性阑尾炎较为少见。

该病属于中医学"肠痈"范畴。病因病机主要为湿阻、气滞、瘀凝、热壅,瘀滞不散,热胜肉腐则成痈脓。治以活血祛瘀、行气止痛。

医案精选

◎案

赵某,男,53 岁,农民。2000 年 6 月 10 日初诊。患者右下腹反复疼痛 1 年余。曾求治西医,诊断为阑尾炎,每次发作时给予消炎镇痛药物治疗,疗效不佳,而且近来发作频繁,故转诊中医。症见:面色暗黄,右下腹胀痛,口苦纳呆,大便干结,舌暗淡边有瘀点、苔白,脉弦。中医诊断为腹痛。辨证为气血阻滞。治以活血化瘀、行气止痛。方用血府逐瘀汤加减。

处方:血府逐瘀汤加黄芪 30g、炒延胡索 15g、砂仁 10g。每日 1 剂,水煎服。

服 10 剂时症状消失,继服 6 剂以巩固疗效,后随访至今未见复发。

按 方中桃仁、红花、川芎、牛膝活血化瘀;配以柴胡、枳壳、桔梗行气,引导诸活血祛瘀药以逐血;当归、生地黄、甘草养血扶正,并防止祛瘀药损伤正气。纵观全方,祛瘀与行气合用,活血与养血同施,确为治疗慢性阑尾炎良方。

◎案

王某,男,39 岁。1996 年 3 月 6 日初诊。患者诉上腹疼痛拒按 1 天,伴畏寒发热,恶心呕吐,后疼痛转移至右下腹部,大便秘结。体格检查:麦氏点压痛明显,反跳痛(+),腰大肌征阳性。WBC 19×10^9/L,N% 85% ,L% 15% 。B超提示:右下腹肿块约 $1.5cm \times 2cm \times 1.8cm$。西医诊断为急性阑尾炎,建议手术治疗。患者惧怕手术,要求中药治疗。症见:痛苦病容,面色晦暗,舌暗红、苔黄腻,脉弦数。中医诊断为腹痛。辨证为气血凝滞、湿热郁结。治以活血化瘀、清热除湿。方用血府逐瘀汤加减。

处方:柴胡、红花、枳壳各 10g,生地黄 20g、当归、大黄(后下)、桃仁、赤芍各 15g,川牛膝、牡丹皮各 12g,白花蛇舌草、金银花各 30g,甘草 5g。6 剂,每日 1 剂,水煎服。

服上药 6 剂,右下腹痛减轻,上方去大黄,加败酱草 20g、蒲公英 30g,继服 6 剂,腹痛全消,未触及炎性包块,压痛、反跳痛消失,病告愈。

按 急性阑尾炎属中医学"肠痈"范围,因湿热黏滞,阻于肠胃,导致气血凝滞,加上湿热蕴蒸气血,因而形成痈肿,方以血府逐瘀汤去川芎、桔梗,加大黄、牡丹皮、金银花、白花蛇舌草、败酱草、蒲公英等,清热解毒散结,药证相符,故效如桴鼓。

7. 瘀胆型肝炎

瘀胆型肝炎亦称毛细胆管型肝炎,是由于肝细胞受损、肝细胞胆汁分泌障碍以及细小胆管和胆小管上皮细胞损害,使胆汁排出不畅所致,主要表现为较长期肝内梗阻性黄疸。除有轻度急性肝炎变化外,还有毛细胆管内胆栓形成,严重者细胞肿胀,汇管区水肿和小胆管扩张。重点在于肝内瘀阻。

中医将其归为"黄疸"范畴。认为黄疸发生的病机关键是湿,初期为湿热,后期以血瘀为主。久病黄疸,湿邪入络,络脉不通,血行不畅,瘀血内阻胆腑而胆汁运行受阻,使胆汁不循常道,溢于肌肤故发生黄疸。瘀血内阻胁下,不通则痛。可见瘀血内阻是瘀胆型肝炎发生黄疸的病机关键,治以活血化瘀、凉血退黄为主。

医案精选

◎案

某,男,40 岁。2001 年 12 月 5 日初诊。2 个月前出现尿黄,巩膜皮肤黄染,皮肤瘙痒,右胁下刺痛,腹胀,乏力纳差。近 1 个月巩膜皮肤黄染逐渐加深,尿色深如浓茶。在某医院经保肝退黄及泼尼松等治疗,黄疸一度下降,但停药后又复发,多方治疗缠绵不愈。肝功能检查,血清 DB 150μmol/L,ALT 中度升高(200U/L),AKP、r-GT 明显升高。B 超示脾略大。除外肝内外梗阻。症见:面色晦暗,舌质暗红,舌紫有瘀斑,脉弦涩。中医诊断为胁痛。辨证为气滞血瘀、血滞肝经、气血不通。治以活血化瘀、健脾利湿。方用血府逐瘀汤加减。

处方：血府逐瘀汤加丹参、土茯苓各30g，生大黄10g（后下）。药量随病情调整，1剂内服。

服药20剂，黄疸明显下降，胁痛腹胀缓解，食欲增加。复诊舌脉同前，守方继服2周，黄疸消退，肝功能、血清、DB、SLT、AKP均恢复正常。

[按] 黄疸形成的原因有多种，本案患者存在明显的瘀血表现。《诸病源候论》有"血瘀在内则时时体热而发黄"。张仲景说："诸黄虽多湿热，经脉久病，不无瘀血阻滞者也。"血瘀是造成黄疸的一个重要因素。因此用血府逐瘀汤，重用赤芍、丹参活血化瘀，改善血液循环，大黄逐瘀通腑，土茯苓健脾利湿为辅。对瘀胆型肝炎起到了改善肝脏血液循环、加强胆红素的结合和排泄、利胆退黄的效果。

◎案

党某，男，24岁。以"目黄、身黄、小便色黄"2月余于2003年11月26日入院。患者发现患有"乙型病毒性肝炎"2年余，于2个月前因淋雨后突然出现以上症状，伴发热，经当地乡医予以治疗（用药不详）后，上述症状加重，后又到县医院、西安某医院及当地中心卫生院3次住院治疗，诊断为"慢性乙型瘀胆型肝炎"，病情未见明显好转，黄疸日见加深，并频繁呕吐，不能进食。入院时查，生命体征平稳，患者精神萎靡不振，形寒肢冷，巩膜、全身皮肤呈黑黄色，舌淡紫、苔白滑，心、肺未见明显异常，肝浊音界正常，脾肋下6cm，质中、触痛，脉细涩，肝功能：TBIL 1 654μmol/L，DBIL 345μmol/L，AST 345U/L，ALT 268U/L，ALB 28.6g/L，A/G 1.1；乙肝：HBsAg（＋），抗－HBe（＋），抗－HBc（＋）；B超提示肝脏光点粗大，回声均匀，门脉内径1.3cm，脾肋下6cm；PTA 60%。西医诊断为慢性乙型瘀胆型肝炎。中医诊断为黄疸（阴黄）。辨证为寒湿瘀血胶着、肝络阻滞不利。治疗按西医予以补液，保肝等一般治疗。方用血府逐瘀汤加减。

处方：茵陈15g，干姜、白花蛇舌草、当归各12g，赤芍30g，川芎、桂枝、制附子、桃仁、红花、牛膝各10g，柴胡、桔梗、枳壳、甘草各6g。水煎，每日2剂，每剂煎1次肛门点滴。

经上西医支持及中药肛门点滴 7 天,患者黄疸稍有减轻,呕吐停止,径用原方改为口服,每日 1 剂。再用上方 10 剂,于 2003 年 12 月 12 日复查肝功能:TBIL 785 μmol/L,DBIL 23 μmol/L。因患者畏寒肢冷已基本消失予以上方去制附片、桂枝,继续予以每日 1 剂。

至 2004 年 1 月 15 日患者再次查肝功能:TBIL 54 μmol/L,DBIL 16 μmol/L,因患者经济困难,遂带药 10 剂出院治疗,1 个月后随访,患者已痊愈。

按 本例胆汁瘀积症患者血清胆固醇升高,以往曾用降低血脂的药物试图治疗胆汁瘀积症,实际上收效甚微。本病属中医"黄疸"范畴,因其病程长、湿与瘀血胶结,多属阴黄,所以以血府逐瘀汤加入利湿退黄之品,多收到良好效果。现代研究也证明血府逐瘀汤有良好的改善微循环、恢复肝细胞功能。

三、循环系统疾病

1. 病毒性心肌炎

病毒性心肌炎是病毒所引起的心肌急性或慢性炎症,一般认为心肌炎在病毒感染 1~3 周内发生,主要以病毒直接侵犯心肌及由其引起的炎性反应为主。病毒性心肌是指嗜心肌性病毒感染引起的以心肌非特异性间质性炎症为主要病变的心肌炎,病毒性心肌炎在急性期治疗不当或由于患者自身免疫功能低下,许多患者迁延为慢性,若转为慢性,治疗比较棘手且并发症也多,西医多以对症治疗和卧床休息为主,以求尽量减少心肌负担,改善心肌营养和代谢以使炎症心肌恢复及抗炎等,但疗效一般。

该病属于中医学"心悸""怔忡""胸痹"范畴,《黄帝内经》中有"邪之所凑,其气必虚""正气存内,邪不可干""脉痹不已,复感于邪,内舍于心"等论述。现代医家一般认为,病毒性心肌炎的发病关键为正气不足、邪毒侵心。当机体正气虚弱,外感温热病邪侵入机体后,酿成热毒,深入心包脉络,耗损心之气阴,脏腑失养,变症百出。如心气不足,鼓动血行无力,血流不畅而形成瘀血。瘀血既成,阻滞脉络,进一步使气血窒塞不畅,加重病情,即所谓虚可致瘀,瘀亦可夹虚。

医案精选

◎案

张某,女,20 岁。2009 年 3 月 23 日因"间断性心悸、胸痛 1 年"为主诉来诊,患者 1 年前感冒后出现心悸、乏力、气短,喜深吸气,查心肌酶谱偏高(具体数值不详),心电图窦性心动过速,服用维生素 C 片、辅酶 Q10 片、肌酐片等,效果不佳,后出现胸痛,多于活动后或寒冷时出现,持续时间长短不一。在医院查心肌酶谱及心电图无明显异常。症见:平素纳眠一般,二便调,舌质淡暗,边有齿痕,苔薄白,脉沉细。中医诊断为心悸。辨证为气滞血瘀。治以活血化瘀、温阳补气。方用血府逐瘀汤加减。

处方:桃仁 12g,红花 9g,当归 10g,生地黄 10g,牛膝 12g,川芎 10g,桔梗6g,柴胡 6g,升麻 6g,枳壳 6g,党参 12g,茯苓 12g,肉桂 6g,甘草 6g。7 剂,每日 1 剂,水煎服。

二诊:心悸、胸痛减轻,气短有所改善,仍乏力,余无不适。在上方基础上加黄芪 10g、红景天 15g。继服 10 剂,胸痛明显减轻,又坚持服用近 2 个月,心悸、胸痛消失,乏力明显改善。

按 病毒性心肌炎乃本虚标实之病,本虚指正气虚,邪气内侵,侵犯心脏,伤及心气及心阴,气虚病久易成瘀,瘀滞于心,故出现胸痛,动则耗气,寒则气凝,均会影响血液运行,故活动及寒冷时胸痛明显。清代王清任从血瘀对心悸的治疗另辟蹊径,《医林改错》血府逐瘀汤所治之症因云:"心跳心忙,用归脾安神等方不效,用此方百发百中。"病毒性心肌炎慢性期多兼瘀,应用血府逐瘀汤活血化瘀,酌加补气之品以助血行,肉桂温阳以助心之火,方中柴胡、升麻与桔梗兼升提中气,改善心悸之气短症状效果较好。

◎案

某,女,22 岁。2010 年 6 月 19 日初诊。主诉:心慌、胸闷,心前区时有刺痛或闷痛感 10 余天。患者 2 个月前淋雨后感冒,10 余天来心慌、胸闷,心前区时有刺痛或闷痛感,气短乏力,自汗,舌质青紫,苔薄白,脉结代。心电图示:窦性心律不齐,频发室性期前收缩。心肌酶、病毒抗体升高。西医诊断为病毒性心肌炎。中医诊断为心悸。辨证为气滞血瘀兼气阴不足。治以活血化瘀,兼以益气养阴解毒。方用血府逐瘀汤合生脉饮加减。

处方:桃仁 10g,红花 10g,当归 10g,生地黄 10g,川芎 10g,赤芍 10g,桔梗 10g,枳壳 10g,牛膝 10g,连翘 10g,黄芪 10g,太子参 10g,麦冬 10g,五味子 10g。7 剂,每日 1 剂,水煎服。

服上方 7 剂后,症状好转,上方继服 1 个月,诸症皆平。复查心电图、心肌酶均恢复正常。

按 叶天士言:"温邪上受,首先犯肺,逆传心包。"纵观疾病发生发展,本病以心脏虚损(气阴两虚)为本,邪毒、瘀血阻滞为标,属本虚标实之证,确立了以益气养阴、活血解毒的治疗方法。方中黄芪、西洋参补益心气;麦冬滋阴养心,养心体而助心用;五味子能聚耗散之心气;桃仁、红花、赤芍、生地黄、川芎活血行血化瘀;当归补血活血,与生地黄合用养血益阴、清热活血,与桃仁等合用,活血中又补血、化瘀而不伤血;牛膝活血祛瘀,兼引血下行;桔梗、枳壳一升一降,宽胸行气;连翘、贯众较清热解毒。诸药合用,共奏益气养阴、活血化瘀、清热解毒之效。

2. 肺心病

慢性肺源性心脏病(简称肺心病)是呼吸系统较为复杂的疾病。慢性肺心病患者由于长期缺氧,二氧化碳潴留,导致低氧血症和高碳酸血症,引起代偿性红细胞增多,红细胞压积升高,血液处于高凝状态,造成红细胞携氧能力下降并诱发凝血机制亢进,肺部微血栓形成,反射引起肺小动脉痉挛,而导致肺动脉高压,加重右心功能不全,致使肺心病急性发作期的症状体征不易缓解。

本病属于中医"肺胀""喘证"范畴。特点为长期反复发作,脏腑虚损日益加剧,主要病位在肺、心、脾、肾四脏。主要病理为痰浊、血瘀所困。

医案精选

◎案

于某,男,75 岁。嗜烟 40 年,20 支/天,反复咳嗽,咯痰 40 年,气促 10 年,加重 1 周,于 2008 年 4 月 11 日初诊。患者因经济原因拒绝住院治疗,伴见咯痰,痰多,胸闷。活动后加重,食欲不振,小便量偏少。体格检查:呼吸(R)25 次/分。口唇发绀,颈静脉充盈,舌质暗可见瘀斑,脉结代。中医诊断为咳嗽。辨证为痰瘀互结。治以活血化瘀、降气化痰。方用血府逐瘀汤合二陈汤加减。

处方:桃仁10g,红花10g,赤芍10g,牛膝10g,木瓜10g,川芎10g,薏苡仁30g,桔梗6g,枳壳10g,炙甘草10g,人参10g,白芥子10g,紫苏子10g,莱菔子10g,半夏10g,茯苓10g,瓜蒌10g,陈皮10g。2剂,每日1剂,水煎服。

服上药2剂后,症减大半,又连服10剂后病情平稳,疗效明显。

按 中医学认为,肺主气,心主血脉,肺气壅塞可导致心的血脉运行不畅,气为血帅,血赖气载,肺气虚弱或心气不足,可致心血瘀滞,肺失肃降,肺气上逆,则见咳喘气急,血脉瘀滞则见心悸、胸闷、唇青舌暗等症。故方以血府逐瘀汤合二陈汤加减治疗。

◎案

夏某,男,65岁。因反复咳喘10年,加重1周,于2005年9月10日初诊。患者既往有肺心病史5年。入院症见:咳嗽、咯黄色黏液痰伴胸闷、气促、不能平卧、口干、身热、脘痞纳呆、小便少。体格检查:T 38℃,BP 120/80mmHg,呼吸急促、口唇发绀,半卧位,消瘦,颈静脉怒张,桶状胸,双肺可闻及散在哮鸣音及湿啰音。HR 125次/分,律齐,未闻及杂音,双下肢浮肿。胸片示:肺部感染、肺心病。心电图示:窦性心动过速、肺性P波。血常规检查:WBC 14×10^9/L,N% 80%、L% 15.2%。舌暗红、舌底静脉紫暗、苔黄腻、脉细数。西医诊断为慢性支气管炎急性发作、阻塞性肺气肿、慢性肺源性心脏病、心功能不全Ⅳ级。西医常规治疗:卧床休息、吸氧、保持呼吸道通畅、调整水、电解质酸碱平衡,抗感染、强心利尿、化痰平喘等。中医诊断为肺胀、胸痹、咳嗽。辨证为肺肾两虚、心脉瘀阻、痰浊阻肺。治以活血化瘀、理气化痰、宣肺清热。方用血府逐瘀汤加减。

处方:桑白皮12g,川贝母10g,瓜蒌皮10g,桃仁12g,赤芍12g,桔梗10g,枳壳12g,当归12g,生地黄10g,牛膝10g,红花12g,甘草6g。7剂,每日1剂,水煎分2次服。

服上药7剂后,症状明显消失,咳嗽、咳痰、浮肿、喘气消失,双肺啰音消失,复查X线胸片示炎症吸收,血常规检查正常,一般生命体征正常。准予出院。

按 在本虚的基础上,痰浊与瘀血交阻是其主要的病机特点,气虚、血瘀、痰阻则贯穿于肺胀之始终。《丹溪心法·咳嗽》云："肺胀而嗽，或左或右，不得眠，此痰挟瘀血，碍气而病。"选用血府逐瘀汤化瘀活血而不伤血，疏肝解郁而不耗气，理气化痰而不伤正，故适用于慢性肺心病之体虚标实之人。

3. 高血压病

高血压病，是指体循环动脉血压病理性增高，收缩压≥140mm/Hg，舒张压≥90mm/Hg，无明显器质性病因的高血压，称为原发性高血压，即高血压病。临床表现有血压增高、头晕头痛、心悸耳鸣、眼花、注意力不集中、记忆减退、手脚麻木、疲乏无力、烦躁易怒等症。高血压病的后期常伴有心、脑、肾等靶器官受损，产生严重的并发症。病因尚不完全明了，遗传因素是基础，加之后天因素的作用，使正常的血压调节机制失常所致。

中医学中并无高血压病名，对于高血病症的记叙和治疗，散见于"胸痹""心悸""头痛""眩晕""中风"等篇章。中医学认为本病为本虚标实，以肝肾亏虚为本，以风、火、痰、瘀为标。《素问·生气通天论》载有"阳气者，大怒则形气绝，而血菀于上，使人薄厥"，指出阳气的升降失常可使脏腑经脉不通而致血瘀并引发昏厥。

医案精选

◎案

姜某，女，38岁。1994年4月6日初诊。患高血压病4年。平素情志抑郁不畅，头痛，头晕，下肢轻度浮肿，BP 170/105mmHg。每于月经期血压升高180~190/120~130mmHg，症状加重，迭经诊治，效果不著。现值经期第一天，头痛如劈，头晕甚剧，两胁及少腹胀满，双下肢重度浮肿，经量少而色紫暗、质黏稠有块，舌质暗有瘀斑、苔薄白，脉沉涩。BP 190/130mmHg。平素月经周期正常，经期5~7天。中医诊断为头痛、头晕。辨证为肝郁气滞、血瘀水停。治以疏肝行气、活血利水。方用血府逐瘀汤加味。

处方：当归、生地黄、川牛膝、桃仁、红花各12g，柴胡、赤芍、川芎各9g，枳壳、桔梗、甘草各6g，益母草、泽兰、冬瓜皮各30g，车前子15g。3剂，每日1剂，水煎服。

服上药 3 剂后，头痛、头晕、浮肿大减，BP 150/100mmHg。继服 12 剂，头痛、头晕、浮肿消失，BP 140/90mmHg。为巩固疗效，嘱其再服 10 剂。月经再次来潮血压未升高，经量、经色正常，血块消失。随访 1 年未复发。

按 妇人"以肝为先天""以血为本"，月水为气血所化。情志抑郁，致肝失疏泄，则肝郁气滞，血脉瘀阻不畅，故头痛、头晕，两胁及少腹胀满，经量少而色紫暗有块。气滞则水停，"血不利则为水"，气滞、血瘀则水液停聚，水性下趋，故下肢浮肿。行经之际，经血聚于胞宫，一则肝血不足，体不助用，二则血脉相对失充，使气滞、血瘀、水停益甚，故头痛、头晕、浮肿加重，血压升高。血府逐瘀汤为疏肝行气、活血祛瘀之良方，益母草、泽兰、冬瓜皮、车前子活血利水降压，俾气血条畅，血脉畅利，则诸症可愈。

◎案

张某，女，65 岁，农民。2013 年 10 月 17 日初诊。有高血压病史 9 年。主诉：间断性头痛、头晕，急躁易怒，心烦不寐。曾到市某医院查颈颅 TCD 及头颅 MRI 均未见异常。平时间断服用硝苯地平缓释片控制血压，口服盐酸氟桂利嗪胶囊、全天麻胶囊等中西药物，近 1 周头痛、头晕加剧，遂前来就诊。症见：头痛、头晕，其痛如刺，以双侧额颞为甚，心烦易怒，夜眠较差，舌质紫暗，舌尖红，苔薄白，脉弦细涩。BP 170/105mmHg。西医诊断为高血压。中医诊断为头痛。辨证为肝郁气滞、瘀血阻窍。治以疏肝理气、活血化瘀。方用血府逐瘀汤加减。

处方：生地黄 30g，当归 15g，桃仁 9g，红花 6g，川芎 15g，白芍 12g，柴胡 10g，牛膝 9g，天麻 12g，钩藤 15g，菊花 12g，炙甘草 6g。10 剂，每日 1 剂，水煎分 2 次温服。

二诊：10 月 28 日，连服上药 10 剂后头痛、头晕明显减轻，心烦易怒减轻，舌质仍紫暗，苔薄白，脉弦细。BP 140/100mmHg。守上方加减再进 20 剂，诸症消失，BP 130/95mmHg，停服降压西药，给予血府逐瘀口服液善后。

按 高血压是临床常见病，正常的血压是维持机体供血的有效保证，血压之所以会升高，一定是运行血液的道路出现了阻滞，可能是血管壁变厚，血管腔变窄，或是血液黏稠度增加血流缓慢。所以高血压产生的关键因素就是阻滞，就是循环过程的障碍。应用活血化瘀之法，既可改善血液循环，改善血脉瘀滞的状况,又可扩张血管,利于降低血压,改善脂类代谢。现代研究表明:用活血通络之药,目的是使末梢血流通畅,四周阻力下降,血络不阻,血压即可以降低;用活血消瘀之药,是使血液黏稠度降低,血肿沉渣瘀积得以溶解,管壁弹性恢复如常,血管舒张收缩正常,血流通畅,即可以使血压恢复正常。本病气滞血瘀之象明显,故方选血府逐瘀汤加减,方中当归、红花、川芎温经活血,桃仁活血消瘀,生地黄补水涵木,牛膝活血祛瘀兼补肝肾,赤芍改白芍养血熄风,桔梗、枳壳、柴胡理气滞以调疏泄,甘草补中缓急,共奏活血化瘀、理气通滞之功,而疗效显著。

4. 高血压头痛

高血压头痛特点:额颞位痛者,常为昏闷,胀痛,以午前为重;顶枕位痛者,多是深部搏动样疼痛,昼轻夜重;颅顶痛者,常呈昏闷,重痛,夜轻昼重。患者常兼眩晕欲仆,手指发麻,视物昏花,耳鸣失聪,或兼心烦,易怒,寐差,甚者彻夜不眠。以上诸症,多在情绪改变,如激动、发怒、抑郁时或后加重。在气候剧变时,如久雨将晴,或久晴将雨,或遇非时之寒暖,症状明显或加重,头痛等症加重时,收缩压较之平素平均增高 10～20mmHg,舒张压增高 5～10mmHg。舌质瘀点或瘀斑,舌下脉络瘀血或粗紫,脉多弦,或弦涩,或弦涩而数。

医案精选

◎案

周某,男,65 岁。1994 年 8 月 6 日初诊。主诉:患高血压头痛 5 年,曾使用中西药物治疗未效。近 1 年来头痛益甚,时发时止,以头额颞部为著,有时上午隐痛,下午痛如锥刺,伴胸闷不舒,口苦口干,心烦易怒,夜寐不宁,有时甚至彻夜不寐,大便干结不爽,苔薄黄乏津,舌紫红、边有瘀点,BP 180/100mmHg。中医诊断为头痛。辨证为肝经郁热、气滞挟瘀、阴虚风动。治以疏肝清热、行气活血、养阴熄风。方用血府逐瘀汤加减。

处方:生地黄、熟地黄各30g,当归 6g,川芎 10g,赤芍、白芍各12g,桃仁10g,红花 10g,柴胡 6g,枳壳 6g,桔梗 10g,牛膝 10g,龙胆草 10g,全蝎 3g,石决明 15g(先煎)。7 剂,每日 1 剂,水煎服。

二诊:8 月 13 日,胸闷、心烦、口苦稍减,便结依然,前方加大黄 6g、麦冬

12g,继服 7 剂。

三诊:8 月 20 日,头痛次数大减,痛势亦缓,余症渐解,BP 160/100mmHg,上方大黄减为 3g,龙胆草减为 6g,继服 10 剂,诸症渐平,头痛仅偶发且势轻,血压也较稳定(135～160/90～95mmHg),嘱常服六味地黄丸早、晚各 15g。随访 1 年,病情稳定,头痛未见复发。

按 本例高血压头痛虽有其阴虚不足、肝阳上亢一面,但更有其挟瘀一面,故从气滞血瘀、阻塞脉络之体征入手,用行气活血逐瘀方法,达到了治愈目的。

◎案

宋某,女,55 岁,患高血压病 20 余年。平素服降压药控制尚好,间有头痛,近 1 周头痛加重,头后部疼痛明显,头闷刺痛感,晨起尤重,略有恶心、无呕吐、肢体活动障碍,饮食如常,腹胀便干。舌暗淡、苔白、舌下脉络明显,脉弦紧、重按无力。BP 160/100mmHg,脉搏、呼吸及理化检查未见异常。中医诊断为头痛。辨证为血瘀。治以活血化瘀、益气止痛。方用血府逐瘀汤加减。

处方:当归 15g,川芎 10g,赤芍 15g,生地黄 30g,桃仁 10g,红花 15g,柴胡 10g,枳壳 15g,桔梗 10g,川牛膝 20g,丹参 30g,檀香 5g,天麻 15g,生黄芪 15g。5 剂,每日 1 剂,水煎分早晚温服。

服上药 5 天后,头痛缓解,继以随症加减,连服 21 剂,诸症基本消除,血压平稳。

按 高血压病因于脏腑阴阳失衡,随证而治不必刻意降压,而血压自能下降。头痛与血压波动关系较明显,若舒张压较高,多属血瘀气虚证,治以活血益气;若收缩压较高,多属肝阳上亢证,治以平肝潜阳。

5. 高脂血症

高脂血症是一种全身性疾病,是指血中胆固醇(TC)和三酰甘油(TG)过高或高密度脂蛋白过低,现代医学称之为血脂异常。高血脂是脑卒中、冠心病、心肌梗死、猝死的危险因素,高脂血症也是促进高血压、糖尿病发生发展的一个重要危险因素。

高脂血症属中医学"气血津液病"范畴。高脂血症病机与肾虚有关,肾虚于下,水不涵木,机体处于阴阳失调的病理状态,水谷精微不能正常运行传输,终酿痰湿,又可致瘀滞。

医案精选

◎案

于某,女性,72 岁。2008 年 1 月 14 日初诊。患者形体偏胖,时感头昏沉重,肢体麻木,乏力,胸脘痞闷不舒,伴疲倦思睡,多梦,腰酸,舌质紫暗,边有瘀斑,苔白,脉弦。查肝功能:TC 7.5mmol/L,TG 2.2mmol/L,高密度脂蛋白(HDL)0.96mmol/L。西医诊断为高脂血症。中医诊断为头晕、乏力。辨证为气滞血瘀、痰浊内阻。治以活血化瘀、化湿泄浊。方用血府逐瘀汤加味。

处方:桃仁 10g,红花 10g,当归 10g,生地黄 20g,赤芍 10g,川芎 10g,柴胡 15g,牛膝 15g,甘草 10g,菟丝子 20g,桑寄生 20g,半夏 12g,苍术 15g,泽泻 15g,何首乌 15g。10 剂,每日 1 剂,水煎分服。

服上药 10 剂后,症状明显减轻;继服 20 剂,诸症消失,复查血脂正常。

按 本例方用血府逐瘀汤活血化瘀;何首乌、桑寄生、菟丝子补肝肾;泽泻、苍术、半夏化湿泄浊。药理研究证实何首乌、菟丝子、桑寄生可调节血脂。诸药合用,收效甚佳。

◎案

林某,女,63 岁。患者面色晦暗,双手震颤抖动,手指不能屈伸自如,取物体多次失误,言语不清,讲话时舌颤,流涎,伴腹胀、腰痛、便秘、情绪急躁、舌质暗、舌底静脉怒张,脉涩。8 个月内 2 次采血查血脂均升高。中医诊断为中风。辨证为气滞血瘀、肝肾不足、痰热生风。治以活血理气、化瘀祛风、镇肝清热。方用血府逐瘀汤加减。

处方:桃仁 15g,红花 10g,当归 12g,熟地黄 15g,川芎 12g,赤芍 10g,牛膝 15g,柴胡 12g,枳壳 10g,生龙骨 30g,生牡蛎 30g,钩藤 15g,黄芩 10g,鸡血藤 15g。6 剂,每日 1 剂,水煎服。

服上药 6 剂后,诸症均不同程度好转,但仍感乏力、劳累。上方加炙黄芪 30g、白术 10g、茯苓 15g,以益气健脾,继服 40 天,双手颤抖基本控制,病情明显好转,为巩固疗效,上方加减继服,1 年后随访,患者生活基本自理。

　　按　近年来研究结果表明,高脂血症患者普遍存在明显的血液流变学改变,如血液黏度增加,血小板聚集力增强,凝血因子活性增加,纤溶系统及血液凝固的自然对抗性物质被抑制,血液呈高凝倾向等。血府逐瘀汤中川芎有较强的扩张血管作用;赤芍有抗血小板凝聚作用;红花可降低血管通透性;当归提红细胞表面电荷;牛膝有活血祛瘀,加速血流,使血黏度下降等功效。诸药合用可改变血液的流变性,降低血液的浓、黏、聚、凝状态,从而取得较满意的临床疗效。

6.冠心病

　　冠状动脉粥样硬化性心脏病(简称"冠心病"),是指冠状动脉粥样硬化使血管腔阻塞,导致心肌缺血、缺氧而引起的心脏病。它和冠状动脉硬化改变一起统称为冠状动脉性心脏病,并称缺血性心脏病,多发于 40 岁以上,男性多于女性。

　　中医称为胸痹心痛局限于胸膺部,多为气滞或血瘀,放射至肩背、咽喉直至膺臑,手指。胸部刺痛,痛处固定不移入夜更甚,时或心悸不宁,舌质紫暗,脉象沉涩。气郁日久瘀血内停,络脉不通,故见胸部刺痛,血脉凝滞,故痛处固定不移。血属阴夜亦属阴,故入夜痛甚,瘀血阻塞心失所养,故心悸不宁。治法以活血化瘀,通络止痛为主。治标"以通为主",有活血,化瘀,化痰,通阳理气作用。治本调理阴阳、脏腑、气血为主,有补阳,滋阴补气血作用。

　　医案精选
　　◎案
　　王某,男,54 岁。2009 年 4 月 29 日以"间断胸痛 5 年"为主诉来诊。5 年前曾无明显诱因出现胸痛,持续数秒可自行消失,未服药治疗,1 年前于冬季再次出现胸痛、胸闷,且伴背痛,持续约 2 分钟尚缓解,至武警医院查 CT 示:左主干、前降支近段多发钙化及软斑块并管腔轻度狭窄;右冠脉近段钙化并管腔轻度狭窄。西医诊断为冠心病,给予活血化瘀中成药、阿司匹林肠溶片、洛伐他汀等药物口服,胸痛有所减轻,现胸部灼热感,多于阴雨天加重,平素纳可,眠差,视物模糊,听力欠佳,大便时有发黑,夜尿频。继往有前列腺炎病史。体格检查:BP 140/100mmHg,HR 82 次/分,律齐,舌质暗红,苔薄白腻,脉弦。中医诊断为胸痹。辨证为气滞血瘀。治以活血化瘀、活络止痛。方用血府逐瘀汤加减。

处方:当归 15g,生地黄 12g,桃仁 12g,红花 12g,枳壳 12g,赤芍 12g,柴胡 12g,川芎 15g,桔梗 12g,川牛膝 30g,丹参 30g,红景天 20g,毛冬青 15g,葛根 30g,甘草 6g。14 剂,每日 1 剂,水煎服。

2 周后复诊,诉胸部灼热感明显减轻,仍有指甲样大小不适,视物模糊,腹胀,纳可,眠欠佳,大便正常,夜尿频。体格检查:BP 140/100mmHg,HR 80 次/分,律齐,舌质暗,苔白腻,脉弦。上方加延胡索 15g继服。此后诸症消失。

按 本病为本虚标实之证,根据其临床表现特点,似无从辨证,但据舌脉,应以血瘀为主,应用血府逐瘀汤加减运用,竟收奇效,细究其,并非偶然。《素问·痹论》云:“心痹者,脉不通。”指出了心脉瘀阻是心痛发生的基本病机,是胸痹心痛的基本证。在胸痹心痛中,无论实证、虚证,只要发生胸痹心痛,均有心脉不通的存在。因此,活血化瘀,通络止痛,是本病的基本治法。本方以桃红四物养心血、通心脉;柴胡、桔梗、枳壳、牛膝等,一升一降,调理肝肺气机,畅达胸胁气滞以助血行。方中有通有补,有升有降,使气行血通,气血运行顺利故心痛消除。延胡索在《本草纲目》中记载:“能行血中气滞,气中血滞,故专治一身上下诸痛。”

◎案
司某,男,60 岁。1991 年 2 月 21 日初诊。主诉:几年来常感心前区不适,经常闷痛,时轻时重。经医院检查诊断为冠心病、心绞痛。近月来发作较频,且疼痛较前加剧。服用消心痛、速效救心丸、口含硝酸甘油只可缓解一时不能控制发作。自前天起,入夜则发胸痛,心前区疼如锥刺,并放射至背部,持续 2 ~ 3 分钟,伴有胸闷紧束感,咯吐黄痰,烦闷呕恶食欲不振,舌红有紫暗瘀斑、舌下瘀筋粗紫、苔白腻,脉结代。中医诊断为胸痹。辨证为胸阳闭阻、气滞血瘀。治以宣通胸阳、活血化瘀。方用血府逐瘀汤加减。

处方:柴胡、当归、川芎各 10g,瓜蒌 20g,赤芍、薤白、桃仁、红花、桔梗、枳壳、川牛膝各 15g。3 剂,每日 1 剂,水煎服。

二诊:1991 年 2 月 24 日,服上药后胸部闷痛减轻,次数减少。再服 3 剂,胸闷胸痛已除。但稍活动而气短心悸,痰多,脉弦滑、苔白腻。疼痛既除,治转求本。分析上述诸症乃痰瘀互结,治以活血化瘀、涤痰散结,方用血府逐瘀汤合温胆汤加减调理月余,诸症悉除。1 年后随访,心绞痛再未发作。

按 心绞痛为冠心病常见的主要症状,最易引起患者心理上的不安。《金匮要略》指出心痛的病理机制是"阳微阴弦"。阳微,阳不足也,阴弦,阴太过也。胸阳不足,阴邪上乘,互相搏击,成为心痛胸痹之病,治以活血化瘀通阳散结,以通为主。方用血府逐瘀汤合瓜蒌薤白白酒汤化裁与病机颇为合拍,故能取得满意疗效。

7. 心力衰竭

心力衰竭是心脏由于各种原因而导致排血量满足不了器官及组织代谢的需要,临床主要症状表现为水肿、呼吸困难以及喘息等。

该病属于中医学"怔忡""心悸""咳喘"等范畴。也就是说患者的心阳气失调,从而引起气血运行不畅,长时间如此就会引发怔忡、心悸,患者血脉瘀塞就会使肺张力下降,从而气短,而此病的基础病理就是心阳虚衰。

医案精选

◎案

某,女,65 岁。2010 年 2 月 26 日因"反复胸闷憋喘 20 年,加重伴头晕、双下肢乏困无力 1 个月"就诊,患者有心力衰竭病史 10 余年,平素自服阿司匹林肠溶片、参松养心胶囊、复方丹参滴丸、卡托普利等药物,患者胸闷、憋喘等症呈间断性发作。症见:胸闷、憋喘加重,活动后尤甚,双下肢乏困无力,偶有头晕,无头痛、无视物模糊,体力一般,纳少,眠可,二便调。体格检查:口唇略发绀,舌质紫暗,可见散在瘀斑、瘀点,苔薄白,脉弦涩,双下肢轻度水肿,BP 150/100mmHg;ECG:窦性心律,T 波低平。中医诊断为胸痹。辨证为心气亏虚,瘀血内阻兼有气滞。治以补益心气、活血化瘀。方用血府逐瘀汤加减。

处方:黄芪 30g,人参 9g,三七粉 3g(冲服),当归 15g,红花 15g,赤芍 20g,牛膝 20g,桔梗 12g,枳壳 6g,茯苓 12g,泽泻 9g,甘草 6g。7 剂,每日 1

剂,水煎服,早晚分服。

患者诉服药 1 周乏力症状较前有所缓解,头晕症状消失,舌脉同前,二诊在原方基础将茯苓改为 15g,泽泻 12g,另加川芎 12g,继服 1 周,后患者乏力症状消失,双下肢轻度水肿,胸闷、憋喘症状较前亦明显减轻,原方基础上去人参,加柴胡 15g、丹参 12g。1 个月后,患者再诊,诉诸症均减轻,双下肢水肿消失,病情缓解明显。

按 患者为老年女性,素体亏虚,心气亏虚无力推动心血运行,致瘀血内停,加之情志失调,气滞血阻发而为病。治疗应补益心气,活血化瘀,兼行气方中人参、黄芪补气,三七、当归、红花、川芎、赤芍活血化瘀,牛膝引血下行,枳壳、柴胡宽胸理气。现代药理研究表明,人参可扩张冠脉和周围血管,能有效改善冠脉血供并降低血压,可显著减轻患者心脏的前后负荷;改善心脏的能量代谢。丹参、红花、当归、川芎、赤芍均具有扩张血管,降低外周血管阻力,改善微循环。三七能增加冠脉血流量,减慢心率,减少心肌耗氧量,解除平滑肌痉挛。川芎、赤芍还有降低血小板聚集率,降低血黏度功能,对血栓的形成有明显抑制作用等。

◎案

某,男,47 岁。2011 年 9 月 12 日初诊。主诉:反复心悸、胸闷、喘促 15 年,加重伴呼吸困难 1 周。患者既往冠心病病史 10 年余,高血压病病史 8 年余,平素口服阿司匹林肠溶片、卡托普利、速效救心丸等药物,效果不太明显,反复心悸、胸闷、喘促。症见:胸闷、憋喘,呼吸困难,活动后加重,乏困无力,头晕、头痛,时有咯痰,色白质稀,畏寒怕冷,体力差,纳眠差,二便调。体格检查:患者体胖,面色晦滞,唇色紫暗,双肺可闻及少许湿啰音,双下肢水肿,舌淡有瘀斑、边有齿印,苔薄白,脉细涩。BP 160/100mmHg,心电图检查示:心肌缺血表现。中医诊断为胸痹。辨证为心阳亏虚、水瘀互阻。治以益气温阳、化瘀利水。方用血府逐瘀汤加减。

处方:当归、桃仁各 12g,红花、赤芍、黄芪 30g,三七、蒲黄、五灵脂、川牛膝各 10g,薤白 9g,川芎、桂枝、枳壳、炙甘草各 6g,茯苓 12g,泽泻 9g,白术 12g,制附子 9g。7 剂,每日 1 剂,水煎服。

二诊:服上药 7 剂后,畏寒怕冷症状消失,但仍感呼吸困难,气促乏力,咯痰明显减少。上方去制附子加柴胡 15g、桔梗 12g,继服 7 剂。

三诊:胸闷、憋喘,呼吸困难明显缓解,双下肢水肿减轻,无明显咯痰,听诊双肺湿啰音消失,继服上方 15 剂,诸症俱轻,可从事一定的体力活动随访半年,未见发作。

按 患者畏寒怕冷,痰涎清稀,是心阳亏虚的临床表现,心阳亏虚,无力推动血液运行,瘀血内阻于心胸而发本病,治疗以温阳利水、活血化瘀为基本大法,方中选用薤白、桂枝、附子等药温心阳,泽泻、茯苓、白术以利水,当归、川芎、红花等活血化瘀,枳壳、桔梗、柴胡等宣通气机,与活血药物相配,共奏调和气血之效。同时大量的现代药理学研究显示上述药物有一定改善微循环的作用。

8. 血管性头痛

血管性头痛是由于脑血管舒缩功能障碍、大脑功能活动紊乱、脑血管痉挛、脑血流量减少等引起的疾病。因病程长,病情常反复发作,多顽固难愈。以女性偏多,有季节性和遗传倾向,病因病机复杂。其临床特点是发作时以一侧头部出现突发性疼痛,并有头皮血管跳动,甚则伴有恶心、呕吐,疼痛时难以忍受,缓解后一如常人为特征。

该病属于中医学"内伤头痛"范畴。中医学认为,头为诸阳之会,清阳之府,又为髓海所在,凡五脏之精华、六腑清阳之气皆上注于头,脏腑经络发生病变或气血运行不畅均可引起头痛。久病入络则气滞血瘀,疼痛的性质以针刺样头痛为主,痛有定处,常受风寒之邪或精神刺激所诱发。所以治当活血化瘀、祛风通窍。

医案精选

◎案

秦某,男,43 岁。左侧偏头痛 10 余年,反复发作太阳穴跳痛,每因情绪紧张、劳累而发作,发作前怕光、视物模糊、烦躁,随后左侧太阳穴附近跳痛,针刺感持续 20 分钟至数小时,甚伴呕恶,痛后神疲乏力,精力不易集中,夜梦多,时有噩梦惊醒,晨起偶有头晕。曾在某医院诊断为偏头痛性血管神经性头痛。近日偏头痛每周发作 2 次,伴眠差、面色晦暗、舌质暗红、苔薄白、舌下脉络明显、脉弦紧而细。查血压略高,颅脑 CT 检查未见异常。中医诊断为头痛。辨证为血瘀。治以活血化瘀、通络止痛。方用血府逐瘀汤加减。

处方:柴胡 10g,枳壳 10g,桔梗 10g,川牛膝 15g,当归 10g,川芎 20g,赤芍 15g,生地黄 20g,桃仁 10g,红花 15g,薄荷 10g,白芷 10g,青皮 10g,香附 15g,全蝎 10g,生牡蛎 30g(先煎)。10 剂,每日 1 剂,水煎,早晚分服。

服上药 10 剂头痛缓解,守方加减,治疗 1 个月后头痛未再发作,睡眠安稳。

按 偏头痛是血管性头痛的一种,分为无先兆偏头痛、先兆偏头痛、儿童周期综合征、视网膜偏头痛、偏头痛并发症、可能偏头痛等类型,本案属于伴有先兆的偏头痛,临床最为常见。除药物治疗外,还应嘱咐患者改善生活习惯、戒烟戒酒、注意休息、改善睡眠质量、劳逸结合,尽量消除恐惧、焦虑、紧张等负面情绪,避免熬夜、过度劳累等诱发因素。

◎案

王某,女,49 岁,教师。以右侧头痛 2 年为主诉入院。患者头痛牵引面部,头晕,胸闷脘胀,纳差,痰多黏白,舌质暗、苔白腻,脉滑。查体:神志清楚,心肺未见异常,腹软,肝脾未及。头部 CT:颅脑未见异常。西医诊断为血管性头痛。中医诊断为头痛。辨证为血瘀。治以活血化瘀、行气通络。方用血府逐瘀汤加减。

处方:桃仁、红花、生地黄、川芎、牛膝、菊花、半夏、白术、陈皮各 10g,当归、赤芍、白芍各 15g,桔梗、柴胡、枳壳各 5g。6 剂,每日 1 剂,水煎服。并配合静脉滴注灯盏花素 50mg,每日 1 次。

服上方 6 剂后,患者头痛明显减轻,停止静脉滴注灯盏花素,继服上方 10 剂,患者头痛已止,纳食尚好,痊愈出院,随访 1 年,头痛未复发。

按 血管性头痛为临床常见病症。中医学认为"脑为髓之海",主要依赖肝、肾精血濡养及脾胃运化水谷精微输布气血,上充于脑。由于肝郁、痰浊等引起气滞血瘀,气虚无以运血,脉络瘀阻,不通则痛。故治疗以血府逐瘀汤之川芎、当归活血祛瘀,柴胡疏肝升阳,桔梗、枳壳开胸顺气,使气行则血行,通则不痛,生地黄凉血,当归养血,以行血而不耗血,祛瘀又能生新。血管性头痛由于血小板聚集,5-羟色胺的增加,导致脑动脉的收缩并致颅外血管扩张,产生剧烈头痛。血府逐瘀汤可以软化血管,改善微循环,抑制血小板聚集,降低血黏度和抗缺氧作用,改善血管的舒缩功能,提高对疼痛的耐受,抑制和清除部分血管活性物质,使头痛得愈。

9.血栓性静脉炎

血栓性静脉炎是指静脉血管腔内急性非化脓性炎症的同时,伴有血栓形成的一种周围血管疾病。现代医学认为它的发生多是由于血流缓慢、静脉壁损伤和血液黏滞性增高等因素有关。

该病属于中医学"脉痹""皮痹"的范畴,《黄帝内经》云:"风寒湿三气杂至,合而为痹。"孙思邈亦认为本病是"皆久劳,热气盛,为湿凉所折"。因邪中经脉,脉络不通,使血行艰涩,又因伤耗气,使气虚推动无力,而血行缓慢,成为血瘀。血瘀津停,脉道不通,津失气布,则聚而为湿,湿邪流注下肢,外泛肌肤,故发为水肿。因此瘀阻脉络是本病病机的关键,故治疗本病当以活血化瘀为主,兼以祛湿。

医案精选

◎案

李某,男,75岁。因左侧下肢水肿求诊。患者20日前因劳累后受凉,引起左侧下肢疼痛,自服芬必得止痛,疗效不佳,第二天见左下肢水肿,遂于当地医院就诊,诊断为左下肢深静脉炎,经用溶栓疗法治疗8天,好转出院。现左侧下肢较右侧明显增粗,以大腿根部及胫骨内侧尤甚,测量大腿根部周长双侧比较相差约12cm,左侧足背浮肿光亮,穿鞋困难,左下肢皮温较右侧低,皮肤亮而有光泽,无瘀斑,按之凹陷,良久方起,腓肠肌稍有压痛,活动后水肿明显加重,舌质淡暗,苔白腻,脉沉细。中医诊断为痹症。辨证为寒湿痹阻、瘀阻经脉。治以活血化瘀、温寒化湿。方用血府逐瘀汤加减。

处方:桃仁10g,红花6g,赤芍10g,当归10g,川芎10g,益母草10g,泽兰10g,川牛膝10g,防己10g,薏苡仁30g,制附子10g,桂枝6g。3剂,每日1剂,水煎服。

服上方3剂后,水肿明显减轻,足背水肿消失,大腿根部周长双侧比较相差仅5cm,效不更方继服,共服用半个月,水肿消失,基本痊愈。

　　按 血府逐瘀汤为清代名医王清任所创制的著名活血化瘀方剂,其方以桃红四物汤为基础,可通治各种血瘀气滞证。方中桃仁、红花、赤芍、当归、川芎、牛膝均能活血化瘀通络;益母草、泽兰能活血利水消肿,配以防己加强利水;薏苡仁化湿除痹止痛;制附子、桂枝温阳化气,散寒通络,取血得温则行、寒得温则减、湿得温则化之义。若见神疲气虚乏力者,加黄芪、党参以补气行血;若湿瘀化热则去制附子、桂枝,加金银花、虎杖以清热祛瘀通络;若病情迁延,日久伤脾,致脾虚湿阻,加党参、白术、茯苓以健脾利湿。

　　◎案

　　金某,男,62岁。右下肢肿胀疼痛3天就诊,半年前因车祸伤致右下股骨中段骨折。就诊前在某医院做下肢静脉造影示:深静脉阻塞。放弃手术治疗,转求中医。症见:右下肢肿胀疼痛,行走时加重,夜间右下肢痉挛性疼痛,精神纳眠差,舌质紫暗,苔薄,脉沉涩。体格检查:右下肢肿胀,皮温升高,压痛明显,Homans征阳性。中医诊断为痹症。辨证为湿瘀阻络。治以活血化瘀、通络止痛。方用血府逐瘀汤加减。

　　处方:桃仁10g,红花6g,赤芍10g,泽兰10g,益母草10g,牛膝10g,木瓜10g,当归10g,川芎6g,薏苡仁30g,桂枝6g。3剂,每日1剂,水煎服。

　　服上药3剂后疼痛大减,再进7剂,患者右下肢肿胀消退,至今未复发。

　　按 本病属中医"脉痹""皮痹"范畴,证属湿瘀阻络。患者老年,气虚则血行缓慢而瘀,瘀则气滞,气滞血瘀,津失气布则聚而为湿,外泛肌肤。可发为患肢水肿。再则津血同源,血瘀津停,外渗聚为水湿,流经下肢而发为水肿。瘀、湿日久可以化热,故皮温升高。该患属本虚标实,急则治标,方中桃仁、红花、川芎、赤芍、当归、牛膝、泽兰、益母草均能活血化瘀通络;泽兰、益母草活血利水消肿;牛膝可直引药下行直达病所;木瓜、薏苡仁化湿利湿除痹止痛;桂枝温经化气,取血得温则行、湿得温则化之意。皮温有热者去当归、桂枝,加郁金行血兼解郁热,痛甚可加徐长卿、延胡索。

10. 脑梗死

　　脑梗死又称缺血性脑卒中,是脑血液供应障碍引起的脑部病变。由于脑组织局部供血动脉血流的突然减少或停止,造成该血管供血区的脑组织缺血、缺氧导致脑组织坏死、软化,并伴有相应部位的临床症状和体征,如偏瘫、失语等神经功能缺失的证候。脑梗死(缺血性脑卒中)依据发病机制的不同分为脑血栓形成、脑栓塞和腔隙性脑卒中等主要类型。其中脑血栓形成是缺血性脑卒中最常见的类型。除了药物治疗控制危险因素外,还要配合相应的康复理疗。

中医称之为卒中或中风,《素问·调经论》中有记载:"血之于气,病走于上,则为大厥,厥则暴死,气复反则生,不反则死。"另有《素问·玉机真脏论》描述:"春脉如弦……其气来实而强,此谓太过……太过则令人善怒,忽忽眩冒而巅疾。"脑梗死(缺血性脑卒中)的病机为阴阳失衡,气机逆乱,痰浊壅塞,瘀血内阻,气虚是致病之本,血瘀为标。

医案精选

◎案

某,女,58 岁。主诉:右侧肢体活动受限 3 天。患者半身不遂、语言謇涩、口角㖞斜、痰多流涎、胸腹胀满、便秘、舌质红、苔薄腻、脉弦。BP 150/88mmHg,神志清楚,律齐,HR 86 次/分,各瓣膜未闻及杂音,双肺呼吸音粗,未闻及干湿性啰音,腹软,肝脾未及,右侧上肢肌力Ⅰ级,下肢肌力Ⅰ级,左侧肢体肌力正常,右巴氏征(+),CT 提示:左侧基底节区脑梗死。西医诊断为脑梗死。中医诊断为中风。辨证为气滞血瘀、阻滞经络。治以活血化瘀、疏肝化痰。方用血府逐瘀汤加减。

处方:桃仁 10g,红花 10g,当归 15g,生地黄 10g,赤芍 10g,川芎 10g,牛膝 15g,桔梗 10g,柴胡 10g,枳壳 10g,甘草 10g,川贝母 10g,胆南星 3g,竹茹 10g,陈皮 10g。6 剂,每日 1 剂,水煎服。并配合静脉滴注甘露醇、胞磷胆碱、清开灵等。

二诊:服上方 6 剂后,患者病情明显减轻,停止静脉滴注甘露醇。上方去胆南星加黄芪 30g,地龙 10g,继服 15 剂,患者右侧上下肢肌力正常,语言稍欠流利,继服上方 10 剂,患者语言流利,肢体活动良好。

按 脑梗死多发于老年人,老年人由于血管硬化,血液黏稠,血小板聚集,使血流动速度变慢,微循环障碍,而产生血栓。肝郁则气滞,气滞则加重血瘀,故血府逐瘀汤可以活血化瘀以降低血液黏度,抗血小板聚集,软化血管,增加脑的供血、供氧,并且可以消除部分血栓,柴胡、枳壳、桔梗解肝郁以利气滞,气行则血行,血畅而使血栓得除,肢体恢复正常。

◎案

靳某,女,52岁,教师。1986年6月25日初诊。患者头晕、头疼10余年,每遇情郁不舒,睡眠欠佳或天气炎热时发病。3周前头疼头晕发作,卧床休息,服索米痛后头疼不减,且渐加重,约半小时后感觉痛苦非常,患者翻动呼喊,喧扰不宁,随后出现颈项强直,二目上吊,角弓反张,右侧肢体无力,5分钟后恢复正常,这样反复发作,一日数次,在当地卫生院诊为癫痫,经抗癫痫药物治疗不效,脑电图检查出现异常脑波,检出慢波,波幅低及慢的α节律,2天后赴河南某医院诊疗,经电子显微镜断层摄影后确诊为脑梗死。静脉输入低分子右旋糖酐、维脑路通(曲克芦丁),口服双嘧达莫(潘生丁)、阿司匹林肠溶片,症状减轻,仍头疼、头晕,出院后第五天又出现一次类似癫痫样发作。症见:形体瘦削,面色暗滞,头部刺疼,舌质紫暗有瘀斑,脉涩。中医诊断为头晕、头痛。辨证为风窜经络、气血瘀阻。方用血府逐瘀汤加减。

处方:当归15g,生地黄30g,桃仁10g,红花12g,赤芍10g,柴胡10g,枳壳10g,丹参30g,钩藤15g,蜈蚣2条,水蛭6g,麝香0.3g(冲服)。3剂,每日1剂,水煎服。

二诊:头疼减轻,头脑清醒,自觉肢体有力,虑其头疼日久,瘀血留滞难除,原方去麝香,嘱病家继服。先后共服药24剂,诸症悉除,至今未发。

按 本例发作时出现二目上吊,角弓反张,肢体偏瘫,乃风窜经络,使气血瘀阻所致。头为诸阳之会,瘀血内阻,脑络瘀滞不畅,气血运行受阻,致髓海失养,头疼乃作,风窜经络,则出现颈项强直、角弓反张之类症状。方中用血府逐瘀汤以除头部瘀血,佐水蛭、丹参破血通经、散瘀;钩藤、蜈蚣平肝熄风止痉;麝香通经络,逐瘀透窍,诸药合力,药切病机,仅服20余剂,10年顽疾自除。

四、泌尿系统疾病

1.慢性肾小球肾炎

慢性肾小球肾炎简称慢性肾炎,是一组临床症状相似,但发病原因不一,病理改变多样,病程、预后和转归不尽相同的慢性肾小球疾病的总称。其病因、发病机制和病理类型不尽相同,但起始因素多为免疫介导炎症;可见于多种肾脏病理类型,随病情进展可导致肾小球硬化,从而演变为硬化性肾小球肾炎。该病起病隐匿、缓慢,临床上以蛋白尿、血尿、水肿、高血压和肾功能不全为特征,随着疾病的不断发展,患者多于 2~3 年或 20~30 年后终将出现肾功能衰竭。故治疗上多以防止或延缓肾功能进行性恶化、改善或缓解临床症状及预防心脑血管并发症为主要目的,通过积极控制高血压或减少尿蛋白、限制蛋白摄入等综合治疗为主。

该病属中医学"水肿""虚劳""尿血""腰痛""关格"等范畴。中医认为本病多由风邪袭表、疮毒内犯、外感水湿、饮食不节或久病劳倦所致,发病机制为肺失通调、脾失转输、肾失开合、三焦气化不利,临床辨证以阴阳为纲,分清病因、病位,注意寒热虚实的错杂与转化。治疗上,阳水者宜发汗、利水或攻逐,配合清热解毒、健脾理气等法;阴水者当温肾健脾,配合利水、养阴、活血、祛瘀等法。

医案精选

◎案

李某,女,28 岁。慢性肾小球肾炎病史 6 年余。2 年前发现肾功能不全,曾予中西结合治疗效果欠佳,现患者头痛少寐乏力,五心烦热,腰膝酸痛,月经量较少,有血块,血色紫暗,舌紫暗苔少,有瘀斑,舌下静脉紫暗,脉涩略数。BP 150/90mmHg。血常规检查:HB 82g/L,RBC 2.9×10^{12}/L,红细胞压积 46.6%。尿常规:PRO(++),WBC(1~4 个)。肾功能:BUN 15mmol/L,Cr 296μmol/L。中医辨证为阴虚血瘀。治以活血化瘀、滋养阴液。方用血府逐瘀汤加减。

处方:桃仁 15g,红花 10g,当归 10g,生地黄 10g,川芎 6g,赤芍 10g,枳壳 10g,柴胡 10g,丹参 15g,炙甘草 10g,葛根 10g,白芍 10g。

服用 3 个月后,患者头痛少寐乏力、五心烦热消失,月经量正常,无血块,血色正常,舌紫暗改善,瘀斑消失,舌下静脉紫暗明显改善。血常规检查:HB 92g/L,RBC 3.2×10^{12}/L,红细胞压积 40.1%,BUN 9mmol/L,Cr 196μmol/L,均有不同程度好转。

按 血府逐瘀汤是王清任《医林改错》中治疗瘀血的方剂,其精华在于,此方能活血化瘀而不伤血。方中以桃仁、红花、当归、生地黄、川芎、赤芍为主要药物。诸药相互配合使血活气行,瘀化热消而诸症愈。

◎案

李某,女,34 岁。患慢性肾炎 6 年余,长期肾功能欠佳,自患肾炎以来,每于经前水肿经行肿消且逐渐加重,同时有少腹刺痛,经量减少色紫暗,舌紫暗脉沉弦。尿常规:蛋白(+ + +),白细胞(+),红细胞少许。中医诊断为水肿。辨证为气滞血瘀。治以活血化瘀、行水消肿。方用血府逐瘀汤加减。

处方:桃仁 10g,红花 10g,当归 15g,枳实 8g,香附 10g,石韦 15g,瞿麦 15g,车前草 12g,牛膝 10g,大黄 6g。每日 1 剂,水煎服至下次月经来潮。

二诊:水肿减轻,经量增加,连服 70 剂,诸症消失,尿常规转常,嘱其调饮食,慎起居,随访半年无复发。

按 本病例的临床特点是水肿与月经有关,经前水肿,经行肿消。询问病史,还有其他瘀血表现,治以活血化瘀而水肿消,肾功能恢复正常。

2. 输尿管结石

泌尿结石是泌尿系的常见病。结石可见于肾、膀胱、输尿管和尿道的任何部位。但以肾与输尿管结石为常见。临床表现因结石所在部位不同而有异。肾与输尿管结石的典型表现为肾绞痛与血尿,在结石引起绞痛发作以前,患者没有任何感觉,由于某种诱因,如剧烈运动、劳动、长途乘车等,突然出现一侧腰部剧烈的绞痛,并向下腹及会阴部放射,伴有腹胀、恶心、呕吐、程度不同的血尿。

中医古籍无输尿管结石之说,结合症状,应属"石淋"之类。

医案精选

◎案

吴某,男,45 岁。2007 年 11 月 10 日初诊。患者 2 年前因为右侧腰痛,伴有肉眼血尿,查 B 超提示:右侧输尿管结石,大小为 0.8cm × 0.5cm。经西药抗感染、解痉等对症治疗后,常可缓解。后服利尿排石中药 30 余剂,但结石日久不下，不定期发作。症见：右侧腰部疼痛，小便淋漓不畅，舌质暗红、有瘀点、苔薄，脉沉细。中医诊断为石淋。辨证分析为服用利尿排石等中药，损伤肾阳，加之结石日久，气血瘀阻。治以活血化瘀、温肾利水化石。方用血府逐瘀汤加减。

处方：当归、川芎、白芍、赤芍各20g，桃仁、红花、枳实、柴胡、川牛膝、乌药各15g，黄芪30g，桂枝、制附子各10g，甘草6g。7剂，每日1剂，水煎服。

二诊：上药连进7剂后，腰痛大减，小便通畅，又加金钱草20g，续服7剂后，陆续可见尿中有少许小沙粒排出。后又加杜仲、党参各15g，又进15剂，症状均消，复查B超示未见异常。

按 多数医家认为，石淋多由热邪内蕴，日久炼液成石，加之有"淋无补法"之说，故遣方用药多以清热通淋之品居多。殊不知过于清热，戕害肾阳，则肾阳亏虚，血行不畅，尿中之秽物杂质日久蕴结，也可成石。方中四逆散行气，桃红四物汤、牛膝活血，配以桂枝、制附子、乌药温阳化气，此乃"温则消而去之"之旨；黄芪补气，托邪外出。待肾气渐充，再予金钱草排石通淋。巩固期用杜仲、党参补肾健脾，使水湿得除，肾气得固。

◎案

李某，女，29岁。2011年9月13日初诊。腰腹胀痛伴血尿1年多。经某医院X线腹部片诊断为：左输尿管上段结石，大小0.6cm×1.1cm。服中药半年未见显效。症见：腰腹胀痛伴血尿，面色黧黑，舌质紫暗，头晕眼花，脉细涩。月经量暗少，有血块。尿常规：白细胞（＋＋），红细胞（＋＋＋）。中医诊断为血淋。辨证为气虚血瘀。方用血府逐瘀汤加减。

处方：怀牛膝、生地黄、桃仁、赤芍、茯苓各15g，柴胡、石韦、当归、枳壳、川芎各10g，黄芪、金钱草、白术各30g，红花6g。每日1剂，水煎服。

上方加减连服30剂后，腰腹胀痛及肉眼血尿消失，排出少量结石，尿常规正常。

按 本例输尿管结石非湿热之证，乃气虚血瘀所致。取血府逐瘀汤活血化瘀、加黄芪、茯苓、白术益气行血，金钱草、石韦通淋化石。诸药合用，切合病机，故病痊愈。

五、内分泌系统疾病

1.甲状腺功能亢进（简称甲亢）

甲亢以多食、消瘦、心悸、突眼、颈前肿大为特征。现代医学认为是自身免疫性疾病，由于内分泌功能失调所致。

该病属中医学"瘿病"范畴，其病因病机的关键在于情志不调而致肝气郁结，疏泄失职，气机阻滞而血行不畅，造成气滞血瘀而发病。若肝郁久化火，可耗伤津液，引起阴虚火旺，或气阴两虚等证，还可涉及心、脾、肾等脏腑。所以，治疗此病应以疏肝理气、活血化瘀、益气养阴、软坚散结为大法。

医案精选

◎案

张某，女，23岁。1987年11月5日初诊。患者1年前发现脖子稍粗，自觉症状不明显，未用药治疗，后来逐渐加重，脖子明显变粗，并伴有心慌胸闷，疲乏无力，多食善饥，形体消等症状，在某医院检查：T3、T4均高于正常，诊断为甲状腺功能亢进症。给予甲巯咪唑片等西药治疗，效果不明显而求诊中医。症见：颈前有结块肿大，质地坚硬，有血管杂音，双手颤抖，两眼球稍有外突，头晕，记忆力减退，多食善饥，形体消瘦，心慌胸闷，多汗，月经量少，大便时干时稀，易急躁，情志不畅时病情加重，并有两胁窜痛，查T3、T4均高于正常，舌质红，苔薄黄，脉细数而弦。中医诊断为瘿病。辨证为肝郁气滞、脉络受阻、血行不畅、气阴两虚。治以疏肝理气、活血化瘀、益气养阴、软坚散结。方用血府逐瘀汤加减。

处方：血府逐瘀汤加沙参20g、玉竹20g、枸杞子20g、昆布15g、海藻15g。

二诊：上方服用2个月后，颈前肿块缩小，血管杂音基本消失，两手无颤抖，大便基本正常，自觉症状明显好转，舌红，苔微黄，脉细数。患者不愿继服汤剂，上方去昆布、海藻，制成水丸，又连服2个疗程，颈前无肿块，无突眼，自觉症状消失，查T3、T4均正常，病告痊愈。停药后1年随访未复发，至今身体健康。

按《外科正宗·瘿瘤论》指出："夫人生瘿瘤之症，非阴阳正气结肿，乃五脏瘀血、浊气、痰滞所成。"又根据王清任"结块者必有形之血"的理论,选用血府逐瘀汤加味治疗。血府逐瘀汤有活血化瘀不伤血、疏肝解郁不耗气之优点,再加玄参、连翘、夏枯草清肝火,散结消肿,太子参、生黄芪、黄药子化痰软坚,散结消瘿。全方合用,共奏疏肝解郁、益气化痰、活血化瘀、软坚散结之功。

2. 糖尿病肾病

糖尿病肾病(DN)是糖尿病微血管并发症之一,我国1型糖尿病肾病的发病率为30%~40%,2型糖尿病肾病的发病率为15%~20%,糖尿病肾病已成为终末期肾脏疾病的首位病因。糖尿病肾病是长期代谢紊乱致多因素参与,造成肾小球基底膜增厚与系膜基质增生,形成肾小球硬化。

该病属于中医学"消渴""水肿""关格"等范畴,其病位在肾,主要累及肝、脾、脉络。病变早期多为肝肾气阴两虚,阴损气耗,继而阴损及阳,可致脾肾阳虚;病变后期阴阳俱损,且病久入络,脉络受损,血瘀内阻,脉络闭塞,血行不畅。因此,治之必须着重活血化瘀。

医案精选

◎案

某,女,59岁。以多饮、多尿4年,腰酸乏力半年为主诉。4年前,患者无明显诱因出现多饮、多尿。在某医院治疗,诊断为糖尿病(2型)。口服达美康(格列齐特)、消渴丸等,病情时轻时重。近半年,患者出现腰酸乏力,下肢浮肿,半月前患者上症加重,眼睑浮肿、小便不利,舌质暗,苔薄,脉弦细,查血糖9.4mmol/L,尿糖(+++),尿蛋白(++),颗粒管型1-2。西医诊断糖尿病(2型)并发肾病。中医诊断为消渴。辨证为肝肾亏虚、气滞血瘀。治以疏肝解郁、活血化瘀、补益肝肾。方用血府逐瘀汤加减。

处方:桃仁5g,红花5g,当归15g,生地黄15g,赤芍10g,川芎10g,牛膝15g,桔梗10g,柴胡10g,枳壳10g,生黄芪20g,猪苓30g,枸杞子10g,泽泻15g,大腹皮20g,白茅根20g。每日1剂,并配合口服优降糖(格列本脲)2.5mg,日3次。

二诊:服上方16剂后,患者多饮、多尿明显减轻,下肢浮肿明显减轻,上方去泽泻,加益母草30g,继服40剂,患者病情缓解,饮食正常,下肢浮肿消失。空腹血糖6.7mmol/L,尿糖(-),尿素氮5.7mmol/L。随访1年,病情未复发。

按 糖尿病肾病是由于糖代谢异常而致微血管病变。早期仅现间歇性微量蛋白尿,后转为持续性伴以管型和少量白细胞,有大量蛋白尿、水肿、高血压。病因尚未完全阐明,表现为微循环障碍,血管通透性增加,血黏度增加,血小板聚集,肾血流量减少,加之忧思恼怒,肝郁不畅,气滞血瘀而病发于肾,故血府逐瘀汤活血化瘀,扩张肾血管,降低血黏度,抗血小板聚集,增加肾血流量,减少抗利尿激素分泌,以利水钠的排泄。柴胡、枳壳疏肝解郁以行气,生地黄滋补肾阴共成活血化瘀而不伤血,疏肝解郁而不耗气之效,临床实践证明,运用血府逐瘀汤治疗糖尿病肾病,可取得良好的疗效。

◎案

宋某,女,73岁,工人。1997年11月18日初诊。患者有糖尿病病史21年,出现蛋白尿1年。1周前因呼吸道感染诱发,出现发热咳嗽,咯痰不爽,下肢水肿,肌肤麻木不仁,肌内注射青霉素80万U/次,2次/天,用药1周,发热、咳嗽、咯痰症消,仍双下肢水肿,按之凹陷不起,口渴不欲饮,全身乏力,四肢末梢麻木不仁,舌质暗边有瘀点,苔白厚,脉细涩。中医诊断为消渴。辨证为久病入络、气滞血瘀、壅遏阻塞、气化失司、水湿内停。治以活血化瘀、利湿通络。方用血府逐瘀汤加减。

处方:当归12g,赤芍8g,桃仁8g,红花8g,川芎10g,川牛膝30g,枳壳6g,生地黄12g,茯苓12g,泽泻12g,白茅根30g,大腹皮30g。7剂,每日1剂,水煎服。

二诊:上药服7剂后,患者水肿消,麻木明显减轻。上方去茯苓、泽泻、大腹皮,加山药30g,山茱萸15g、天花粉20g,连服30剂,诸症消失,尿蛋白阴性。

按 糖尿病肾病属中医"消渴"范畴。阴虚燥热为本,痰浊瘀血为标。急则治其标,缓则治其本。此例患者感染诱发,病情突然加重,急投血府逐瘀汤加利湿通络之品,迅速缓解病情,疗效满意。即使在病情稳定之时,在滋阴润燥的同时,加用活血化瘀之品,也是十分必要的。现代医学认为,肾小球毛细血管基膜增厚是大量蛋白尿的病理基础,这也从另一方面说明活血化瘀在治疗糖尿病中的必要性;此外,糖尿病出现蛋白尿病程多在 10 年以上,病程极长,久病入络,脉络瘀滞,活血化瘀,十分必要。因此,无论是病情急骤变化之时,还是缓解稳定之时,活血化瘀必须贯彻疾病始终,方选血府逐瘀汤辨证加药,十分有效。

六、神经系统疾病

1. 带状疱疹后遗神经痛

带状疱疹系水痘-带状疱疹病毒引起的急性炎症性皮肤病。带状疱疹后遗神经痛,是指在带状疱疹基础上,疱疹虽已消除,但病变部位的疼痛仍然存在的一种病症,多见于中老年人,患者大多体质较弱、免疫力较差,故病情顽固难治。

该病属中医学"缠腰火丹""蛇串疮""蛇丹"等范畴。多因情志内伤以致肝胆火盛;或因脾湿郁久,湿热内蕴,外受毒邪而发。而带状疱疹后遗神经痛辨证则属气滞血瘀,乃因情志内伤,肝气郁结,气郁日久,瘀血内停,络脉不通所致。

医案精选

◎案

王某,女,65 岁。2008 年 9 月 28 日初诊。患者于 3 个月前左腰部起成片的带状疱疹,疼痛难忍,在当地乡镇医院住院,抗病毒治疗 10 余天,疼痛减轻,疱疹逐渐干燥结痂出院。出院后仍感左腰部疼痛,有时如针刺,有时如虫咬感,夜间经常痛醒,扰乱睡眠。曾服用中药几十剂,效果皆不理想。症见:患者左腰部皮肤多处色素沉着,皮肤表面光滑,舌质暗,苔薄白,脉沉弦。西医诊断为带状疱疹后遗神经痛。中医诊断为缠腰火丹。辨证为气滞血瘀。治以理气活血、通络止痛。方用血府逐瘀汤加减。

处方:桃仁、红花、当归、生地黄、赤芍、川芎、枳壳、桔梗、柴胡、甘草、牛膝各 10g,丹参 30g,蜈蚣 2 条,土鳖虫 10g。6 剂,每日 1 剂,水煎服。

二诊:服上药 6 剂后,疼痛明显减轻,夜已能寐。继服上药 18 剂,疼痛消失,临床告愈。随访至今未复发。

按 方中桃仁、红花、当归、赤芍、川芎、丹参活血化瘀,牛膝祛瘀血,通血脉,并引瘀血下行;柴胡疏肝解郁,桔梗、枳壳开胸行气,使气行则血行;生地黄凉血清热,使祛瘀而不伤阴血;蜈蚣、土鳖虫增强活血通络之力;甘草调和诸药。诸药合用,既治疼痛之标,又治气滞血瘀之本。为治带状疱疹后遗神经痛之良方。

◎案

某,女,72 岁。因右下肢疼痛 3 月余,于 2009 年 3 月 17 日初诊。自诉 3 个月前患带状疱疹,经抗病毒、抗炎等治疗后胁肋部疱疹消退,此后右下肢呈闪电样灼痛,入夜时痛如刀割,右腿皮肤有蚁行感,衣服触之则痛,情绪烦躁,寝食不安,行走困难,曾服用消炎镇痛药、维生素类及肌内注射甲钴胺,效果欠佳。来诊时由家人以轮椅推入诊室,查腰椎及椎旁无压痛,直腿抬高试验双侧(-),腰及双下肢皮温、皮色正常,右下肢外侧皮肤敏感,痛不可触,触之则过电样疼痛,舌质暗、边有瘀斑,苔薄白,脉弦细涩。西医诊断为带状疱疹。中医诊断为腰缠火龙。辨证为气滞血瘀、不通则痛。方用血府逐瘀汤加减。

处方:黄芪 15g,桃仁 12g,红花 9g,当归 12g,川芎 9g,延胡索 15g,牛膝 12g,柴胡 12g,枳壳 9g,白芍 15g,珍珠母 30g,甘草 10g,合欢皮 12g,首乌藤 12g。3 剂,每日 1 剂,水煎 2 次,取汁 400ml,分早晚 2 次温服。

二诊:右下肢疼痛明显减轻,可下床行走,但衣服接触右腿皮肤时仍有过电样疼痛,守方继服 10 剂后,右下肢疼痛完全消失,行走如常人。

按 西医认为,带状疱疹后遗神经痛属于周围神经痛,是周围神经损害的结果。水痘-带状疱疹病毒活化导致脊髓背根神经节炎症,使感觉传入神经阻滞,导致中枢神经系统疼痛信号传递神经元的活动异常增高所致。与传统中医理论"不通则痛"相符。结合患者夜间痛甚,情绪烦躁,舌质暗、边有瘀斑,脉弦细涩等瘀血之象,故采用活血化瘀、行气通络止痛之血府逐瘀汤为主方治疗本病,辨证准确,处方合理,功效立见。

2. 焦虑症

焦虑症临床表现可分为急性焦虑状态(主要症状为发作性胸闷、胸痛、心悸、呼吸困难、四肢发凉、出冷汗等,严重时有濒死感;历时短暂,一般不超过2小时,1个月间发作3次以上)和广泛性焦虑(主要症状为持续性的莫名其妙的烦躁、恐惧、担心、忧心忡忡、坐卧不宁等)。两组症状往往交错发生,且患者多伴有自主神经功能紊乱症状,如感觉肢体发麻、潮热感、口干、尿急尿频、便秘及性功能减退、月经失调等广泛性焦虑是以慢性的、弥散性的对一些生活情景的不现实的过度担心紧张为特征,女性较为常见,通常为慢性病程。

该病属中医学"郁证"范畴,是由于情志内伤,肝气郁结,气滞血瘀,逐渐引起五脏气机不和所致,主要是肝、脾、心三脏受累以及气血失调而成。

医案精选

◎案

王某,女,28岁,平素性格偏于内向,胆小。2011年3月初诊,从几年前去外地上大学时,开始出现担心身体健康状况,担心家里被盗,经常和父母打电话询问的情况,伴睡眠不好、多梦,有时学习无法集中注意力,当时家人未重视。毕业参加工作后,经常出现头痛、后背疼痛、僵硬感;总担心工作出差错,多次请假休息,影响工作;时烦躁汗出,少寐多梦,月经量少,痛经,饮食尚可,二便可。舌质暗红,苔白,脉沉弦。曾经头部CT检查未见异常。中医诊断为郁证。辨证为气滞血瘀。治以活血化瘀、行气之法。方用血府逐瘀汤加减。

处方:当归20g,生地黄15g,川芎10g,赤芍10g,桃仁15g,红花15g,牛膝10g,柴胡10g,枳壳10g,炙甘草10g,浮小麦30g,生牡蛎20g。10剂,每日1剂,水煎服。

二诊:服上药10剂后,患者烦躁减轻,心情较前轻松,前方续服10剂。

三诊:患者担心、紧张感减轻,睡眠见好,头背疼痛减轻,续服10剂,以巩固疗效。

四诊:症状大部分消失。嘱可酌情间断服药,调整心态,加强体育锻炼。年底随访,患者情绪较好,正常工作。

按 方中当归、赤芍、桃仁、红花活血祛瘀;牛膝祛瘀通血脉,引瘀血下行;柴胡疏肝解郁,升达清阳;桔梗、枳壳开胸行气,使气行则血行;生地黄凉血清热;配当归可以养血润燥,使祛瘀不伤阴血。诸药配伍共同起到活血祛瘀行气之功。若阴虚阳亢之头晕,加菊花、珍珠母、枸杞子育阴潜阳;汗出多,加浮小麦、生牡蛎固涩敛汗;气血虚不达四末之震颤,生地黄改熟地黄,加炙黄芪,益气养血濡养四肢;肝阳上亢之急躁易怒、少寐多梦,加生石决明、远志、石菖蒲,平肝潜阳,清肝宁神。临证加减,对广泛性焦虑有较好的疗效。

◎案

肖某,女,47 岁。1997 年 1 月 4 日初诊。主诉:胸闷热,烦躁,发作性心慌濒死感半年余。患者平素急躁,遇事不够沉着,易失眠。半年前喜得 1 个孙子,但因患"脑瘫"常日夜啼哭不食。孩子父母也常口角,闷闷不乐。患者自虑"无办法"而出现失眠、烦躁,总感胸中堵塞呼吸不畅,纳食不馨,全身不舒,坐卧不宁而来回走转,易惊易惕。时常胸中热燥心慌,呼吸困难,有濒死感,发作数十分钟自行缓解。月经亦随之闭止,乳房积块。曾多次做心电图等检查未见器质性病变征象。症见:面色灰暗,神疲倦怠,烦躁不安,唇色暗,舌质红,苔黄厚,脉涩。西医诊断为焦虑症。中医诊断为灯笼病。辨证为气滞血瘀化热,而扰乱心神。治以活血化瘀、清热安神。方用血府逐瘀汤加减。

处方:当归 25g,生地黄 30g,桃仁 10g,赤芍 12g,牛膝 g,枳壳 12g,柴胡 10g,川芎 10g,桔梗 12g,小麦 30g,甘草 7g,淡竹叶 10g,大黄 3g,木通 10g,大枣 5 枚。3 剂,每日 1 剂,水煎服。

同时配合心理治疗。

二诊:服上药 3 剂后,烦热不安顿失,能安坐,夜可入寐 5 小时,纳食增加,继服上方 6 剂。

三诊:服上药之后,月经来潮,下有暗紫血块,量多。虑其病久必虚,故于方中去攻逐之品,以疏肝健脾、养血安神为主。

处方:柴胡 10g,当归 10g,白芍 10g,茯苓 10g,白术 10g,山药 30g,白扁豆 20g,牡丹皮 10g,栀子 6g,薏苡仁 30g,郁金 10g,炙甘草 5g,小麦 30g,薄荷 10g,大枣 7 枚,生姜 6g。3 剂,每日 1 剂,水煎服。

3 剂药尽,诸症全失,乳房积块亦消,自感全身舒畅,眠酣食馨,精神恬愉。改服逍遥丸善后,随访半年无复发。

按 王清任所称灯笼病当类属于今之所谓焦虑症。临床所见,本病多得之于忧思惊恐,其病因病机大致有二。一为暴受惊恐,《素问·举痛论》所云"惊则心无所倚,神无所归,虑无所定,故气乱矣"。二是忧愁思虑过度,《黄帝内经》云"思则气结",气机不畅,气滞而致血瘀,血瘀久而化热生火,循经上扰心神,以致心神不安。血府逐瘀汤正为此病机而设。方中当归、川芎、赤芍、桃仁、红花活血祛瘀;牛膝祛瘀血,通血脉,并引瘀血下行;柴胡、枳壳、桔梗疏肝解郁,开胸行气,升达清阳,使气行则血行;生地黄凉血清热,配当归又能养血润燥,使祛瘀血而不伤阴血;甘草调和诸药。全方不仅行血分瘀滞,又能解气分之郁结,活血而不耗血,祛瘀又能生新。合用导赤散,功在清心热而除烦躁;用甘麦大枣汤,以养心安神、缓解和中而调节情绪除惊惕;加熟大黄可增强攻逐瘀血之效。三方合用,相互促进,既能活血化瘀清热,又能调理气血阴阳,宁心安神,故作为治疗焦虑症气滞血瘀化热见证者的基本加减方,有较好疗效。

3. 肋间神经痛

肋间神经痛是一组症状,是胸神经根由于不同原因的损害产生的压迫、刺激而出现的以胸部肋间或腹部疼痛的综合征。肋间神经痛主要为一个或数个肋间的经常性疼痛,在咳嗽、喷嚏时加剧,疼痛可放射至背部,有时呈带状分布。

该病属于中医学"胁痛"范畴。热毒、瘀血留滞,或肝郁气滞而导致气滞血瘀、经络不畅,从而引起胁肋疼痛,故在治疗上,应以活血化瘀、行气止痛为治疗原则。

医案精选

◎案

李某,男,50岁,农民。1996年8月14日初诊。2个月前右胸部蛇串疮治疗后,遗留右胸部针刺样疼痛,穿衣盖被刺激胸壁时,诱发疼痛,以致屈肘抬起右前臂,避免衣被接触胸壁。症见:痛苦面容,烦躁易怒,胁肋刺痛,舌红少苔,边有瘀点,脉弦紧。细审此证,颇似王清任"胸不任物"案,辨证为肝郁气滞血瘀、瘀阻经络。治以疏肝理气、活血祛瘀。方用血府逐瘀汤加减。

处方:桃仁、红花、当归、生地黄、牛膝、桔梗、枳壳各10g,川芎、赤芍、甘草、柴胡各 8g。5 剂,每日 1 剂,水煎服。

二诊:上药服 5 剂后,胸部刺痛明显好转,能穿衣盖被;继服 7 剂,诸症悉除。

按 肝经布胁肋,肝郁化火,见右胸部蛇串疮火毒之证,气滞血瘀,瘀阻经络,则右胁肋针刺样疼痛,衣被压迫刺激时,疼痛加重。血府逐瘀汤中,寓四逆散疏肝理气,寓桃红四物汤活血化瘀,加桔梗、牛膝,一升一降,气血调畅,药证相符,诸症悉解。

◎案

赵某,女,42 岁。2002 年 7 月 23 日初诊。右侧胸肋间针刺样疼痛,每遇情绪波动而加重 7 天。自服去痛片无效。查:右侧胸肋部肤色正常,无明显压痛,叩痛(-),内科听诊及胸部 X 线检查均无异常。舌暗红、苔薄白,脉弦涩。中医诊断为肋间痛。辨证为气滞血瘀、瘀阻脉络。治以行气活血、通络止痛。方用血府逐瘀汤加减。

处方:当归、桃仁、白芍各 12g,延胡索、鸡血藤、丹参各 15g,生地黄、枳壳、红花各 10g,川芎 9g,牛膝、甘草各 6g。7 剂,每日 1 剂,水煎服。

二诊:上药连服 7 天,疼痛锐减。再服 5 剂而愈。

按 本案患者始于肝气不舒,气滞血瘀,瘀阻脉络而痛,故以血府逐瘀汤化裁,重用丹参、鸡血藤去瘀通络止痛,取效显著。

4.面神经炎

面神经炎俗称面神经麻痹(即面神经瘫痪),是以面部表情肌群运动功能障碍为主要特征的一种疾病。它是一种常见病、多发病,不受年龄限制。一般症状是口眼㖞斜,患者往往连最基本的抬眉、闭眼、鼓嘴等动作都无法完成。

面神经炎中医称为"吊斜风""㖞嘴风",属于风病范畴。系由风邪客于经血脉所致,治疗法则为散风通络。

医案精选

◎案

黄某,男,39 岁,司机。2000 年 3 月 27 日初诊。患者于 2 天前晨起发觉漱口时由右侧口角流出水,未予注意,今日发现右眼不能完全闭合,口角下垂,右颊自觉变厚发木故而就诊。检查发现右眼闭目时有约 3mm 的缝隙,皱额、整眉动作消失,右眉低于左眉,鼻唇沟变浅,舌脉无异常。中医诊断为中风、中经络。辨证为风邪客于经脉,营血痹阻。治以活血化瘀、理气通络。方用血府逐瘀汤加减。

处方:当归、生地黄、桃仁、红花、枳壳、赤芍、牛膝、白芷、木瓜各 15g,柴胡、川芎、甘草各 10g,大枣 30g。先后共服 27 剂,痊愈。

按 由于风邪客于经脉,营血痹阻导致面神经炎,所以选用活血法应用血府逐瘀汤治疗而获效。

◎案

刘某,女,18 岁。2002 年 8 月 10 日初诊。主诉:因夏日炎热开电扇后入睡,醒后发现口眼㖞斜,左侧面部麻木,肢体无异常,曾于内科就诊,诊断为面神经炎,给以营养神经药物治疗 2 个月未见明显好转,后又求治于中医,以牵正散加味治疗 1 个月,仍无明显效果。症见:口角斜向右上方,左目闭合不全,左颜面麻木,脉弦,舌边有瘀点,苔白。中医诊断为吊斜风。辨证为瘀血、风邪阻络。方用血府逐瘀汤加味。

处方:桃仁 9g,红花 9g,生地黄 12g,赤芍 9g,川芎 12g,甘草 9g,柴胡 12g,枳壳 9g,川牛膝 12g,桔梗 9g,防风 9g,僵蚕 9g,土鳖虫 9g。5 剂,每日 1 剂,水煎分早晚各 1 服。

二诊:服上药后,左侧面部麻木明显减轻,口眼㖞斜减轻,后又守方 15 剂,左目已能闭合,口眼㖞斜恢复正常。

按 该患者由于急性期失治、误治,迁延达 3 个月之久,根据中医"治风先治血,血行风自灭"及"久病入络"之古训,予以行气活血之法治之,投血府逐瘀汤而获效。方中柴胡、桔梗、枳壳、川芎、当归、赤芍、桃仁、红花、川牛膝行气活血,寓气行则血行之意;甘草调和诸药;加用防风以疏散风邪,配合僵蚕、土鳖虫等虫类搜剔之品,使气行血活风散而获愈。

5. 脑外伤后继发性癫痫

癫痫是一组由于大脑神经异常放电所致的短暂中枢神经系统功能失常

为特征的慢性脑部疾病,具有突然发作、反复发作的特点。

脑外伤后继发性癫痫是颅脑损伤后严重的并发症之一,属中医"痫症""羊角风"等范畴。

医案精选

◎案

某,男,36岁。1998年3月30日因车祸头部外伤住院治疗,诊断为脑挫伤、左额叶脑内血肿、左颞顶部硬膜下血肿。出院后近10个月,每月均出现1~2次强直性癫痫发作,未曾服用抗癫痫药物治疗。1999年5月18日又出现癫痫发作,神志不清,四肢抽搐,牙关紧闭,舌体右边咬破出血有血沫,持续约40分钟,应用安定针10mg静脉滴注后抽搐停止,但神志不清,2小时后再次出现抽搐,应用安定针10mg静脉滴注后抽搐停止,后神志渐转清。头颅CT平扫示左额叶软化灶。脑电图检查示棘－慢复合波。中医诊断为癫痫。辨证为气滞血瘀。治以活血化瘀、通窍镇静。方用血府逐瘀汤加减。

处方:全当归10g,生地黄10g,红花6g,赤芍10g,川芎6g,怀牛膝10g,柴胡10g,枳壳6g,三棱10g,水蛭5g,土鳖虫5g,甘草6g。

每日1剂,连续服用30剂,未出现癫痫症状,停药2天后继续服上方进入第二个疗程治疗,共连续服药6个疗程后改为隔日服上方。

二诊:2000年6月10日,患者诉1年内未出现癫痫症状,嘱停药。2001年5月随访,患者身体健康,未再出现症状。

按 患者为脑外伤瘀血阻络所引起,开始治疗的先期一般无须伍用平肝熄风化痰之品,而选用活血药则切中病机,并且必要时可多选虫类活血通络药物。采用《医林改错》之血府逐瘀汤加减,意在化瘀通窍镇痉。方中川芎、赤芍、桃仁、红花、三棱活血祛瘀;怀牛膝祛瘀血,通血脉;柴胡疏肝解郁,升达清阳;生地黄凉血清热,配当归又能养血润燥,久服使瘀祛而不伤阴;水蛭等虫类通络镇痉。诸药合用不仅行血分瘀滞,又能解气分郁结,方证合拍,疗效显著。根据临床应用观察血府逐瘀汤有改善血液黏度、抗凝、溶栓和扩张血管、改善微循环等作用,故治疗外伤瘀血所致癫痫有较好效果。

◎案

某,女,14岁。1997年6月2日初诊。患者既往健康,10年前不慎从

3m 高处跌下,枕部着地,当即昏迷,经抢救 2 小时后苏醒。此后出现阵发性头晕,每次持续 10 分钟左右,每日发作 1~3 次。8 年前经脑地形图检查,诊断为癫痫。服用苯妥英钠、扑米酮、丙戊酸钠等抗癫痫药,因患者精神差、嗜睡等停药。此后不断求医,病情无明显改善。近 2 年来患者病情加重,每日上午头晕持续时间 20 分钟,严重时意识丧失。症见:患者面色萎黄,精神不振,夜眠多梦,大便干燥,3~4 天 1 次,舌质红,边有瘀点,苔黄,脉弦细。西医诊断为癫痫。中医诊断为痫证。辨证为瘀阻脑络、肝风内扰。治以活血化瘀、通络熄风。方用血府逐瘀汤加减。

处方:天麻15g,柴胡10g,赤芍12g,枳壳12g,桃仁10g,红花10g,土鳖虫10g,蒲黄10g(包煎),全蝎10g,甘草10g。7 剂,每日 1 剂,水煎服。

二诊:服上药 7 剂后,患者夜眠梦减,仅每日上午头晕约 10 分钟,无意识丧失。效不更方,上方继进 15 剂。

三诊:服上药后,阵发性头晕消失,但每逢劳累和精神紧张仍头痛。考虑患者久病肾精不足,脑髓空虚,于上方中加入熟地黄 30g、菟丝子 30g、山茱萸 15g 以填精益髓,加蜈蚣 3 条加强通络止痉功能,继服 7 剂。

四诊:服上药 7 剂后,患者头晕仅发作 1 次。为巩固疗效,在上方中加入鹿茸、马钱子炼蜜为丸,每丸 9g,每次 1 丸,每日 3 次,连服 2 个月,病情得到控制。复查脑地形图无明显异常。随访 1 年,病情无复发。

按 中医学认为,头为诸阳之会,内涵脑髓,脑为元神之府,主管精神、思维活动。该患者因头部外伤致瘀血阻络,元神之府功能失调发为癫痫。故首用血府逐瘀汤疏肝理气、化瘀通络,加天麻、全蝎熄风止痉。继在方中以鹿茸、熟地黄、肉苁蓉、菟丝子、山茱萸填精补髓、补肾固精,加蜈蚣、马钱子以加强化瘀通络。药证相符,服药 2 个月,病获痊愈。

6.三叉神经痛

三叉神经痛是神经性疼痛疾患中最常见疾病,在临床上通常将三叉神经痛分为原发性和继发性两种,好发于中年及老年人。

中医认为三叉神经痛属"面痛"范畴。

医案精选

◎案

廖某,男,52岁,干部。1995年10月初诊。自诉:右侧面颊疼痛反复发作6年,曾在某省级医院神经科诊断为三叉神经痛,经多方治疗效果不佳,苦不堪言。3天前,右侧面颊剧痛,向牙龈、口唇及颧部放射,犹如电击、火灼,寝食俱废,说话、漱口、洗脸剧痛加重,服去痛片无效。伴口苦不欲饮,舌暗红体胖、边有瘀痕,苔黄腻,脉弦细而涩。中医诊断为头面痛。辨证为瘀热阻滞经络、气滞血瘀。治以活血化瘀、清热镇痛。方用血府逐瘀汤加减。

处方:当归15g,生地黄20g,桃仁12g,赤芍15g,红花12g,枳壳15g,桔梗15g,川芎19g,牛膝9g,白芷15g,蔓荆子15g,僵蚕15g,石菖蒲15g,甘草6g。5剂,每日1剂,水煎服。

二诊:服上药5剂后,右面痛减轻,夜能安睡,唯漱口、饮食、洗脸时仍感疼痛。守方再服15剂,疼痛消失。

按 本例患者属久病入络,郁而化热,瘀热挟痰阻滞右面脉络,气血不通而痛。拟血府逐瘀汤加僵蚕、石菖蒲活血通络祛痰;又《医方集解》说"以巅顶之上,唯风可到也",故加白芷、蔓荆子等祛风药引药上行。诸药合用,切中病机,虽病不在胸胁,亦疗效显著。

◎案

赵某,男性,49岁。1993年11月25日初诊。患者因烦劳奔波,又遇天寒,突发左侧抽掣样偏头疼痛1天。间隔3~10余分钟发作1次,持续1~5分钟发作时左目流泪,不敢打喷嚏。入夜疼痛更甚,彻夜难寐。就诊时神情疲倦,痛苦异常。体格检查:左眶上裂神经压痛明显。舌质淡暗、苔薄白,脉象右沉细、左沉弦。西医诊断为三叉神经痛。中医诊断为头面痛。辨证为寒邪客于经络、气滞血瘀。方用血府逐瘀汤加减。

处方:当归15g,丹参、黄芪、白芍各30g,川芎、赤芍各12g,桃仁、红花、柴胡、白芷、羌活各10g,全蝎、甘草各6g,细辛3g。3剂,每日1剂,水煎服。

二诊:服上药3剂后,头痛若失;去全蝎,再进3剂。随访1个月,未见复发。

[按] 头为诸阳之会,患者烦劳致经络空虚,寒邪入侵,闭塞阳络,使寒凝血瘀。故以当归、丹参、川芎、赤芍、桃仁、红花活血化瘀;更加黄芪益气固表;白芷、羌活、细辛祛风散寒;白芍、全蝎缓急止痉定痛;柴胡引经少阳。药证合拍,故药到病除。

7. 失眠

失眠是指经常性不能获得正常睡眠的病症,表现为入睡困难或睡眠时间不足,或睡眠不深以致醒后疲倦,重者可彻夜不眠,有时能严重影响患者的生活质量。

中医学认为,失眠是由于心血瘀阻,气血不足,神失所养而致。《灵枢·营卫生会》云:"壮者之气血盛,其肌肉滑,气道通,营卫之行,不失其常,故昼精而夜瞑;老者之气血衰,其肌肉枯,气道涩,五脏之气相搏,其营气衰少而卫气内伐,故昼不精,夜不瞑。"故营血衰少,卫气不足,瘀血内阻,则营卫循行失度,昼卫气不得振奋于阳分,则精神萎靡,夜营卫不能内助五脏涵敛其神气,神气浮越,则睡卧不宁,梦多纷纭。

医案精选

◎案

某,女,56 岁。2003 年 8 月 10 日初诊。患者于 2 年前因家庭不睦,长期心情不舒而失眠,病初尚可入睡 5～6 小时,多梦,梦境纷繁旁杂,恍如白昼,渐而病情加重,每晚只能入睡 2～3 小时,且易惊恐,稍有风吹草动则醒,醒即不能入眠,遍服中西药不效,心情日渐沉重,体重下降,整日忧心忡忡,神情倦怠无力,恍如游魂,纳食不香。诊其舌紫红,苔白,脉弦紧。西医诊断为失眠。中医诊断为不寐。辨证为病久入络、血瘀气滞。方用血府逐瘀汤加减。

处方:桃仁 12g,红花 12g,当归 12g,生地黄 10g,川芎 12g,赤芍 12g,牛膝 12g,桔梗 6g,柴胡 10g,枳壳 9g,炒酸枣仁 20g,合欢皮 12g,灵磁石 20g。3 剂,每日 1 剂,水煎服,并加以心理引导。

二诊:服上方症状无好转,思其为病久,恐难取速效,再以上方 5 剂煎服。

三诊:患者面露悦色,诉近 3 天能安然熟睡 4 小时,思之药已中的,效不更方,如此本方加减治疗月余而瘥。

按 本例患者为长期失眠，服用其他中西药无效。据其脉证分析，病机为气滞血瘀、心绪不宁。患者因情而郁，郁久则气滞，气行不畅，运血无力，血不行成瘀，再加上病久入络，久病血瘀，瘀血上扰清窍可致躁狂，躁则心绪不宁。又因瘀血而血不养神，神失所养而不守舍，故不能寐矣。用该方使气机畅，瘀血祛，新血生。加上养心镇惊安神之品，让神有所安而司职入寐，故能收效。

◎案

张某，女，38岁。患者近5年来每晚入睡困难，需服用舒乐安定2片方能入睡，时间仅1~3小时，寐则梦多易醒，伴心烦，健忘，乏力，头部刺痛，痛有定处。曾服逍遥丸、安神补脑液等，无明显缓解。症见：神疲，面色晦暗，舌质紫暗、苔薄白，脉沉涩。西医诊断为失眠。中医诊断为不寐。辨证为瘀血阻络、心神失养。治以活血通络、养心安神。方用血府逐瘀汤加减。

处方：柴胡、当归、桃仁、枳壳各10g，赤芍、生地黄、川牛膝各12g，炙甘草、桔梗、川芎、红花各6g，郁金15g，琥珀5g，珍珠母30g。7剂，每日1剂，水煎服。

二诊：服上药后每晚不用安眠药能入睡5小时左右，治疗有效，继续守方加减调治1个月，睡眠基本正常，精神转佳，头昏心烦等症消失。

按 此案失眠经久不愈，瘀阻经络，阳不入阴故夜不能寐。投以血府逐瘀汤合郁金、琥珀、珍珠母，理气开郁，镇静安神，共同疏理气血，令其条达，则失眠自愈。

第二节　外科

1. 阑尾周围脓肿

急性阑尾炎化脓坏疽时大网膜可移至右下腹将其包裹，形成炎性包块。

或者阑尾炎穿孔后,被周围肠管形成局限性脓肿,这时的脓肿可被肠管分隔成几个小间隙,也可以形成一个较大的脓腔。由于细菌和病毒进入血液循环,表现出不同程度的全身中毒症状。

中医认为急性阑尾炎属于"肠痈"范畴,而肠痈发生后,毒热与瘀血交织,热瘀相搏,凝结成块,即为阑尾周围脓肿。

医案精选

◎案

薛某,男,63 岁。1989 年 10 月 16 日初诊。患急性阑尾炎 6 天,因在家拖延失治,致成阑尾周围脓肿。患者年高体弱,形体消瘦、面色晦暗,痛苦病容,呻吟不止。腹部检查:右下腹持续性疼痛,腹肌紧张,能触到 7cm×5cm 大小、界限不十分清楚的包块,触之痛甚。患者喜左侧卧位、右腿多卷曲、阑尾穴有压痛、右侧明显。伴有恶心呕吐,不思饮食,大便 5 天未解,小便红赤,舌质暗红、舌苔黄腻,脉滑数,沉取有力。中医诊断为肠痈。辨证为湿热、气滞、血瘀留注肠中,气血郁阻所致。治以活血化瘀、清热排脓、消肿止痛。方用血府逐瘀汤加减。

处方:生黄芪、蒲公英各30g,柴胡、酒大黄各10g,赤芍、薏苡仁各20g,生地黄、桔梗、桃仁、红花、当归各15g,甘草6g。2 剂,水煎服,1 日服完。

二诊:大便通畅,每日 3 次,舌红、苔白腻、脉滑。腹痛缓解、能进粥食、且能起坐,腹部包块变软、腹肌紧张消失。原方继服 3 剂。

三诊:腹痛已不明显、饮食有增、二便如常,嘱其下床活动,原方减大黄、蒲公英等苦寒之品,再继服 3 剂。

四诊:右下腹包块消失,患者形体消瘦,拟黄芪建中汤补气血扶脾胃以善其后。

按 活血化瘀药与清热解毒药合用,能增强抗感染的功效,故将蒲公英加之于内。方中大黄既能清热通便,推陈致新,又能助其化瘀消除包块,酒炒之后,通腑力缓,消瘀力强。

2. 术后肠粘连

术后肠粘连是腹部外科手术中最常见的并发症,患者伴不同程度的腹痛、腹胀、便秘和排气不畅等症状,并可经常导致不完全性肠梗阻。而肠梗阻是临床常见的急腹症之一,如不及时治疗可危及生命。

该病属中医学"腹痛""胁痛"范畴。多由手术损伤血脉,正气受损,瘀血内阻,气机失于条达舒畅所致。

医案精选

◎案

毛某,女,34 岁,农民。在某医院普通外科行腹腔镜胆囊摘除术,术后 3 天出现腹痛、胁肋胀痛,疼痛剧烈,经肌内注射哌替啶无效。症见:痛苦面容,倦怠乏力,因腹痛、胁肋胀痛剧烈,不敢高声说话,动则加重。且诉静脉滴注后即觉腹部、胁肋部肿胀,疼痛不能忍受。纳差,口干,急躁易怒,夜不能寐,辗转困难,小便调,大便 3 天未行,舌红、苔薄,脉弦紧。西医诊断为术后肠粘连。中医诊断为腹痛。辨证为气滞血瘀。方用血府逐瘀汤加味。

处方:桃仁、红花、柴胡、甘草、桔梗、川牛膝、延胡索、乳香、没药、徐长卿、青皮各10g,当归、赤芍各20g,川芎6g,生地黄、枳壳、三棱、莪术各15g。3 剂,每日 1 剂,水煎服。

服上方 1 剂后腹痛去大半。服 3 剂痛止,无其他不适,如期出院。随访无复发。

按 术后肠粘连是腹部外科手术中最常见的并发症,患者伴不同程度的腹痛、腹胀、便秘和排气不畅等症状,并可经常导致不完全性肠梗阻。而肠梗阻是临床常见的急腹症之一,如不及时治疗可危及生命。因此,预防和及早治疗术后肠粘连不仅可减轻患者之病痛,亦可防止病情恶化。本病属中医学"腹痛""胁痛"范畴。多由手术损伤血脉,正气受损,瘀血内阻,气机失于条达舒畅所致。血府逐瘀汤出于清代王清任《医林改错》,方中桃仁、红花、川芎、赤芍活血化瘀;配合当归、生地黄养血活血,使瘀血去而又不伤血;柴胡、枳壳疏肝理气,使气行则血行;川牛膝破瘀通经、引血下行;桔梗入肺经,载药上行;甘草解毒、通百脉以调和诸药。全方共奏活血祛瘀、行气止痛功效。

◎案

刘某,男,72 岁。于 1999 年 9 月因患急性阑尾炎住院手术治疗,出院后

7 天自觉腹部不适,逐渐加重,突然出现绞痛,呈持续性腹胀,不排气,又到医院检查,诊断为粘连性肠梗阻,二次住院手术治疗。出院后仍有腹痛,有时呈阵发性疼痛,因疼痛不敢直腰。西医诊断为手术后肠粘连。故特来就诊,要求中医中药治疗。症见:形瘦,神清,腹部平坦,腹部有压痛,舌苔薄微黄、舌质有瘀点、色暗,脉弦细数。中医诊断为腹痛、腹胀。辨证为血瘀于内、瘀而化热、热结肠间。治以活血化瘀、清热凉血解毒。方用血府逐瘀汤加味。

处方:当归、赤芍、红花、生地黄、川芎、枳壳、牛膝各 12g,桔梗、柴胡各 10g,丹参 20g,金银花 30g,牡丹皮、连翘、黄柏各 15g,桃仁 5g。

服药 12 剂症状明显减轻,后又继服 18 剂痊愈。

按 此例为热结肠间所致腹痛(肠粘连),以气滞血瘀为病机,血府逐瘀汤所治证相吻合,用血府逐瘀汤灵活化裁,标本兼治,而收药到病除之功。

第三节 妇科

1.乳腺增生

乳腺增生症又称乳腺结构不良,是一组既非炎症,又非肿瘤的乳腺组织增生性疾病,其基本病理变化可分为导管及腺泡上皮增生、腺体增生、囊肿形成、上皮化生及间质增生 5 种形态,其患病与内分泌有关,主要因内分泌失调、黄体素分泌减少,雌激素分泌相对增多所致,多发生在 20~40 岁妇女,以乳腺出现肿块疼痛为主,肿块硬度随纤维组织增生程度的变化,小叶增生型质韧,纤维腺病型硬度中等,硬化性腺病型最硬。乳腺增生病为女性常见病、多发病,其发病率已达育龄妇女的 4% 以上,占全部乳房疾病的 75%。70%~80% 的女性有不同程度的乳腺增生,多见于 25~45 岁的女性。本病常见表现为周期性乳房疼痛和乳房肿块,疼痛由于个体差异和病变所处阶段不同而程度各异。

该病属于中医学"乳癖"范畴。最早见于汉代《中藏经》。清代《疡科心得》对该病的症状描述较为具体,其说"乳中结核,形如丸卵,不疼痛、不发寒热、皮色不变,其核随喜怒为消长,此名乳癖"。中医认为,乳为足阳明胃经所过,乳头色青属肝,为足厥阴之气所灌。乳房又为气血、乳汁流通的管道,宜通而不宜闭。若思虑过度、情志不遂,郁怒伤肝、肝郁气滞,气滞血瘀、脉络阻滞而成肿块。每于经前、生气或劳累后,乳房肿块增大,变硬或疼痛加重。

医案精选

◎案

某,女,42 岁,教师。2004 年 11 月 6 日初诊。患者近 8 个月来,常感双侧乳房胀痛,每以月经来潮前、情绪变化时,则乳房胀痛加重。自己触摸时发现左、右侧各有一肿块,触之则痛,恐患肿瘤,即来医院就诊。查:左乳房外上象限有一肿块约 1.2cm × 1.8cm,质韧,与周围组织无粘连,有挤压痛,腋下淋巴结无肿大。右侧乳房外上象限有一肿块约 1.8cm × 2.2cm,质软,活动度好,与周围组织无粘连,触痛明显,腋下淋巴结无肿大,经乳腺红外电脑诊断仪,诊断为双侧乳腺增生。曾服乳癖消片、小金丹疗效不佳,而要求服中药治疗。症见:急躁易怒,两胁胀痛,善太息,寐不佳,口干苦,舌质暗红,边有瘀点,舌底脉络紫暗,苔薄白,脉沉弦。中医诊断为乳癖。辨证肝气郁结、气滞血瘀。治以疏肝解郁、祛瘀通络、软坚散结。方用血府逐瘀汤加味。

处方:桃仁 12g,红花 9g,当归 9g,生地黄 9g,川芎 5g,赤芍 6g,牛膝 9g,桔梗 5g,柴胡 3g,枳壳 6g,甘草 3g,延胡索 6g,郁金 10g,三棱 15g,莪术 15g,10 剂,每日 1 剂,水煎分 2 次温服,煎后药渣再次加水煮开 15 分钟,以毛巾热敷患处,每日 4 次,每次 10 分钟。

二诊:2004 年 11 月 16 日,自觉乳房胀痛明显减轻,双侧肿块,明显缩小。效不更方,继服上药 15 剂。

三诊:2004 年 12 月 1 日,患者无不适主诉,经乳腺红外电脑诊断仪扫描未见异常。随访半年未见复发。

按 本病属于中医"乳癖"范畴。若思虑过度、情志不遂,郁怒伤肝、肝郁气滞,气滞血瘀、脉络阻滞而成肿块。每于经前、生气或劳累后,乳房肿块增大,变硬或疼痛加重,故以血府逐瘀汤活血祛瘀、行气止痛。

◎案

赵某,女,38 岁,干部。2006 年 11 月 10 日初诊。患者近 1 年来常感右侧乳房胀痛,扪之发现一肿块,触痛明显,每以月经来潮前及情绪变化时加重,遂来医院就诊。经乳腺 B 超检查,诊断为右侧乳腺增生。查体见右乳房有一肿块约 1.3cm×2.0cm,质软,挤压痛,腋下淋巴结无肿大。症见:急躁易怒,善太息,口干略苦,舌质淡红,边有瘀点,苔薄白,脉沉弦。中医辨证为乳癖。辨证为肝气郁结、气滞血瘀。治以疏肝解郁、祛瘀通络、软坚散结。方用血府逐瘀汤加减。

处方:柴胡 15g,枳壳 15g,当归 10g,桃仁 10g,赤芍 10g,红花 10g,牛膝 15g,川芎 10g,莪术 10g,王不留行 15g,浙贝母 15g,穿山甲 10g,甘草 6g。7剂,每日 1 剂,水煎分服。

二诊:服上药 7 剂后,乳房胀痛明显减轻;继服 10 剂,乳房胀痛消失,触之肿块减小;续服 15 剂后经乳腺 B 超复查示右乳房未见异常。

按 本病属中医学"乳癖"范畴。乳腺增生病多由情志内伤,肝郁痰凝,积聚乳房脉络所致。冲任不调,气滞痰凝而成块状物。拟血府逐瘀汤活血化瘀,行气解郁。加入穿山甲、莪术、王不留行、浙贝母以助活血通络、散结之功。诸药合用,使肝气舒,瘀血去,络脉通,郁结散而乳癖自消。

2. 无排卵型功能性子宫出血

功能失调性子宫出血简称功血,是指因调节生殖的神经内分泌机制失常引起的异常子宫出血,分为无排卵型和有排卵型功能性子宫出血,无排卵型功血属于中医妇科学"崩漏"范畴,多发于青春期和绝经期的妇女,其发病是肾－天癸－冲任－胞宫生殖轴的严重失调,主要病机是冲任不固,不能制约经血,使子宫藏泻失调,致病因素主要为虚、热、瘀三端。

医案精选

◎案

徐某,女,25 岁,已婚。1997 年 6 月 23 日初诊。自诉 8 个月前行人工流产术,术后阴道出血,经久不愈,经用西药激素治疗后方止。此后每次经来即漏下淋漓,量多色紫暗,并见腹痛,周身酸楚不适。此次就诊,经潮已愈,月经量时多时少,多则如泉涌,少则如屋漏,色紫暗,有血块,腹胀痛,乳房胀痛,舌质紫暗,苔微黄,脉沉细。中医诊断为崩漏。辨证属为血瘀。治以活血化瘀,佐以行血止血调经。方用血府逐瘀汤原方,5剂,每日1剂,水煎服。

二诊:6月29日,诉服上方3剂后,下血增多,夹紫黑血块,小腹胀痛顿减,再服2剂,则腹痛全消,漏亦止。尚觉腰酸无力,双乳胀痛,二便如常,舌苔微黄,脉沉细,拟补益肝肾、养血调经。

处方:血府逐瘀汤加杜仲、山茱萸、香附、郁金,继服5剂。

嘱患者服药完后每日服2丸十全大补丸,连服8天。

三诊:7月10日,诉停药后于7月29日经潮,距上次经净为28天,此次行经5天而止,色量如常,至此病告痊愈。

按 七情所伤,冲任郁滞,或经期、产后余血未尽又感寒热以致成瘀,瘀阻冲任,血不归经,发为崩漏。活血化瘀,佐以行血止血调经,既避免专事涩,瘀血不去,新血不生,又防攻克太过耗伤正气,正不胜邪。桃仁、红花、当归、川芎、赤芍为活血化瘀之要药;牛膝通经脉,祛瘀血,引血下行;蒲黄、三七为化瘀止血要药;生地黄味甘苦寒,能清热凉血敛阴,配合当归则活血而无耗血之弊,柴胡、枳壳开郁行滞气之品,甘草调和诸药。以上诸药配合运用兼顾了气与血、攻与补的关系,共奏活血化瘀,行气活血止血调经之功效,不失为治疗血瘀型崩漏的良方。

◎案

赵某,女,27岁。2014年12月8日初诊。诉月经淋漓不净近1个月。就诊一个半月前由于宫外孕行右侧输卵管切除术,术后1周左右身体恢复,无明显不适,但术后近20天时月经来临,至今仍淋漓不净,色紫暗,有小血块,小腹胀痛不适,纳少,眠差,情绪差,小便正常,大便少而干,舌紫暗,脉弦涩。中医诊断为崩漏。辨证为气滞血瘀、瘀血内阻。治以理气活血、祛瘀生新。方用血府逐瘀汤加减。

处方:当归20g,桃仁12g,红花12g,生地黄20g,川芎10g,柴胡12g,赤芍12g,益母草30g,枳壳12g,莪术15g,枳实10g,炒莱菔子20g。5剂,每日1剂,水煎温服。忌食生冷,忌劳累。

二诊：服上药 2 剂后，出血量增多，色暗红有小血块，蜕膜样残留物排出。之后疼痛减轻，服完 5 剂后腹胀痛消失，出血明显减少。

处方：上方减当归为 10g，去桃仁、红花、莪术，加百合 10g。继服 3 剂，每日 1 剂，水煎温服，早晚各 1 次。

三诊：上药服完后，出血已止，诸症悉平。

按 患者宫外孕术后，心情忧郁寡欢，而肝主疏泄，忧郁导致肝气郁结，不得宣达，疏泄功能失常，致使气滞血瘀，冲任不畅，胞脉受阻，胞宫瘀滞，新血不安，则经乱无期，血不归经，经水非时而下，量多或淋漓不净形成崩漏。辨证论治，澄源求因，切不可见血止血，专事止涩，犯虚虚实实之戒，并大胆使用血府逐瘀汤加减治疗。加益母草、莪术以增活血祛瘀之功使瘀血去、新血生，离经之血得以归经，则崩漏自止；加用枳实、炒莱菔子以行气通腑，理气活血。三诊时阴道出血已基本止，故去桃仁、红花、莪术等活血化瘀之药，加百合宁心安神而善其后。本例患者以血瘀为本，气滞为标，故用血府逐瘀汤加减治疗故愈。

3. 闭经

闭经是多种疾病导致的女性体内病理生理变化的外在表现，是一种临床症状而并非某一疾病。按生殖轴病变和功能失调的部位分为下丘脑性闭经、垂体性闭经、卵巢性闭经、子宫性闭经以及下生殖道发育异常性闭经。闭经还可分为原发性和继发性，生理性和病理性。原发性闭经指年龄大于 14 岁，第二性征未发育；或者年龄大于 16 岁，第二性征已发育，月经还未来潮。继发性闭经指正常月经周期建立后，月经停止 6 个月以上，或按自身原有月经周期停止 3 个周期以上。生理性闭经是指妊娠期、哺乳期和绝经期后的无月经。病理性闭经是直接或间接由中枢神经 - 下丘脑 - 垂体 - 卵巢轴以及靶器官子宫的各个环节的功能性或器质性病变引起的闭经。

中医闭经分为原发和继发两种。原发多为先天禀赋不足，或因患他病使然，当为虚证；继发则为后天失养，情志郁结，劳倦内伤，外感六淫，其证可为虚证或虚实夹杂。古人云"经水出诸肾"，肾主生殖，月经非生理性停闭是生殖功能低下或丧失的标志，所以闭经的基本病机是肾虚。由于闭经病程长，最终均可出现瘀滞，或因虚致瘀，或因实而瘀，故肾虚血瘀是致病之本。

医案精选

◎案

刘某,女,20岁。2007年4月20日初诊。主诉:患者月经初潮年龄17岁,于4个月前因情志不舒,月经中断4个月。曾在某医院妇科经彩超检查,子宫及附件均未见异常,给予肌内注射黄体酮治疗,月经仍未来潮。自服当归片、益母草膏等均未见效,遂来求诊。症见:精神郁闷,烦躁易怒,两胁胀满,少寐多梦,舌质紫暗,少苔,脉沉弦。中医诊断为闭经。辨证为郁怒伤肝、气滞血瘀。治以活血祛瘀、理气行滞。方用血府逐瘀汤加减。

处方:桃仁12g,红花12g,当归12g,生地黄10g,川芎12g,赤芍10g,牛膝10g,桔梗10g,柴胡12g,枳壳10g,郁金6g,合欢皮15g,甘草6g。水煎服,每日1剂。

连服1个月,月经来潮,诸症消失。随访半年未复发。

按《济阴纲目》引朱丹溪云"经不通……或因七情伤心,心气停结,故血闭而不行,宜调心气,通心经,使血生而经自行矣"。本例为郁怒伤肝,肝气郁结,气机不利,血滞不行,冲任受阻,而致闭经。气以宜通为顺,气机郁滞,不能行血,冲任不通,则经闭不行。气滞不宣则精神郁闷,烦躁易怒,两胁胀痛。舌紫暗,脉沉弦均为瘀滞之象。用血府逐瘀汤活血祛瘀,理气行滞;加郁金行气解郁,加合欢皮安神解郁。本例辨证准确,用药得当,药到病除。

◎案

李某,女,36岁。2005年11月26日初诊。闭经十余年。十余年前,因事与人争执后,心闷不舒,郁郁寡欢,月事即停,多服疏肝理气、活血祛瘀之药,效欠佳。症见:胸痛犹如针扎,胸闷得叹息则舒,时有心慌,大便干结。舌质紫暗,苔薄白,脉沉弦。中医诊断为闭经。辨证为气滞血瘀。方用血府逐瘀汤加减。

处方:炒桃仁15g(碎),红花10g,当归15g,川芎10g,赤芍10g,生地黄15g,柴胡10g,炒枳壳15g,甘草10g,桔梗10g,川牛膝15g。5剂,每日1剂,水煎服。

二诊:服上药5剂后,患者诉胸痛如往昔,胸闷益甚,如有重物压榨,憋闷异常。该患者形体壮实,语音洪亮,其舌质紫暗,脉来沉弦,确为大实之体,且 10 余年来遍服疏肝理气、活血祛瘀之药,瘀血似已根深蒂固,若非大剂破血逐瘀之剂,恐不能直捣其巢臼,荡涤实邪。

处方:炒桃仁 25g(碎),红花 15g,丹参 25g,川芎 15g,赤芍 15g,生地黄 15g,柴胡 10g,炒枳壳 20g,甘草 10g,桔梗 10g,川牛膝 25g,大黄 20g,土鳖虫 10g,水蛭 10g。5 剂,每日 1 剂,水煎服。

5 剂后,月事即行,下黑紫污血甚多后,余症均除。喜悦之情,溢于言表。后予血府逐瘀丸调理善后。

按 本例患者初诊服药后的反应,应为邪正相争之表现。"药不冥眩,厥疾弗瘳"。若非成竹在胸而志坚意决,以胜勇之师逐末路之穷寇,十载痼疾岂能速愈?

4. 不孕症

不孕症是指女子婚后夫妇同居 2 年以上,配偶生殖功能正常,未避孕而未受孕者,或曾孕育过,未避孕又 2 年以上未再受孕者,称为"不孕症",古称前者为"全不产",后者为"断绪"。不孕的原因可能在女方、男方或男女双方。属女方因素约 60%,男方因素约 30%,属双方因素约 10%。

中医认为不孕主要与肾气不足,冲任气血失调有关。中医认为五脏一体,在肾气盛,天癸至,任通冲盛的基础上,与其浑然一体的脏腑经脉也需功能正常。冲任隶属于阳明,且阳明脾胃是运化水谷精微之所,为后天之本、气血生化之源,故应时时顾护脾胃。另外女子以肝为先天,且精血同源,临证亦应注意肝之调节疏泄功能对女性"血""阴"平衡的重要性,至于湿热、痰浊则皆既为以上脏腑失衡的病理产物,亦为相应的病因,二者互为因果,治时应标本兼顾,扶正不忘祛邪。

医案精选

◎案

楼某,女,32 岁,农民。1996 年 6 月 10 日初诊。婚后同居 5 年未孕,辗转医治无效。症见:月经常延期,经来血红夹紫黑血块,经行小腹作痛,临经乳房作胀,烦躁易怒,经后便溏薄,平素带下量多,色黄质稠,舌边有瘀点,脉弦细。妇科检查:宫颈轻度炎症,宫体后倾,附件压痛明显。输卵管碘油造影提示双侧输卵管炎、伞端完全性梗阻。基础体温呈双相曲线。白带常规检查:脓细胞,霉菌(-),滴虫(-)。男方精液常规检查正常。中医诊断为不孕。辨证为肝血瘀阻、胞经气滞不通。方用血府逐瘀汤加减。

处方:柴胡、川芎、甘草各5g,当归、生白芍、红花、穿山甲、川牛膝各10g,生地黄、桃仁、路路通、红藤各15g,青皮、桔梗各8g。7剂,每日1剂,水煎服。

二诊:7月17日,此次月经准期而至,经行小腹胀痛大减,临经乳房作胀、烦躁易怒缓解,今适经净。

处方:上方去桃仁、红花、路路通,加三棱、莪术、水蛭,再服7剂,嘱次月月经净后3天继服二诊方7剂。

三诊:9月25日,停经40天,未服原方,月经延期,低热泛恶,纳食不馨,经妇检和妊娠试验阳性,诊断为早孕。嘱注意休息调养,后随访足月顺产一男婴。

按 中医学虽无输卵管阻塞不通的记载,但其症状多散见于"不孕""带下""月经不调"诸门中。患者属肝血瘀阻,胞经气滞不通,冲任瘀阻。冲为血海,任主胞胎,肾气旺盛,精血充足,任脉通,月事才能以时下,两精相搏,方能受孕。不通则瘀,血瘀气滞是输卵管阻塞不孕的主要病机,故应针对这一关键环节,选用血府逐瘀汤加减。

5. 子宫复旧不全

产后子宫复旧不全是妇女分娩后常见的疾病,患者突出的临床表现是血性恶露持续时间长,到了产后42天仍有阴道流血,如不采取有效的治疗方法,使子宫内膜修复止血,容易因长时间流血引起的生殖道感染。

中医称其为"产后恶露",其主要病因是产后体虚、慢性消耗疾病、产时失血过多等引起子宫收缩乏力,或产后胎盘剥离不全,胎膜残留,妊娠时子宫张力过大,剖宫产切口影响子宫收缩等使子宫复原缓慢,引起晚期产后出血或淋漓不尽或大出血。中医认为本病的发生主要是产后冲任受损,气血运行失常所致。

医案精选

◎案

乔某,女,28 岁。2004 年 11 月 30 日初诊。产后 25 天,恶露不尽,量少色暗,挟有瘀块,伴小腹胀痛拒按,胸闷善叹息,口干心烦,入夜尤甚,舌质暗,脉弦。中医诊断为产后恶露不绝。辨证为气滞血瘀。方用血府逐瘀汤加减。

处方:当归 9g,川芎 6g,赤芍 9g,桃仁 6g,红花 6g,生地炭 24g,牛膝 6g,炒枳壳 6g,桔梗 6g,柴胡 6g,甘草 10g,芥穗炭 6g。3 剂,每日 1 剂,水煎服。

二诊:服上药 3 剂后恶露尽而余症亦减,又进 5 剂,诸症自除。

按 此乃瘀血内停,血不归经而致恶露不尽、量少色暗,挟有瘀块;气机不畅、气血阻滞,不通则痛,故见小腹胀痛而拒按;气机不畅,肝失条达,故见胸闷、善叹息;瘀血内阻,病在阴分,夜属阴,故入夜尤甚;郁滞化热伤阴,扰及心神,故见心烦口干,舌脉均现血瘀气滞之象,治宜祛瘀止血,行气止痛,散郁清热,故用血府逐瘀汤。

◎案

孔某,女,28 岁。1987 年 8 月 12 日初诊。产后逾月,恶露淋漓不绝,时多时少,时有时无,色暗黑,夹有血块,小腹坠痛。B 超检查示子宫复旧不全。妇科诊断子宫复旧不全、胎盘残留。患者不同意做清宫手术,要求用中药治疗。检查:面色㿠白,神疲乏力,语声低弱,形体羸瘦,肌肤甲错,小腹压痛。舌暗红、边有瘀点,苔薄白,脉沉涩。中医诊断为产后恶露不绝。辨证为恶血阻络、血瘀漏下、日久耗气、血不归经。治以活血化瘀、益气固冲。方用血府逐瘀汤加减。

处方:当归、赤芍各 12g,川芎 10g,熟地黄 15g,桃仁 12g,红花 10g,炒蒲黄、五灵脂各 10g,炮姜 6g,芥穗炭 10g,黄芪 20g,党参 12g,柴胡 10g,牛膝、川续断各 12g。6 剂,每日 1 剂,水煎服。

二诊:服上方 6 剂后,痛定血止,精神转佳。继服八珍汤 6 剂,以善其后。

按《妇人大全良方》"产后伤于经血……恶血不尽,在于腹中,而脏腑挟于宿冷,致气血不调,故令恶露淋沥不绝也"。恶血阻留胞宫,损伤冲任,新血难安,淋漓不绝,日久不止,耗气伤血,日见羸弱。本例血瘀为本,气虚为标,故用血府逐瘀汤活血化瘀以祛恶血,加参芪益气而运血,加炮姜、芥穗炭引血归经以安其新血,恶血去而新血安,正气充而血运畅,故愈。

5. 产后缺乳

产妇在哺乳时乳汁甚少或全无,不足够甚至不能喂养婴儿者,称为产后缺乳。缺乳的程度和情况各不相同:有的开始哺乳时缺乏,以后稍多但仍不充足;有的全无乳汁,完全不能喂乳;有的正常哺乳,突然高热或七情过极后,乳汁骤少,不足于喂养婴儿。

中医学认为乳汁由气血津液化生,资于冲任。若气血亏虚,津液不足,则致乳汁减少或不足;或七情所伤,肝气郁结可致乳脉不行而缺乳。气血亏虚,肝郁气滞,乳络闭塞为缺乳的主要病机。

医案精选

◎案

翟某,女,24 岁。1983 年 2 月 18 日初诊。患者平素身体健康,因生一女婴遭婆母歧视和丈夫打骂,产后 20 天,乳汁稠黏点滴量少,经服疏肝解郁通乳方药,疗效不显。观其患者两侧乳房硬痛,触之有块,症见:两胁胀痛,频作嗳气,饮食不振,且恶露不尽,量少色暗有块。舌边有瘀点,脉弦细涩。中医诊断为产后缺乳。辨证为气滞血瘀、乳汁不下。方用血府逐瘀汤加减。

处方:血府逐瘀汤原方,3 剂,每日 1 剂,水煎服。

二诊:服上药 3 剂后,患者乳房胀痛减轻,乳汁也下。

处方:上方加黄芪、王不留行,又服 3 剂,泌乳逐渐增多,可以满足婴儿需要,临床诸症消失。

按 产后缺乳有虚证和实证之分。虚证多因体质虚弱、气血不足,或产时失止过多,气血两虚所致;实证多因肝郁气滞,经脉闭塞,气血不通所致。无论气虚还是气滞,都可使血行不利而致血瘀,血脉不通,则不能保证乳汁通盛流畅而致不行。若单用疏肝解郁或补益气血之药,往往效果不显,必须应用活血祛瘀之品常常即效。血府逐瘀汤不仅能消血分瘀滞,也可散气分郁结,活血祛瘀而无伤血之虑,行气利气无燥之弊,瘀去气行,乳汁自流。加之黄芪益气以助运行之力,王不留行入冲任经血分,故临床用之,每收良效。

◎案

吴某,女,24 岁,工人。2004 年 10 月 6 日初诊。患者平素形壮体健,6 天前足月顺产一男婴,分娩时出血量不多,亦无不良精神刺激,近 4 天来两乳胀痛,活动时疼痛加重,乳汁甚少,恶露正常,无异味,体温、饮食、二便均正常,两乳对称,胀大波及腋部,肤色正常,无局部红肿,腋下淋巴结不大,宫缩良好,舌边有散在瘀点,苔白薄,脉弦。中医诊断为产后缺乳。辨证为瘀血阻络、乳汁不行。方用血府逐瘀汤加减。

处方:血府逐瘀汤加王不留行10g。3 剂,每日 1 剂,水煎服。

二诊:服上药 3 剂后,乳汁明显增多,乳胀痛减轻,服药 5 剂,乳汁能满足婴儿需要,乳胀痛已消。

按 一般缺乳多从气滞和气血虚弱论治,遂以疏肝解郁通络下乳或补益气血兼通乳络治之。而对瘀血引起的缺乳则不相宜。因产后之体多瘀,瘀血内停,不仅有碍气血的运行,影响新血的化生,更可阻滞乳络,使乳络不畅、乳汁分泌减少。诚如《医宗金鉴·妇科心法要诀》"乳证门"所说:"产后乳汁不行,因瘀血停留,气脉壅滞者,其乳必胀痛。"为此,选用血府逐瘀汤加王不留行活血化瘀通络下乳,适合瘀血引发缺乳的病机,故取得良好的疗效。

6. 经行发热

妇女每值经期或行经前后,出现以发热为主症,经净后其热渐退者,称为"经行发热",亦称"经病发热"。多因内蕴湿热之邪,与血相互搏结而成瘀;或经期产后,人工流产术后,摄生不慎,瘀血内停,瘀久化热,瘀热互结,气血下注冲任,气血壅阻,瘀热内盛,营卫失调,而致发热。

医案精选

◎案

李某,女,42 岁。2005 年 6 月 20 日初诊。经行发热已连续半年。体温最高达到38.5℃,经期第一至第三天发热明显,经量少,色暗,夹少量血凝块,头痛,颜面部斑片状皮疹。予抗生素及退热药对症处理后症状消失。月经周期30 天,经期 5 天。曾行妇科检查及胸片、B 超等检查均无殊。今月经来潮,体温38.5℃,色暗,少腹隐痛,骨节酸痛,恶风,神疲乏力,颜面部斑片状皮疹。舌淡红、苔薄白,脉细。中医诊断为经行发热。辨证为瘀血。治以行气活血、疏风清热。方用血府逐瘀汤加减。

处方:柴胡、红花、桔梗、甘草各6g,黄芩、赤芍、蝉蜕、荆芥、防风、生地黄、枳壳各10g,当归、牛膝各9g,桃仁12g。7剂,日1剂,水煎服。

二诊:7月15日,诉服上药2剂后,月经量增多,经色转红、热退,续服5剂,皮疹渐退,诸症消失。现无不适,守原方续进7剂,7月21日月经来潮后无发热、头痛及皮疹等不适,随访3个月,行经之时已无发热、皮疹等症状,病告痊愈。

> 按 经行发热常伴有下腹痛,经血色暗、量少、唇暗,多为瘀血内存,故选用血府逐瘀汤加减。

◎案

吕某,女,38岁。2006年8月15日初诊。该患者于3年前行人工流产术后始,因摄生不慎,每于经前或经期发热,经西医多次检查,未检查出任何结果。正值经行第一天,症见:面暗身热,急躁易怒,小腹疼痛拒按,犹如针刺,红色紫暗,有血块,块去痛减,舌暗,舌边有瘀点,脉弦紧而涩。中医诊断为经行发热。辨证为瘀阻冲任、瘀久化热。治以活血化瘀、清热调经。方用血府逐瘀汤加味。

处方:桃仁15g,红花10g,当归15g,生地黄15g,川芎10g,赤芍15g,牛膝15g,桔梗10g,柴胡10g,丹参20g,枳壳15g,甘草10g。7剂,每日1剂,水煎服。

二诊:上药服至3剂后,经色转红,无血块,小腹偶有微痛,7剂服后诸症俱去,随访年余,其症未再复发。

> 按 本案例患者因人工流产术后,摄生不慎,以致瘀血内停,瘀久化热,湿热与血相搏结而终成此疾。若瘀不化则热不消,瘀不去则痛不止。方用血府逐瘀汤加味,以桃红四物汤加丹参活血化瘀以养血、凉血化瘀以清热;以四逆散行气和血以止痛;桔梗疏调气机;牛膝通利血脉、引血下行。诸药共伍,使瘀化热清,而诸症自愈。

7. 经行头痛

中医学认为,经行头痛大多由肝气郁结引起。头为诸阳之会,唯厥阴肝络,能上达巅顶。女子以血为本,以肝为用,肝藏血,主疏泄气机,气血条达,月经如期而至。假如肝气不舒,气郁血滞,经血就不能如时下泄,经气壅滞。一方面循经上扰清窍,出现头痛;另一方面胞脉阻滞,月经周期错后,则少腹胀痛。另外,经血不畅,肝气郁结,还会引起情绪异常。

医案精选

◎案

付某,女,37岁,已婚,干部。1991年10月7日初诊。经前头胀痛或掣痛反复发作3年,再发3天。头痛多在月经前1周发作。近3个月来头痛时间提前,常在月经前10天左右发病,本次头痛以左侧为主,为掣痛和胀痛,伴头晕,心烦易怒,睡眠差,多梦,两乳胀痛,工作效率甚差,注意力不集中,善忘事,大便2~3天1行,便干,小便黄,舌质红苔黄,脉弦细涩。BP 165/90mmHg。中医诊断为经行头痛。辨证为肝气郁结、气滞血瘀。治以活血祛瘀、理气止痛,兼以平肝潜阳。方用血府逐瘀汤加减。

处方:血府逐瘀汤加钩藤10g(后下),珍珠母、首乌藤、夏枯草各15g,全蝎6g,僵蚕9g。3剂,每日1剂,取汁300ml,每次100ml,每日3次。

二诊:服上药3剂后,头痛明显减轻,掣痛次数减少,睡眠转佳,BP 143/83mmHg。再进7剂,头痛控制,睡眠如常,两乳胀痛改善,对事物的反应较前敏捷,工作效率提高。停用煎剂改服逍遥丸6g,每日3次,以巩固疗效。后连续调治2个疗程,经前头痛未发。随访半年,安然无恙。

按 经行头痛多因素体虚弱,或经、带、胎产、哺乳之时失以摄养,使气血阴阳失和,导致肝的疏泄功能失调;或情志不遂、肝气郁结,肝失疏泄,气滞血瘀,脑络受阻、不通所致的一系列脏腑、气血失调的症状。在此期间,检查脑血流图,血管紧张度增强多见于肝郁气滞、肝阳化风的患者,而血管充盈度偏低,多见于气血不足、肾髓亏耗或痰湿郁蒙的患者。因此,治疗上以活血化瘀、疏肝理气为基本法则,故方用血府逐瘀汤加减。

◎案

徐某,女,36岁,会计。因经行头痛2年余于2014年5月24日初诊,末次月经 2014 年 4 月 28 日,平时月经规则,每月行经 5 天,量中,色暗红,夹血块,伴轻度痛经,近 2 年每于经前 1 周即感头痛,逐日加重,以前额及右侧疼痛明显,胀痛为主,每需服止痛药方能得缓,伴纳谷不香,夜寐欠安,心神不宁,乳房胀痛,舌质暗,苔薄白,脉弦滑。中医诊断为经行头痛。辨证为气滞血瘀、肝气郁结。治以疏肝解郁、活血化瘀。方用血府逐瘀汤合逍遥丸加减。

经期正常服药,服药后症状明显减轻,睡眠质量明显改善,经净后二诊,方拟益气养血活血之法调养,经前 1 周再改拟血府逐瘀汤加减煎服,3 个月后头痛症除。随访至 2014 年 12 月未有复发。

按 方中桃仁破血行滞而润燥,红花活血祛瘀以止痛,共为君药;赤芍、川芎助君药活血祛瘀;牛膝活血通经,祛瘀止痛,引血下行,共为臣药;生地黄、当归养血益阴,清热活血;桔梗、枳壳,一升一降,宽胸行气;柴胡疏肝解郁,升达清阳,与桔梗、枳壳同用,尤善理气行滞,使气行则血行,以上均为佐药;桔梗并能载药上行,兼有使药之用;甘草调和诸药,亦为使药。合而用之,使血活瘀化气行,则诸症可愈。

8. 卵巢囊肿

卵巢囊肿属广义上的卵巢肿瘤的一种,各种年龄均可患病,但以 20～50 岁最多见。卵巢肿瘤是女性生殖器常见肿瘤,有各种不同的性质和形态,即:一侧性或双侧性、囊性或实性、良性或恶性,其中以囊性多见,有一定的恶性比例。

本病在中医古籍中无关于卵巢囊肿的明确记载,多纳入"癥瘕"的范畴中,其致病机制主要责于脏腑功能失调,以及气滞、血瘀、痰浊、湿热之邪作用机体而致,《诸病源候论·癥瘕候》云"癥瘕者,皆由寒温不调,饮食不化,与脏气相搏结所生也",治疗原则以活血祛瘀、消积化痰为要。

医案精选

◎案

郑某,女,30 岁,已婚未孕。2008 年 4 月 21 日初诊。患者于 2005 年患化脓性阑尾炎,手术后肠粘连。2007 年因左侧卵巢囊肿,再次手术,因未生育只做囊肿切除,保留卵巢。2008 年 4 月因左下腹疼痛到医院检查,诊断为左侧卵巢囊肿,西医建议手术,因患者对手术产生恐惧,求中医治疗。自诉:2007 年手术后,月经错后,出血量时多时少,每次行经腰腹胀痛。检查:左下腹压痛,能触及一边缘清楚块状物,彩超示左下腹囊性肿块大小为 11cm×8cm×9cm。患者虽经两次手术创伤,健康状况尚可,偶有心悸气短,饮食可,大便干结,面色晦暗,舌质紫暗有瘀斑,脉沉弦。中医诊断为癥瘕。辨证为气滞血瘀、癥积有形。治以活血化瘀、消癥破积。方用血府逐瘀汤加减。

处方:柴胡 15g,当归尾 12g,桃仁 15g,红花 12g,赤芍 12g,当归 15g,川芎 12g,川牛膝 15g,制大黄 6g,土鳖虫 15g,甘草 6g。3 剂,每日 1 剂,水煎服。

二诊:3 剂后腹痛缓解,药已中病且无不良反应,上方连服 20 剂,左下腹肿块缩小为 6cm×4cm×4cm。改用化癥回生丹(《温病条辨》),每服 9g,每日 3 次,连服 1 个月。复查:左下腹肿块消失,身体健康,并能参加劳动,随访2 年,囊肿未发。

按 癥瘕的形成,多与正气虚弱、血气失调有关,常由气滞血瘀结聚而成。《妇科心法要诀》云:"凡治诸癥积,宜先审身形之壮弱,病势之缓急而治之。"本案形证俱实,故以血府逐瘀汤化瘀消癥破积以攻其病,后期遵"大积大聚,其可犯也,衰其大半而止"的原则,停服汤药,改用丸药缓图,终成全功。

◎案

蔡某,女,24 岁。2003 年 3 月 16 日初诊。患者诉下腹部疼痛 8 月余,左、右各可扪及一圆形包块,推之可动,经某医院 B 超检查,确诊为双侧卵巢良性囊肿。症见:面色苍白,心烦、失眠、多梦,舌紫有瘀点,苔白腻,脉涩。中医诊断为癥瘕。辨证为气血瘀阻、痰湿内蕴。治以理气活血、化瘀消积、化痰祛湿。方用血府逐瘀汤化裁。

处方:川芎、当归、桃仁、赤芍、枳实、川牛膝、三棱、生地黄各 15g,红花、海藻、白芥子、柴胡、夏枯草各 10g。10 剂,每日 1 剂,水煎服。

10 剂为 1 个疗程,月经期停服,共服药 4 个疗程,诸症消失,并经 B 超检查证实,双侧卵囊肿消失,并于 1 年后受孕。

按 本例患者因气血瘀阻,痰湿内蕴,痰湿与瘀血互相裹结聚于胞宫而成,故以理气活血,化瘀消积,化痰祛湿为治法,血府逐瘀汤加三棱、白芥子、夏枯草、海藻等可使瘀血去,痰湿散,囊肿消。

9. 慢性盆腔炎

慢性盆腔炎的发生,多由于患者宫腔手术后病菌上行感染,治疗不及时或不彻底所致。主要临床表现为腹痛、腰骶痛、白带多,反复发作;妇科检查:宫体固定或触痛、附件增粗或厚且触痛,甚至形成盆腔包块。

中医虽无此病名记载,但在热入血室、妇人腹痛、带下、癥瘕积聚等病证中多有论述。中医生理病理学认为盆腔位于人体下焦,胞宫以其赖以获取精微营养,借以完成其功能活动的冲、任、带诸脉均在此循行、交汇。当病邪经阴户侵袭并壅遏于胞宫、胞脉时,势必使胞脉之气血运行受阻,进而瘀滞不通,最终导致"瘀血"的产生。"不通则痛",发为腹痛这一主要证候。

医案精选

◎案

赵某,女,35岁,已婚。1999年3月13日初诊。患者有慢性盆腔炎病史3年,下腹疼痛反复发作,每次发作均用抗生素治疗。3周前下腹疼痛再发,左少腹疼痛尤甚,伴下腹坠胀,腰骶部胀痛,持续不止,带下色黄量多,质稠味臭,舌质暗红,苔黄腻,脉涩。B超示左附件有37mm×31mm非均质性包块,边界模糊,盆腔内有42mm×55mm液性暗区。西医诊断为慢性盆腔炎。中医诊断为癥瘕。辨证为湿热瘀阻。治以活血祛瘀、清热利湿。方用血府逐瘀汤去桔梗、枳壳,加清热利湿的薏苡仁、泽泻。

处方:桃仁、生地黄各12g,当归、赤芍、泽泻各10g,红花、牛膝、柴胡各9g,三棱、莪术、川芎各15g,薏苡仁、蒲公英各30g。每日1剂,水煎,早晚分服。

连续治疗40天后,自觉症状消失,带下减少。B超复查左附件包块消失,盆腔积液减少。守原方去三棱、莪术,加党参、黄芪,继续治疗1周,各项检查正常出院。

按 中医辨证认为本病为湿热余邪未净,与血互结,瘀积胞中,致脏腑功能失调,气血不和,冲任受阻所致。故治疗时以活血化瘀为主,佐以清热利湿,使经脉通畅,湿热得除,诸症自除。由于病情反复发作,每多引起精神抑郁,产生肝郁气滞症状,故治疗还当配以疏肝行气药物,以使气行则血行,从而增强活血化瘀、祛湿通络的作用。

◎案

李某,女,38 岁,已婚,工人。2008 年 4 月初诊。患慢性盆腔炎 4 年,平时有下腹胀痛、隐痛,痛时牵引腰骶部,白带量多,曾静脉滴注抗生素、庆大霉素、甲硝唑等,疗效不佳,近半月来劳累后症状加重,遂求治于中医,察其舌边有瘀点,脉细。中医诊断为癥瘕。辨证为湿热瘀滞。治以清热利湿、活血化瘀。方用血府逐瘀汤加减。

处方:当归 10g,桃仁 10g,红花 10g,赤芍 10g,川芎 10g,枳壳 10g,红藤 30g,蒲公英 30g,薏苡仁 30g,山药 15g,柴胡 15g。14 剂,每日 1 剂,水煎服。

二诊:服上药 2 周后下腹胀痛明显减轻,其他症状亦有改善,即以原方不变,继续服用 2 周,症状基本消失,随访半年无复发。

按 慢性盆腔炎为妇科常见多发病,往往有组织粘连、瘢痕形成,使血液运行受阻,属中医学"腹痛""痛经""带下"等范畴,湿热瘀为其主要致病因素,气滞血瘀等是本病最基本的病机。运用血府逐瘀汤治疗本病时据具体症状,辅助以清热、利湿等,常可获效。药效学显示,本方有抑菌、活血止血、解痉止痛,增强免疫力作用,对慢性炎症起到逆转和修复的作用。

10. 围绝经期综合征

围绝经期一般包括绝经前期(闭经前 2 ~ 5 年)、绝经期(持续闭经第一年)和绝经后期(月经停止至卵巢内分泌功能完全消失)这三个阶段。国际上一般认为其从 41 岁开始历时 15 ~ 20 年,过去曾称为更年期。绝大多数围绝经期妇女在围绝经期会发生月经失调,并伴发不同程度的自主神经功能紊乱为主的症状。现代医学称之为围绝经期综合征。

中医称为"经断前后综合征"或"绝经前后诸证"。中医古籍中,相关症状散见于"脏躁""郁证""虚劳""百合病""心悸""不寐""年老经断复来""年老血崩"等疾病。《素问·上古天真论》云女子:"七七,任脉虚,太冲脉衰少,天癸竭,地道不通,故形坏而无子也。"历代医家从肾、肝、脾、心、肺、五脏合病、痰瘀、冲任二脉不同角度阐释了中医对绝经前后诸症的病机。围绝经期综合征以肾虚为本,同时肝气郁结、痰瘀内生等病机也是绝经前后诸症重要病机。

医案精选

◎案

李某,女,48岁,教师。就诊前3个月无明显诱因出现月经紊乱,淋漓不尽,头晕目眩,心慌心悸,胸闷纳呆,记忆力减退,失眠多梦,烦躁易怒出汗,曾服用谷维素、安宫黄体酮、七叶神安片等,效果不佳而来就诊。症见:舌质青紫,边有瘀斑,舌下系带瘀滞,脉弦涩。西医诊断为围绝经期综合征。中医诊断为绝经前后诸症。辨证为肝郁血瘀。方用血府逐瘀汤治之,2周后症状消失大半,精神好转,4周后临床症状全部消失,病获痊愈。随访半年未复发。

按 近年来,随着医学科学的不断发展,多数学者都认为肝郁血瘀为本病的病理基础,活血理气化瘀是治疗本病的根本大法。血府逐瘀汤是王清任《医林改错》中的名方,所治症目较多,如"心里热""心跳心忙""肝气病""晚发一阵烧",以上所述皆为围绝经期综合征的临床所见,王清任谓之"皆有血瘀"。血府逐瘀汤是妇科运用最为广泛的方剂之一,凡气血郁滞之症皆可运用,因此,应用本方治疗围绝经期综合征也获良效。

◎案

王某,女,48岁。2004年3月21日初诊。2年来经期紊乱,每三四月一至,经量时少时多,时有瘀块。3个月前因家庭不和致精神抑郁,血压偏高,眩晕,失眠,胸胁闷胀而痛,纳差,舌暗苔白,脉弦而沉。西医诊断为围绝经期综合征。中医诊断为绝经前后诸症。辨证为肝气不疏、气滞血瘀。治以疏肝理气、活血化瘀、通络止痛。方用血府逐瘀汤加减。

处方:当归15g,熟地黄12g,柴胡10g,桔梗10g,牛膝10g,桃仁6g,红花10g,川芎10g,赤芍10g,枳壳10g,甘草5g,白芍12g,茯苓12g,白术12g,薄荷10g,生姜5片。4剂,每日1剂,水煎服。

二诊:服上方4剂后,眩晕减轻,胸胁闷痛稍减,其他病情亦好转,效不更方,遵原方继服6剂。

三诊：服上方 6 剂后，诸症均减，血压正常，睡眠如初，二便调和，脉沉细无力，舌淡苔白。此瘀血已去，正气乃虚。

处方：原方去红花、桃仁、牛膝、赤芍、薄荷等活血疏散之品，加党参 20g。继服 8 剂，药后诸症消除，而病痊愈。

按 本例患者适逢围绝经期，月经紊乱 2 年余，又有明显的情志所伤，故使肝气郁结，致气滞血瘀，形成胸胁闷痛、眩晕、失眠、纳差等症。然采用血府逐瘀汤加减治疗，达活血化瘀，理气止痛，疏肝解郁之功，使肝气疏解，瘀血消散，气血调和，则血压恢复正常，胸胁痛除，睡眠、饮食得以恢复，而病愈矣。

11. 原发性痛经

原发性痛经是指女性经行前后或经期期间反复出现周期性小腹疼痛或痛引腰骶，甚则剧痛至晕厥，但盆腔内无明显器质性病变的痛经。西医认为原发性痛经的发病一般始于排卵周期建立之后的青春期，其产生机制主要是由于血液中前列腺素的增加，引起子宫平滑肌收缩并造成缺血而产生疼痛。

中医有关痛经的记载，最早见于《金匮要略·妇人杂病脉证并治》："带下，经水不利，少腹满痛，经一月再见者。"《诸病源候论》则首立"月水来腹痛候"，认为"妇人月水来腹痛者，由劳伤血气，以致体虚，受风冷之气，客于胞络，损冲任之脉"。痛经发病有生活所伤、情志不和或六淫为害等不同病因，并与素体及经前、经期前后等特殊的生理变化有关。其发病机制主要是在此期间受到致病因素的影响，导致冲任、胞宫气血阻滞，"不通则痛"；或冲任胞宫失于濡养，"不荣则痛"。其病位在冲任、胞宫，变化在气血，表现为痛证。

医案精选

◎案

江某，女，19 岁。2012 年 2 月 6 日初诊。自诉每次月经前 3 天小腹胀痛，痛引腰骶，拒按，经量少，色暗有块，每于受凉或劳累后加重已 3 年。曾做彩超检查示子宫、附件均正常。现正值经期第一天，小腹胀痛难忍拒按，伴恶心,冷汗淋漓,呻吟不止,辗转不安,经量少,色暗有块,舌暗苔薄,脉弦。中医诊断为痛经。辨证为气滞血瘀。方用血府逐瘀汤加减。

处方:桃仁10g,红花6g,牛膝10g,川芎10g,当归15g,赤芍15g,柴胡6g,枳壳6g,炙甘草6g,延胡索20g,五灵脂15g,乌药10g,香附12g,小茴香10g,艾叶10g,桂枝10g。嘱其于月经到来前3天服此药3剂,每日1剂,水煎服。

二诊:服1剂后痛减半,服2剂后疼痛消失。

连服3个疗程,未出现过腹痛。嘱其经期忌食生冷,注意保暖,避免剧烈运动。至今随访一年未复发。

[按] 血府逐瘀汤是清代医家王清任《医林改错》中主治瘀血诸症的代表方,本方由桃红四物汤(桃仁、红花、川芎、当归、赤芍、生地黄)合四逆散(柴胡、枳壳、赤芍、甘草)加桔梗、牛膝而成。方中桃红四物汤活血化瘀而养血,四逆散行气和血而疏肝,桔梗开宣肺气,载药上行,合枳壳则升降上焦之气,牛膝通利血脉,引血下行,诸药相合,化瘀活血而肝郁亦解,诸症自愈。本方以活血化瘀而不伤正、疏肝解郁而不耗气为特点,达到活血祛瘀,行气止痛的功效。

◎案

某,女,19岁。自15岁月经初潮,每次行经下腹疼痛,行经量少,血色紫,两乳胀痛,舌质淡,脉沉弦,腹软,小腹拒按,肝脾胁下未及。B超示子宫、附件、腹部未见异常。中医诊断为痛经。辨证为瘀阻冲任。治以活血化瘀、疏肝理气。方用血府逐瘀汤加减。

处方:桃仁、红花各5g,当归15g,生地黄、赤芍、川芎、牛膝、桔梗、柴胡、枳壳、益母草、延胡索、牡丹皮、厚朴、乌药各10g。

每日1剂,于经前6天开始服药,经期继服,经用上方治疗后,下次经潮疼痛明显减轻,予上方继服10天,患者行经疼痛已止,经量正常,随访半年,未复发。

[按] 中医学认为痛经的发病机制为经期受到致病因素的影响,导致冲任瘀阻,使气血运行不畅,胞宫经血流通受阻,以致不通则痛。其所以随月经周期发作与经期冲任气血变化有关,非行经期间冲任气血平和,致病因素尚

未能引起冲任,胞宫气血瘀滞故不发生疼痛。而在经期或经期前后,由于血海由满盈而泻溢,气血变化急骤,致病因素乘时而作,导致冲任胞宫气血瘀滞发生痛经,肝郁则气滞,气滞则加重血瘀。现代医学研究亦发现,痛经患者子宫过度收缩,持续时间较长且不完全放松。子宫肌肉缺血及子宫内膜前列腺素增高,导致血管收缩,血液运行不畅,子宫血液循环障碍,肌肉供血不足。血府逐瘀汤可以活血化瘀改善子宫过度收缩,增加子宫肌肉供血供氧,抑制前列腺素过度分泌。以当归、赤芍养血和阴,川芎、牛膝活血化瘀,延胡索止瘀止痛,柴胡、枳壳理气,共奏活血化瘀、理气止痛之效,使痛经得愈。

12. 子宫肌瘤

子宫肌瘤是女性生殖器官中最常见的良性肿瘤,主要表现为不规则阴道出血、月经量过多、经期延长、继发贫血等。

该病属于中医学"癥瘕"范畴,认为其发生多因经期产后血室正开,胞脉空虚,风寒湿邪乘虚侵入胞宫,凝滞气血,寒凝血瘀;或正气虚弱,或郁怒伤肝,气滞血瘀,导致瘀血阻滞,结于胞中,渐聚成块。

医案精选

◎案

杨某,女,48 岁,职工家属。1987 年 3 月 3 日初诊。主诉:月经增多,月经紊乱 1 年余。每次经期 4 ~ 17 天,周期 5 ~ 20 天,每次用纸两包多,伴有多量血块,带多且臭。10 年前末次生产后常有腹痛史。检查:外阴经产式,会阴Ⅱ度撕裂愈合,子宫似怀孕 1 个月大小,质硬,前壁凹凸、活动、附件正常,宫颈肥大。1987 年 3 月 25 日 B 超诊断:子宫大小为 10cm × 7cm × 6cm,内见数个 2 ~ 3cm 结节状稍弱回声,并有向浆膜下突出征象。诊断为多发性子宫肌瘤。嘱其口服甲基睾丸素,肌内注射黄体酮 3 个月后复查。至期复查未见改变,自停西药转中医治疗。症见:形体肥胖,面色黧黑,性多忧虑。月经量多且紊乱,每月几次,伴有大量血块、腹痛、带多且臭。舌淡红舌边少许瘀点,苔薄白,脉弦涩。中医诊断为癥瘕。辨证为气滞血瘀、湿浊内蕴。治以活血化瘀、软坚散结,荡涤下焦湿浊。方用血府逐瘀汤加减。

处方:柴胡 12g,枳实 12g,赤芍 22g,当归 15g,川芎 12g,五灵脂 10g,蒲黄

10g,桃仁12g,红花9g,生地黄15g,莪术12g,败酱草15g,怀牛膝12g,甘草5g,生黄芪15g。每日1剂,水煎服。

二诊:服上药30剂后仍有不规则出血,但经量减少,仍有部分血块,腹痛减轻,带多清稀,已无臭味,效果明显。

处方:上方加三棱10g、炮山甲10g、半枝莲30g,加强化瘀软坚散结作用。坚持服药69剂后,月经正常,周期对月,经量中等,无血块,少量白带。1988年3月5日某医院B超证实:子宫A-P 4.0cm,回声均匀未见团块。随访6个月自觉情况良好,月经正常。于9月停经。

按 多发性子宫肌瘤属中医学"癥瘕"范畴。《医宗金鉴》云,癥为气病,瘕为血病,夫病皆起于气,必气聚而后血凝,该病总以气滞血瘀,或痰湿蕴结,壅阻胞宫、胞络而成。是方以王清任血府逐瘀汤去桔梗直达病所理气化瘀,通调气血,以失笑散破逐宫中瘀血,三棱、莪术、炮山甲、半枝莲化瘀软坚破结,败酱草荡涤下焦湿浊,防攻伐太过用黄芪益气扶正,共奏益气化瘀、破瘀散结之功,瘤疾获愈,疗效满意。

◎案

汤某,女,41岁。2011年5月4日初诊。患者2年前曾在某人民医院行子宫肌瘤切除术。现又感小腹隐痛不适,经来腰、腹胀痛,经色黑,量少,夹带黑色瘀块。B超示:前位子宫,大小形态正常。子宫底部可见一大小约23mm×23mm低回声,边界清晰;子宫肌层内见一大小约15mm×13mm低回声,边界清晰。双附件区未见异常回声。超声提示:子宫肌瘤。观其神,性急善怒,躁动不安;察其色,颜面红,但红而不润,红中带紫,舌质红而暗,苔薄白脉弦数。月经不调,经来前后不定时,小腹隐痛不适,经来尤甚。综观脉证中医诊断为癥瘕。辨证为肝郁气滞。治以疏肝理气、活血化瘀。方用血府逐瘀汤加减。

处方:柴胡6g,枳壳10g,赤芍10g,延胡索20g,刺蒺藜20g,凌霄花10g,泽兰10g,当归10g,丹参20g,红花10g,桃仁10g,水蛭5g,王不留行10g,炒甲珠10g,甘草5g。10剂,每日1剂,水煎2次,取汁800ml,分2次服。

二诊:患者自感服上方后,小腹胀痛明显减轻,但经量多,且夹带多量紫黑色瘀块,行经时间延长。舌红带紫,苔薄白,脉弦。

处方:上方减泽兰、凌霄花、水蛭加黄芪30g、生地黄20g、牡丹皮10g。10剂,服法同前。

三诊:自感服上方平稳,经期尚未至,小腹隐痛等症状已去。舌红苔薄白,脉弦。守方再进15剂。服法同前。

四诊:患者自感诸症已去,精神明显好转。B超示子宫附件未见明显异常。舌红苔薄白,脉弦。再拟丹栀逍遥散善后调理而告愈。

按 此病多因情志抑郁,饮食内伤等,致使肝脾受伤,脏腑失和,气机阻滞,瘀血内停,日久渐积而成。而正气先伤,更是本病的主要原因。《黄帝内经》有云"邪之所凑,其气必虚""正气存内,邪不可干",临床实践所见,患此病的妇女,多数有情志病病史。血府逐瘀汤是由柴胡疏肝散合桃红四物汤化裁而成,方中柴胡、赤芍、枳壳加上刺蒺藜等疏肝解郁,调畅气机;桃红四物汤、泽兰、凌霄花等活血逐瘀;黄芪、生地黄益气养血,扶正除邪,加上水蛭、穿山甲二药通经散结,破血逐瘀。诸药合用使肝气条达,癥瘕消散,邪去正复而愈。

13.子宫内膜异位症

子宫内膜异位症,是指具有生长功能的子宫内膜组织(腺体和间质)生长在子宫腔被覆内膜及宫体肌层以外的其他部位,发病率为10%～15%,占育龄期妇女的5%～20%,且有逐年上升的趋势,其中65.5%患者有明显的痛经,30%～40%合并不孕,还有一定比例的内异症发生组织学改变成为肿瘤,严重影响着广大患者的生活质量和身心健康。

子宫内膜异位症为西医病名,中医学属于"癥瘕""痛经"等范畴,为沉痼难治的腹中癥瘕积聚,辨证为气血凝结,脉络阻塞,结血成。本病的发生,多因妇女在经期、产时或产后,摄生不慎,外有所感,内有所伤,或医者手术不慎等因素,导致冲任损伤及胞宫的藏泻功能异常,使经血不能循常道而行,部分经血不能正常排外而逆行,乃至"离经之血"留滞胞宫及胞络等处,而成瘀血。由寒凝气机阻滞,脉络受阻,血行不畅,气滞血瘀;气血不足,血脉凝泣,经络留滞,隧道闭塞,冲任气血运行不畅,血不循经,留于脉外,成为离体之血,瘀结下焦,瘀血阻滞,不通则痛,瘀血日久,渐成癥瘕积聚,血瘀是产生本症的关键。

医案精选

◎案

赵某,女,28 岁。2009 年 3 月初诊。主诉:婚后 2 年未孕,经来腹痛。患者自结婚以来,从未受孕,每次月经来潮腹痛,肛门坠胀,月经量多,色黑,有块,经期提前 1 周,每次 5~6 天,平素心情郁闷,不善言谈,饮食和睡眠尚可,症见:面色萎黄,身体偏瘦,舌质暗,边有瘀点,苔薄黄,舌尖略红。曾在某医院确诊为子宫内膜异位症。中医诊断为癥瘕。辨证为气滞血瘀、郁热阻络。方用血府逐瘀汤加减。

处方:血府逐瘀汤加蒲黄 10g、五灵脂 10g、白芍 25g。3 剂,每日 1 剂,水煎,每日 2 次(早、晚空腹服)。

二诊:3 天后,患者月经来潮,痛经症状明显减轻,继续服用 5 天至月经干净,此次月经来潮痛苦甚微,十分高兴,嘱其下次月经来潮前 10 天左右继续就诊,效不更方,连续用药 3 个周期,月经正常,无痛苦。半年后受孕,终生一健康女婴。

按 中医学认为女子以血为本,加之经、孕、胎、产等特殊的生理特点,一生用血,故有"女子一生缺血"之说,又因女子易被情志所伤,引起气机失调,气行则血行,气滞则血凝,加之血虚无力推动,而致气血淤阻,故血瘀络阻是本病主要病机。治以行气活血、化瘀通络。方选《医林改错》血府逐瘀汤加减。桃仁、枳壳、赤芍,行气活血祛瘀为主,延胡索、当归、川芎、柴胡、生地黄畅调气机,清血分郁热,使气行血行为辅。牛膝引药下行直抵病所为佐。甘草调和诸药,缓和急迫为使。共奏活血化瘀、通络止痛之功。

◎案

薛某,女,40 岁,已婚。主诉:经行腹痛约 10 余年,呈进行性加重,常服止痛药以缓解疼痛,经量中等,月经中常有膜样碎屑排出,查 B 超示:子宫内膜异位,附件巧克力囊肿。盆腔检查示:宫颈光滑、大小中等,后壁小结节,蚕豆大小,压痛明显。舌质紫暗,苔薄白,脉弦细。中医诊断为癥瘕。辨证为气滞血瘀。治以活血化瘀、行气止痛。方用血府逐瘀汤加减。

处方:血府逐瘀胶囊,每次 6 粒,每天 2 次,连续服用 3 个疗程。

痛经痊愈,经量中等,血块很少排出。妇科查宫颈后壁小结节已消失。

B超示:子宫、附件正常。后随访未复发。

[按] 血府逐瘀胶囊是在汤剂基础上改革剂型研制的中成药。方中以桃仁、红花、当归活血祛瘀止痛为君药;辅以川芎、赤芍行气开郁、止痛;生地黄使瘀血去而阴不伤,牛膝祛瘀通络又引瘀血下行。柴胡、桔梗疏通胸中气滞,气行而血行,为佐药;甘草缓急止痛,调和诸药为使。诸药合用可祛瘀血,生新血,通血络,止疼痛,故能有效地治疗本病。

第四节　骨科

1. 类风湿性关节炎

类风湿性关节炎是一种以对称性、多关节、小关节病变为主的慢性全身性自身免疫性疾病,主要表现为关节肿痛,晚期可强直或畸形,功能严重受损。一旦发病,迁延终身,缓解期与进展期交替出现。该病虽然死亡率低,但致残率高。病因不明,可能与感染、遗传、雌激素水平等有关,环境因素(如寒冷、潮湿等)以及劳累、营养不良、外伤、精神刺激等也可以诱发本病。类风湿性关节炎的基本病理改变是滑膜炎和类风湿血管炎(包括类风湿结节)。

类风湿性关节炎属于中医学"历节""痹症"范畴。《黄帝内经·痹症》中对痹症的描述为"风寒湿三气杂至,合而为痹也",中医认为其病因病机是由于患者肝肾亏虚、气血不足,同时感受风、寒、湿邪,从而导致正虚邪恋、寒热交错。

医案精选

◎案

陈某,女,37岁。1997年3月19日初诊。主诉:双膝关节肿痛,晨起时双腿有僵硬感。查患者双膝关节明显红肿,胫骨前脊处有类风湿结节,舌质暗,苔薄白,脉细弱,ESR 35mm/小时,类风湿因子阳性。西医诊断为类风湿性关节炎。中医诊断为痹症。辨证为气虚血瘀型。治以补气活血化瘀。方用血府逐瘀汤加减。

处方:血府逐瘀汤去桔梗加黄芪、防己、独活、五加皮、益母草、寻骨风。5 剂,水煎服,每日 2 次。

二诊:服完上方 5 剂后疼痛、肿胀明显减轻,但晨僵、类风湿结节无明显变化。本着效不更方的原则,让患者继续服用原方 30 剂后,疼痛、水肿、晨僵及类风湿结节均消失,但反映有上腹部不适感,这是由于方中防己性寒伤及脾胃所致,为巩固疗效去方中防己继服 15 剂,复查血沉正常,类风湿因子转阴,本病治愈。

按 类风湿性关节炎属中医学"痹症"范畴,本病若治疗不及时预后较差。本病例的治疗成功,除了治疗及时外,尤在于用药得当。血府逐瘀汤去桔梗留牛膝重在引药下行,直取病处。加黄芪补气以助血行,防己、五加皮、独活、寻骨风通痹祛湿止痛,益母草既可加强血府逐瘀汤的活血功能,又有强的利水消肿功用,从而在活血通络的同时也加快了肿痛的消除。整个处方补气以助血行,利水以助肿消。

◎案

王某,女,66 岁。2011 年 4 月 18 日初诊。主诉:双侧膝关节疼痛 10 余年。症见:双侧膝关节刺痛难忍,遇风雨天气则加重,口干多饮,汗出,夜寐安,舌淡暗,舌根部苔黄腻,脉沉滑。西医诊断为风湿性关节炎。中医诊断为痹症。辨证为风湿侵袭、瘀血内停。治以活血化瘀、祛风除湿。方用血府逐瘀汤加减。

处方:当归10g,生地黄30g,桃仁10g,红花10g,炒枳壳10g,赤芍15g,醋延胡索10g,甘草10g,川芎10g,牛膝15g,姜半夏9g,黄连5g,防风10g,伸筋草15g,浙贝母10g,独活10g,党参15g,桑寄生15g。21 剂,每日 1 剂,水煎服。

二诊:2011 年 5 月 9 日,双膝关节刺痛好转,现有痰,大便排出欠畅,肛门灼热感,纳欠佳,疲倦乏力,口干苦,嗳气明显,舌淡、苔白腻,脉弦滑。

处方:上方去姜半夏、党参,加黄柏10g,炒苍术15g,继服14 剂。

三诊:2011 年 5 月 20 日,双膝关节刺痛好转,乏力,咳嗽,口淡无味,心慌汗多,怕凉,便意频,大便每日 2～3 次,不成形,舌淡暗、苔薄黄腻,左脉弦,右脉滑。

处方:上方减当归、桃仁,加姜半夏 9g、制附子 6g(先煎)。

服药 28 剂后患者诉膝关节疼痛明显缓解,余症亦较前明显好转。

按 痹症多为感受风湿之邪所致,但此患者患痹症多年,风湿侵袭,阻滞经络,不通则痛,气机阻滞则血瘀内停,且双侧膝关节刺痛多为血瘀之象,瘀久化热,可见口干多汗、舌苔黄腻等热象,故治疗当在祛风除湿同时活血化瘀、通经活络,以清除郁热,故以血府逐瘀汤合祛风除湿药物治疗。二诊,患者痰多,大便排出欠畅,肛门灼热感明显,痰热之象较盛,故加黄柏、炒苍术清热化痰。三诊,患者双膝关节刺痛好转,但畏寒,提示瘀血减轻而阳虚较甚,故减当归、桃仁,加制附子温阳止痛。

2. 肋软骨炎

肋软骨炎为临床胸外科常见的一种疾病,临床上将其分为化脓性炎症与非化脓性炎症两种。本病主要发生在肋软骨与肋骨的交界处,其性质为无菌性炎症性肿胀疼痛,临床诊断依据为病变处呈梭形肿胀及弓形隆起。

该病在中医学中归属于“痹症”的范畴,其病因为机体受到风、寒、湿、热之邪的侵袭,由于痛处固定不移而形成血瘀,临床治疗的基本原则为活血化瘀,以恢复病变肋软骨处的血液及淋巴供应。

医案精选

◎案

刘某,女,54 岁,农民。2008 年 11 月 7 日初诊。以胸痛 1 年为主诉求诊。1 年前,患者无明显诱因下出现胸部疼痛,初起疼痛较轻,随病情进展,疼痛逐渐加剧。深咳、用力排便、搬运重物、翻身等均可使疼痛加重,并且向左侧腋下、肩背部放射,有时为游走性疼痛,平卧时自觉胸前有重压感。拍 X 线胸片、化验、CT 扫描均无实质性病变。体格检查:形体消瘦,两眼圈稍青,舌紫暗、有瘀点,脉涩。左侧第 2～5 肋软骨明显肿大、隆起,第 4～5 肋软骨呈弓状,压痛明显。西医诊断为肋软骨炎。中医诊断为痹症。治以活血化瘀、宽胸理气、消肿止痛。方用血府逐瘀汤加味。

处方:当归、丹参、川牛膝各30g,川芎、桃仁、红花、柴胡、枳壳、桔梗、郁金、川楝子、香附、甘草各10g,赤芍、延胡索各15g,生地黄12g。10剂,每日1剂,水煎,分早晚2次服。

二诊:疼痛减轻,已无放射性及游走性疼痛,疼痛基本固定在前胸部位,守原方再服10剂。

三诊:疼痛大减,夜间有时感到轻疼及不适感,继续守原方服10剂。

四诊:疼痛消失,无不适感。随访半年,体力劳动及正常生活起居不受影响,局部仍肿胀、隆起,无压痛感。

[按] 血府逐瘀汤专治胸中血瘀,血行不畅所致的胸痛、头痛,日久不愈,痛如针刺,而有定处,呃逆不止,或有内热烦闷,心悸失眠,急躁善怒,入暮渐热,舌质暗红,或舌边有瘀点,脉细涩或弦紧等。肋软骨炎的发生,乃肝郁气滞,气机郁结日久,血流不畅,脉络瘀阻,气滞血凝积聚而成;或感染疫疠,日久化火,毒热交炽,气血壅遏不通而发。方中桃仁、红花、赤芍、川芎、当归活血祛瘀;川牛膝祛瘀血,通经脉,并能引血下行;柴胡疏肝解郁、升达清阳。枳壳行滞气,与柴胡合用,以行气、宽胸、开郁散结。加用性味苦辛平专入肺经的桔梗宣肺气,三药合用,疏肝解郁、行气宽胸力更强,以达到气行血畅之意;生地黄清热凉血,配以当归又能养血润燥,使瘀去又不伤阴;甘草调和诸药。全方合用,不仅能祛除血分瘀滞,又能行气分之郁结,活血而又不伤阴血,祛瘀又能生新。故在本病治疗中,只要抓住气滞血瘀的病因病机,采用活血化瘀、宽胸理气的治疗大法,就可获较好疗效。

◎案

某,女。1999年2月5日初诊。主诉:右侧胸前部疼痛胀满2年余,时轻时重,每遇情志变化或劳累后疼痛加重,有时在家服止痛药,暂时缓解症状,但不彻底,近1周疼痛难忍,不能深呼吸。体格检查:右侧第2、第3肋骨软骨处肿胀有压痛,局部皮不红,肤不热,舌质紫暗,舌边有瘀点。中医诊断为胸痹。辨证为瘀血内阻兼气滞。治以活血去瘀、行气止痛。方用血府逐瘀汤加味。

处方:当归15g,生地黄15g,桃仁15g,红花15g,枳壳10g,赤芍10g,柴胡10g,川芎15g,牛膝15g,桔梗3g,甘草10g,香附10g,青皮10g。

8 剂后痊愈,随访半年未复发。

按 中医认为本病为胸中瘀阻兼气滞。临床表现主要有胸痛胀满,不能深呼吸,或胸前部隐痛不适,经久不愈,局部有压痛点,舌质暗红,舌边有瘀斑或瘀点。西医用消炎止痛药或局部用封闭疗法,效果都不很理想,中医用血府逐瘀汤加减,获得满意的效果。

3. 痛风

痛风是由于嘌呤代谢紊乱,血尿酸增高并沉积于关节、软组织等器官而引起的疾病。患者发病急骤,关节疼痛剧烈、肿胀,局部发热,皮肤发红,触痛明显,活动受限,甚则不能站立或行走,多于夜间发作或加重。最易受累的部位是脚趾第一趾关节,依次为踝、跟、膝、腕、指、肘等关节。

该病中医属于"痹症"范畴,其病因病机为过食膏粱厚味,湿热内蕴,气血凝滞,运行不畅,闭阻不通而成。

医案精选

◎案

许某,女,37 岁,教师。2002 年 3 月初诊。诉关节红肿痛 3 年,每月必发,尤以进食高蛋白或动物内脏后更甚,在某市级医院按风湿性关节炎治疗,服用大量的中西药物,3 天前双侧踝关节红肿热痛并发,活动受限,呻吟不止。实验室检查提示血、尿酸大幅升高。西医诊断为痛风。症见:双踝关节红而肿胀,患处拒按。舌紫暗,苔黄腻,脉弦数。中医诊断为痹症。辨证为湿热下注、瘀血阻络。治以清热利湿、活血通络。方用血府逐瘀汤加减。

处方:桃仁 10g,红花 8g,黄柏 12g,制大黄 10g,赤芍 15g,威灵仙 15g,牛膝 15g,土茯苓 15g,忍冬藤 12g,甘草 5g。3 剂,每日 1 剂,水煎服。

二诊:上方服用 3 剂后,痛处红肿减退,疼痛减轻,原方黄柏减为 10g,加苍术 12g。再服 5 剂,诸症皆消。

按 痛风属中医学"痹症"范畴,多属湿热内生所致,故投以黄柏、土茯苓清热利湿;桃仁、红花活血通络。本病虽症不同,但其病因不变,故服本方后药到病除。

◎案

刘某,男,52 岁,干部。1996 年 9 月 20 日初诊。患者半年前出现右踝关节红肿疼痛,在当地医院诊断为痛风,予别嘌呤醇300mg/天,消炎痛150mg/天治疗,疗效不佳,肿痛反复发作。3天前朋友聚会,进食大量高蛋白饮食,疼痛加重,右踝关节红、肿、热、痛,不能着地,夜不能寐,抱足而泣,前来就诊。察舌尖红,苔黄厚腻,脉弦涩。实验室检查,血尿酸780μmol/L。中医诊断为痹症。辨证为饮食不节、湿热内生、湿热下注、脉络瘀滞。治以活血通络、清热利湿。方用血府逐瘀汤加味。

处方:当归20g,桃仁12g,红花10g,川牛膝30g,生地黄15g,枳壳15g,赤芍10g,川芎10g,柴胡6g,桔梗5g,生甘草12g,土茯苓20g,川萆薢15g,车前子30g。7剂,每日1剂,水煎分服。

二诊:服上药7剂后,红肿消退,疼痛大减,舌淡红,苔白,脉滑。守方继服14剂,病症消失,复查尿酸360μmol/L。继服药10剂,巩固治疗,随访1年未复发。

按 痛风病多归属中医"痹症"范畴,分为风湿热痹和寒痹,治则多以清热除湿,祛风散寒,方选白虎桂枝汤、薏苡仁汤。痛风一病,病程缠绵,病久入络,治当活血化瘀为主,配以清热除湿,或祛风散寒,疗效更为满意。现代药理研究,血府逐瘀汤活血化瘀,推陈出新,能有效降低血尿酸值,配以土茯苓、车前子、川萆薢解利水湿,泄浊毒,加速尿酸排泄,以取事半功倍之效。

第五节 男科

1.睾丸炎

睾丸炎通常由细菌和病毒引起。睾丸本身很少发生细菌性感染,由于睾丸有丰富的血液和淋巴液供应,对细菌感染的抵抗力较强。细菌性睾丸炎大多数是由于邻近的附睾发炎引起,所以又称为附睾—睾丸炎。常见的致病菌是葡萄球菌、链球菌、大肠杆菌等。病毒可以直接侵犯睾丸,最多见的是流行性腮腺炎病毒,这种病原体主要侵犯儿童的腮腺。但是,这种病毒也好侵犯睾丸,所以往往在流行性腮腺炎发病后不久,出现病毒性睾丸炎。

睾丸炎属中医"子痈"范畴,该病的发生,主要是"湿热毒邪下注厥阴之络,以致气血凝滞"而成,故其治应清热解毒、凉血散瘀、理气行滞。

医案精选

◎案

任某,26 岁,工人。1995 年 6 月 24 日初诊。左侧阴囊肿痛、坠胀 4 个月,经某医科大学附属医院检查,诊断为慢性睾丸炎。曾服龙胆泻肝汤数十剂,以及增效联磺片、喹诺酮类、青霉素类药物等抗感染治疗,效果不佳。症见:左侧阴囊肿胀,局部皮肤微红,左侧睾丸肿大约 7cm×3cm,附睾肿大,有结节、压痛。兼见左侧阴囊重坠胀痛,口干,舌质红,舌苔黄腻,脉缓。中医诊断为子痈。辨证为湿热挟瘀。方用血府逐瘀汤加减。

处方:柴胡、赤芍、牡丹皮、当归、生地黄、川芎、牛膝、枳壳各 15g,桃仁、红花各 12g,蒲公英、青黛(包煎)各 30g,甘草 10g,苍术 30g,黄柏 15g。5 剂,每日 1 剂,水煎服。

二诊:左侧睾丸肿胀疼痛明显减轻,效不更方,上方继服 5 剂。

三诊:服上方 5 剂后,症状基本消失,左侧睾丸肿胀明显缩小。上方去黄柏、苍术,加黄芪、神曲各 30g,续服 4 剂而愈。

按 方用蒲公英、青黛、黄柏清热解毒;牡丹皮、桃仁、红花、当归、赤芍、生地黄、川芎凉血活血散瘀;柴胡、枳壳理气行滞;牛膝引药下行。诸药合用,共奏清热解毒、凉血散瘀、理气行滞之效,使热毒清、瘀血散,肿胀疼痛自消。

2. 精索静脉曲张

精索静脉曲张是指精索内静脉走行迂曲扩张而在阴囊内形成蔓状静脉丛。精索静脉曲张真正有症状的病例不到 35%,不少人存在此病但无症状,常因体检或不育就诊检查时才发现,因此对不育患者,必须重视系统体格检查。由于血液障碍造成睾丸缺氧,阴囊局部温度增高,常引起男性不育,故称精索静脉曲张性不育。

中医学认为本病总以瘀血为患,或因肝肾不足,气滞血瘀,筋脉失濡;气血运行不畅、瘀血阻滞脉络是病机的关键。

医案精选

◎案

某,男,32 岁,已婚已育。2014 年 4 月 24 日初诊。主诉:年前因过度负重后,感觉左侧阴囊坠胀酸痛,劳累后疼痛加剧,外院泌尿外科确诊为"精索静脉曲张",建议手术治疗,患者为寻求保守治疗来诊。查体:双侧睾丸大小、形态、质地正常,站立时左侧睾丸可触及曲张的静脉如蚯蚓状,舌质暗红有瘀点,脉弦微涩。中医诊断为筋瘤。辨证为气滞血瘀、筋脉受阻。治以理气散结、通络活血。方用血府逐瘀汤加减。

处方:川牛膝、桃仁、当归、赤芍、橘络、三棱、莪术各 10g,川芎、枳壳、川楝子、红花各 6g,蒲黄、五灵脂各 12g。每日 1 剂,水煎分 3 次服。

患者共服药 16 剂后,劳累负重无阴囊坠胀酸疼痛感,继续服药剂后症状完全消失。随访年未见复发。

按 精索静脉曲张会引起睾丸功能衰退,对患者的性生活及生殖功能具有不利影响。西医对于精索静脉曲张伴有不育或精液质量异常的患者常主张手术治疗,然而手术对精液质量的改善或静脉精索曲张与不育症的关系尚不明确。所以,对于此类患者,中医辨证治疗仍为保守治疗。方中桃仁、红花、当归、赤芍、川芎具有良好的通络活血的作用;橘络、枳壳可理气散结三棱、莪术、蒲黄、五灵脂具有良好的止痛化瘀之效;川牛膝可生新血,兼具补肾之功;川楝子具有良好的清肝之效。全方以血、气为主,而精索静脉曲张的病位在肝经,所以加川楝子以清肝。

◎案

蔡某,28 岁,已育。患者 5 年前因过度负重物后,发觉左侧阴囊部肿胀微痛,有坠胀感,捏之疼痛,此后劳动后疼痛加剧,休息则轻,曾多次治疗未效而转本科治疗。体格检查:双侧睾丸正常大小,质地正常,左侧精索肿胀,站立时可触及曲张静脉如一团蚯蚓,皮色不变。舌质暗红,边有暗瘀点,脉弦微涩。中医诊断为筋瘤。辨证为旧血瘀留、阻滞筋脉。治以理气散结、活血通络。方用血府逐瘀汤和失笑散加减。

处方:桃仁 10g,红花 5g,川芎 6g,赤芍 10g,当归 10g,川牛膝 10g,枳壳

6g,枳实 6g,橘核 10g,橘络 10g,川楝子 10g,三棱 10g,莪术 10g,失笑散 15g（包煎）。每日 1 剂,水煎服。

服药 14 剂后,阴囊肿胀消失其半,劳累亦不觉胀痛。再服 10 剂后症状完全消失。

按 精索内睾丸静脉形成的蔓状丛发生扩张增粗或迂回弯曲,称为精索静脉曲张。精索静脉曲张是青壮年男性常见疾病,发病率 10% ~ 15%。动物实验和临床研究表明精索静脉曲张会引起进行性的睾丸功能衰退。精索静脉曲张伴有不育或精液异常者不论症状轻重均主张手术治疗,但是精索静脉曲张手术对于精液质量的改善抑或精索静脉曲张与不育症的关系目前学术界存在很大的分歧。因此,中医的辨证论治在该病的治疗中仍为重要的选择。方中桃仁、红花、川芎、赤芍活血通络,当归养血活血乃血中圣药,枳壳、枳实、橘核络理气散结,川楝子清肝,三棱、莪术、失笑散化瘀止痛,川牛膝引旧血下行,以生新血,兼则补肾。全方暗含气为血帅,血为气母之意。另外此病临证勿忘本病的病位在肝经,据临床所见,必须辅以或清肝,或疏肝,或柔肝,或养肝,不一而足。

3.慢性前列腺炎

慢性前列腺炎是指前列腺在病原体或(和)某些非感染因素作用下,患者出现以排尿异常为主,如尿路刺激症状或(和)尿路梗阻症状,伴或不伴骨盆区域疼痛或不适等症状为特征的一组疾病。

该病属中医学"精浊"的范畴,其病机特点是肾虚为本、湿热为标、瘀血为变,临证分为湿热蕴结证、气滞血瘀证、阴虚火旺证和肾阳虚证。

医案精选

◎案

陈某,男,38 岁。2008 年 6 月 20 日初诊。患者年少时有手淫积习,常怀内疚。婚后常感会阴部不适,尿频尿急,小便不适。临厕时,前阴有白色物流出,腰部酸软,房事渐淡。常用抗生素治疗,疗效甚微。症见:会阴部作胀不适,尿频尿急,夜间眠差,大便时有干结。舌质暗红、苔薄黄略腻,脉弦细。前列腺液常规:卵磷脂小体减少,WBC 6×10^9/L,脓细胞(+)。四诊合参,中医诊断为精浊。辨证为肝郁不疏,日久生热致瘀。治以疏肝活血、益肾通淋。方用血府逐瘀汤加减。

处方：柴胡、枳壳、桃仁、红花、川楝子各 10g，当归、生地黄、川芎、赤芍、白芍、川牛膝、萹蓄、瞿麦、薏苡仁各 15g，甘草 6g。7 剂，每日 1 剂，水煎服。

二诊：服上药 7 剂后，上述症状明显缓解，后加菟丝子、枸杞子、沙苑子各 15g，益肾养精，调治近 2 个月，诸症消失，查前列腺液无异常。

按 慢性前列腺炎为成年男性常见疾病，因其常用抗生素等治疗，易致脾肾受损，日久难愈。本例患者长期手淫，腺体长期充血，以致瘀血内结。加之情志不畅，肝气郁结，与瘀血相互交结，缠绵难愈。慢性前列腺炎病程长，反复发作，加之对性功能的影响，引起部分患者悲观、沮丧、抑郁等症状，目前将这种状态称为压力性前列腺炎。前列腺是足厥阴肝经所过之处；再者，肝调气机，肾主二阴、司开合，调精溺之功能皆需肝之疏泄，方能发挥正常作用。本方从肝、肾入手，四逆散疏肝理气，桃红四物汤、牛膝祛瘀活血，川楝子疏肝理气、活血止痛，加之利水之萹蓄、瞿麦、薏苡仁对症处理。待湿热尽除，加用菟丝子、枸杞子、沙苑子补益肝肾，以期巩固。

◎案

余某，25 岁，未婚。有慢性前列腺炎病史 3 年余，最初起因为醉酒后同房，而出现双侧睾丸疼痛，两腹股沟部胀痛，面色黧黑，患者诉小便排尿不畅，尿末滴白。大便调，纳可寐安，脉涩不利，舌质紫。中医诊断为精浊。辨证为气滞血瘀。治以活血化瘀。方用血府逐瘀汤加减。

处方：桃仁 10g，红花 10g，川芎 6g，赤芍 10g，川牛膝 10g，当归 10g，枳壳 6g，枳实 6g，柴胡 6g，王不留行 15g，牡丹皮 10g，丹参 10g，延胡索 10g，皂角刺 10g，三棱 10g，莪术 10g。15 剂，每日 1 剂，水煎服。

二诊：服上药 15 剂后，排尿渐畅，再服 30 剂，尿末滴白基本消失，睾丸及腹股沟部胀痛大有改善。再以原法治疗 2 月余，临床基本痊愈，舌质正常，脉亦流畅。随访 1 年，未见复发。

按 中医的辨证论治在慢性前列腺炎的治疗中为重要的选择。方中桃仁、红花、赤芍、川芎、丹参行气活血，当归养血活血，王不留行利尿又能活血，皂角刺活血消痈以排脓，柴胡、枳壳、枳实行肝之逆郁之气，另入延胡索以行气止痛，川牛膝引血下行，兼以补肾，三棱、莪术消除会阴部胀痛最为效

佳。全方补泻共用,终获良效。患者眼眶或面色黧黑,属瘀血凝滞抑或肾虚
其色外露,有时很难鉴别。肾虚者,兼有阴虚火旺之征;瘀血者,舌有瘀斑,
或有会阴外伤史,是分辨的要点。但有时单作瘀血或肾虚治,收效甚微。在
此虚实疑似之际,可以活血与补肾同用,消补兼施,多能奏效。

4. 前列腺增生症

良性前列腺增生症主要表现为尿频,尿急,排尿困难呈进行性加重,排
尿无力,尿程缩短,尿不尽或淋漓。

该病属于中医学"癃闭""淋证"范畴。本病是由多种因素导致膀胱气化
功能失常,水湿瘀结,日久化热,与血相搏,蕴结下焦而成瘀。其病机关键是
血瘀成积,阻塞尿窍,故治以活血化瘀。

医案精选

◎案

黄某,男,60岁。2006年7月10日初诊。患者3天前突觉少腹胀痛、小
便艰涩难下、伴尿痛、尿血、继而点滴不通,需借助导尿管排尿,在当地抗炎、
支持等治疗,尿血停止,但仍不能自主排尿,当地医生建议其手术治疗,因不
愿手术求助中医治疗。症见:痛苦面容,诉口干、口苦、纳差、小腹胀痛、导尿
管导出黄色清亮尿液、舌紫暗、脉细涩。B超示:前列腺增生肥大。中医诊断
为癃闭。辨证为肝郁血瘀、尿道不通。治以行瘀散结、清利水道。方用血府
逐瘀汤加减。

处方:桃仁15g,红花15g,当归15g,生地黄15g,川芎15g,赤芍10g,牛膝
9g,柴胡9g,甘草6g,生牡蛎30g(先煎),玄参10g,海藻15g,昆布15g,夏枯
草15g。5剂,每日1剂,水煎服。

二诊:诸症减轻,于第二天即拔出导尿管自行排尿,方药对症,上方继服
5剂,随访2个月未见复发。

按《景岳全书·癃闭》曰:"或以败精,或以槁血,阻塞水道而不通也。"
前列腺为肝经所过之地,本例患者肝郁血瘀而前列腺增生肥大,压迫尿道致
小便癃闭不通,以血府逐瘀汤活血化瘀兼理气,配以牡蛎、夏枯草、海藻、昆
布等软坚散结,以消肿块,尿路通畅而小便自利。

◎案

孙某,男,52 岁。2004 年 5 月 13 日初诊。小便频数且滴沥不畅 2 年,睾丸坠痛不适,伴腰酸、腰痛、失眠。症见:腰酸、腰痛,失眠多梦,心情不畅,烦躁,小便频数滴沥,时有刺痛,睾丸坠痛不适,小腹隐隐刺痛,大便干燥。舌质暗红、苔薄黄,脉弦细。化验前列腺特异性抗原:33.29mmol/L。B 超示:前列腺 2.9cm×4.9cm×3.6cm,回声不均。西医诊断为前列腺增生伴癌前病变。脉症合参,中医诊断为癃闭。辨证为瘀热互结、瘀阻经脉。治以活血化瘀、清热通淋。方用血府逐瘀汤加减。

处方:生地黄、丹参、酸枣仁各 30g,川芎、桃仁、红花、柴胡各 6g,枳壳、夏枯草各 10g,赤芍 12g,川牛膝 15g。7 剂,每日 1 剂,水煎分 2 次温服。

二诊:服上药 7 剂后,患者感觉排尿通畅,诸症减轻。遂以此方加减服用 2 个月,检查前列腺特异性抗原数值逐渐降低至正常,患者无明显不适症状,病获显效,巩固治疗善后。

按 本例患者用丹参、桃仁、川芎、红花、赤芍活血化瘀散结;生地黄凉血清热,配当归养血润燥,使瘀去而不伤阴血;枳壳、柴胡行气解郁;夏枯草、王不留行清热通淋,软坚散结;酸枣仁养血安神。诸药合用,共奏活血化瘀、清热通淋、软坚散结、养血安神之功。使患者郁去神安,气血运行通畅,促使增生的前列腺组织软化吸收而获疗效。

5.阳痿

阳痿是男性生殖器痿软不用,不能勃起,或勃而不坚,不能完成正常房事的一种病症。阳痿的患病率随年龄的增长而增高。

中医学认为,阳痿的发生多因恣情纵欲,或少年误犯手淫,阴精损耗,阴衰则阳无以附,致命门火衰,或思虑忧郁,损伤心脾,或恐惧不释因而伤肾,亦有湿热下注,致宗筋弛缓而痿的。

医案精选

◎案

某,男,39 岁。2010 年 3 月 14 日初诊。主诉:早泄 3 年,勃起功能障碍 1 个月。现病史:3 年前因患前列腺炎后出现早泄,近 1 个月发展为勃起硬度欠佳,不能进行正常性生活。症见:晨勃正常,诱发勃起(-),失眠,入睡困难,焦虑,大便不成形,每天1~2次,小便黄,舌质暗,苔薄白,脉沉细涩。中医诊断为阳痿。辨证为肝气郁结、血脉瘀滞。治以疏肝解郁、活血化瘀。方用血府逐瘀汤加减。

处方:柴胡12g,枳壳10g,桔梗10g,川牛膝10g,桃仁10g,红花10g,当归15g,川芎20g,赤芍、白芍各15g,熟地黄10g,紫石英30g,珍珠母30g,炙甘草6g。21剂,每日1剂,水煎服。另外配合疏肝益阳胶囊(组成:柴胡、蜂房、蜈蚣、地龙、水蛭、九香虫、紫梢花、蒺藜、蛇床子、远志、肉苁蓉、菟丝子、五味子、巴戟天、石菖蒲等)口服,每次1g,每日3次。

二诊:2010年4月6日,服上方10剂后,阴茎勃起功能改善,晨勃正常,睡眠由原来的2~3小时增加为5~6小时。

处方:上方加仙鹤草30g、刺猬皮10g、鸡内金10g,继服21剂。

三诊:2010年4月28日,睡眠明显改善,性欲低下。

处方:上方减红花至6g,当归至10g,川芎至15g,去珍珠母、炙甘草、仙鹤草、刺猬皮、鸡内金,加白芷15g、淫羊藿10g、仙茅10g、锁阳20g、肉苁蓉20g,21剂。

其后患者因患他病复来求诊,告以阳痿已愈。

按 肝主疏泄,司藏血,若肝气郁结,血脉瘀滞,宗筋失充故可致痿。清代韩善徵《阳痿论》曰:"盖跌仆则血妄行,每有瘀滞精窍,真阳之气难达阴茎,势遂不举。"阴茎以经脉为体,以气血为充,若宗筋气血通畅,阴阳调和,则阴茎欲举而能勃起。若血瘀体质气血失和,血滞不通,络脉痹阻,宗筋失养,则阴茎痿弱。故而治以血府逐瘀汤,活血祛瘀,疏肝理气,以复宗筋之充养,再随证加减而获效。

◎案

某,男,38岁。2009年2月10日初诊。患者诉半年前做输精管结扎术后精神紧张,初则不敢同房,继则阴茎痿软,或举而不坚不能房事,伴阴部胀痛,胸闷,烦躁易怒,纳食不香,舌红,苔薄黄,脉弦数。中医诊断为阳痿。辨证为气滞血瘀、阻滞宗筋而致阳痿不用。治以理气活血、化瘀通络、佐以清热。方用血府逐瘀汤化裁。

处方:桃仁、红花、枳壳各10g,赤芍、柴胡各12g、当归、川牛膝、生地黄、栀子各15g,川芎、炙甘草各6g。5剂,每日1剂,水煎分2次温服。

二诊:服上药5剂后,阴茎勃起较前坚硬,诸症减轻,上药加减继服15剂,患者阳事正常,诸症悉除,随访至今无复发。

按 该患者初因精神紧张,致肝气郁滞,使术后瘀血停着,阻滞宗筋而发阳痿。经用血府逐瘀汤化裁治疗,郁气解,瘀血行,宗筋通而阳痿除。

第六节 皮肤科

1. 痤疮

痤疮,又称粉刺、暗疮。好发于颜面部及胸背部,皮疹为暗红丘疹,脂溢,毛囊口护大,重者有黑粉刺、脓疱、结节、色素沉着和疮痕。

痤疮在中医称为"肺风粉刺"。主要发生于脸部、上胸,亦可累及背部。好发于青少年发育期,也可发生于青中年。临床表现:初起多为细小的皮色或红色丘疹,白头或黑头粉刺,继之可出现脓疱;严重者伴有结节、囊肿、疼痛,反复发作留下凹凸不平的瘢痕和色素沉着;除痤疮外常伴随其他并发症,如胃部不适、月经不调、乳腺增生等,尤其是女性患者,月经前后痤疮明显增多。

医案精选

◎案

李某,女,23岁,未婚。1994年5月20日初诊。患者1年前颜面部渐生油脂样丘疹,间有脓头,散在十几处,每于月经来潮前1周加剧,伴月经周期延后,经前乳房胀痛不适,经色暗红有瘀块,因痤疮反复发作,颜面部满见色素沉着及暗色疮痕,经多种方法治疗效果不著。症见:舌暗红、舌边有瘀斑、苔薄黄、脉弦细涩。中医诊断为痤疮。辨证为瘀热阻滞。治以活血化瘀、清热解毒。方用血府逐瘀汤加减。

处方:当归、赤芍、柴胡、桔梗各10g,川芎6g,桃仁、红花各9g,生地黄、牛膝、蒲公英、紫花地丁各15g,白花蛇舌草30g。7剂,每日1剂,水煎服。

二诊:服上药7剂后,面部痤疮渐退,颜面色素沉着及疮痕颜色变浅,大便稍溏。

处方:上方当归、桃仁、红花改为各6g,加丹参15g。继服7剂。

三诊:面部痤疮基本消除,疮痕明显转淡。守上法,调理1个月,面部痤疮及色素沉着全部消退,月经周期转正常,月经来潮时伴随诸症亦消失,经随访3个月未见复发。

按 本例证为瘀热阻滞,以血府逐瘀汤配伍清热解毒之蒲公英、紫花地丁、白花蛇舌草,化瘀解毒并举,药证合拍,遂获良效。

◎案

刘某,女,24岁。1999年6月24日初诊。颜面起丘疹3年余,此起彼愈。求诊多家医院,均以痤疮论治,或用凉血清热法,或用清热化湿通腑之剂,或用健脾化痰清热之品,收效甚微而来诊。症见:颜面丘疹,以前额为多,大如绿豆,小如粟米,色暗褐,经前增多,经后渐减少,月经延后,色黑带血块,舌暗边有瘀斑、苔白,脉沉细涩。中医诊断为痤疮。辨证为气滞血瘀。方用血府逐瘀汤加减。

处方:桃仁、益母草、红花、牡丹皮、当归各15g,川牛膝、川芎各9g,生地黄、柴胡、枳壳、白芍各12g,白花蛇舌草40g,甘草6g。7剂,每日1剂,水煎服。

二诊:服上药7剂后,无新皮疹出现,月经按时来潮。嘱经期不必停药,续服7剂。

三诊:皮疹明显减少。效不更方,继服15剂。

四诊:皮疹完全消退,仅留色素沉着。上方改桃仁、红花各9g,继服15剂,遂告痊愈,随访1年无复发。

按 痤疮多由素体阳气偏盛,或过食辛辣厚味,肺胃积热,血随热行,上郁肌肤而发。然青春期月经不能按时而下,血行不畅,血滞而成该病。本例皮疹色暗,且伴月经延后,色黑带血块,舌暗脉涩,皆瘀血阻络之征。先用他法,收效甚微,改用血府逐瘀汤加减,瘀血去则皮疹消。

2. 带状疱疹

带状疱疹是由水痘－带状疱疹病毒引起的急性炎症性皮肤病。

中医称为"缠腰火龙""缠腰火丹"。中医学认为,带状疱疹是由于情志内伤、肝失条达、损伤脾气、脾失健运、饮食失调,导致肝脾不和、气滞湿郁、化热化火经外发、湿热毒火外伤于肌肤所致。

医案精选

◎案

某,女,52岁。2009年9月12日初诊。1个月前左胸背部出水疱,疼痛难忍。曾在某医院治疗,现疱疹已基本干瘪,但仍疼痛不止,坐卧不安,夜不能寐。检查:左胸背部有暗红色斑片,表面仍有部分暗红色血痂,局部触痛明显。舌质暗红,苔薄白,脉缓涩。西医诊断为带状疱疹。中医诊断为缠腰火丹。辨证为气滞血瘀、余毒未尽。方用血府逐瘀汤加减。

处方:桃仁12g,红花9g,生地黄12g,当归12g,赤芍6g,丹参12g,牛膝12g,柴胡6g,枳壳6g,板蓝根15g,延胡索12g,甘草6g。7剂,每日1剂,水煎服。

二诊:服上方7剂后,疼痛明显减轻,晚上可睡5~6小时,痂皮基本脱落,局部皮肤微痒。再服7剂,疼痛基本消失。继服5剂,症状全部消失。

按 带状疱疹病程较长,中医有"久病入络为瘀"之说,或伴有胸闷烦热,急躁易怒,舌质暗,或边有瘀点,脉涩之症,血府逐瘀汤为活血化瘀、行气止痛之剂,故用血府逐瘀汤加减,皆能收到良好效果。

3. 过敏性紫癜

过敏性紫癜是一种常见的血管变应性出血性皮肤病,多见于儿童及青少年。临床表现以皮肤紫癜最为多见,可伴有腹痛、便血、关节肿痛、肾脏病变以及中枢神经系统症状。

根据过敏性紫癜的临床表现和发病特点,多属于中医学"血证""紫斑""肌衄"和"葡萄疫"范畴。多因先天禀赋不足,复感外邪而发病。如上呼吸道感染,食物、药物过敏,蚊虫叮咬和花粉过敏等。其先天阴虚质燥,营血之中已有伏火,复受风热、湿热或药毒之邪,从而两热相搏,血热炽燔,灼伤肤络,血溢肌表则发为紫癜;热毒内扰胃肠,阻遏气机,损伤肠络,则腹痛便血;热毒深入下焦,灼伤肾络,血渗尿中而出现尿血;热扰肾关,肾失封藏则发生蛋白尿;阻于关节,则关节肿痛。或因素体虚弱,正气不足,脾气虚而不摄血,血失所附,溢于脉中或留于肌肤,集于皮下,而见皮肤紫癜。

医案精选

◎案

李某,男,27 岁,教师。2006 年 9 月 12 日初诊。主诉:皮肤反复瘀点、瘀斑 3 年余,时有腹痛、关节痛,曾用西药治疗效果不显。症见:皮肤紫癜,呈斑丘疹样,大小不等,色紫黑,分布对称,压之不退,以四肢居多,伴有双膝关节肿痛,精神倦怠,四肢乏力,小便肉眼可见血尿,舌质紫暗,舌尖可见瘀点,脉弦涩。实验室检查示:血小板计数、出血时间和凝血时间均在正常范围之内。西医诊断为过敏性紫癜、紫癜性肾炎。中医诊断为紫斑。辨证为瘀积肌肤、脉络不通。治以活血化瘀、宣痹止痛。方用血府逐瘀汤加减。

处方:当归、牛膝、地龙、小蓟、仙鹤草、生地黄各 15g,川芎、桃仁、赤芍、没药、五灵脂、枳壳、秦艽、木瓜、延胡索、甘草各 10g,党参 20g,红花 5g。6 剂,每日 1 剂,水煎温服。

二诊:服上药 6 剂后,四肢皮肤紫癜消失,腹痛、关节肿痛显著缓解。再继服上药 12 剂。

三诊:全身紫癜及伴有症状全部消失,尿常规均阴性。再以归脾汤加味调理,随访 1 年,未见复发。

按 过敏性紫癜为变态反应性疾病,属于中医学"肌衄""发斑"等范畴。本病是由于感受疫疠之气,郁于皮肤,凝结而成,大小青紫斑点,色状如葡萄,发于遍身,唯腿胫居多;或脾不统血,致血不归经,离经之血溢于脉络,瘀积肌肤所致。治疗当以活血化瘀之法为主。血府逐瘀汤为中医治疗血瘀证的代表方剂,方中当归、生地黄、赤芍、桃仁、红花活血化瘀,加五灵脂、没药逐瘀止痛,川芎、柴胡、枳壳、桔梗理气活血,秦艽、牛膝、羌活舒经活络、宣痹止痛,甘草解毒和中。诸药合用,共奏活血行气、祛瘀通络、宣痹止痛之功效。

◎案

徐某,女,23岁,工人。1998年3月2日初诊。腹痛,尿血,双下肢青紫1周。症见:胸腹胀痛,烦躁易怒,双下肢瘀点,四肢不温,舌淡红,脉弦紧。实验室检查:血小板计数(BPC)204×10^9/L;大便隐血阳性;小便常规:尿蛋白(++),红细胞满视野,颗粒管型(+)。中医诊断为紫斑。辨证为气滞血瘀。治以疏肝理气、活血化瘀。方用血府逐瘀汤加减。

处方:柴胡、枳壳、白芍、甘草、桃仁、红花、当归、生地黄、川芎、桔梗、防风各10g,牛膝、乌梅各20g。6剂,每日1剂,水煎服。

二诊:服上药6剂后,腹痛减轻,无肉眼血尿,双下肢瘀点减少,四肢转暖;继服10剂。

三诊:服上药10剂后,复查小便常规,大便隐血全部转阴,瘀点消失,腹痛消除。

按 本案以肝郁气滞血瘀为病机,方中四逆散疏肝理气,透阳外达四末,则四肢温暖,桃红四物汤活血化瘀,配桔梗、牛膝一升一降,气行血行,重用牛膝引药下行,引血下行,有利于消除下焦瘀血,加用防风、乌梅脱敏消瘀。全方虽不止血,但肌衄、尿血自止。现代研究认为,活血化瘀药物不仅具有抑制血小板聚集作用,还有解聚作用,有利于消除紫癜;有扩张周围血管及肾小球动脉,降低血液黏稠度,增加肾小球血流量并提高其滤过率的作用,对紫癜性肾炎有很好的疗效。

4. 黄褐斑

黄褐斑是一种获得性面部色素沉着性皮肤病,多见于中青年女性。其几乎是所有种族的共患疾病,但以有色人种居多。

该病属于中医学"肝斑""黧黑斑""面尘"等范畴。其病机一般认为与肝、脾、肾三脏功能失常密切相关,且瘀血在黄褐斑的发生、发展中起着极其重要的作用,故医家内治多从疏肝、健脾、补肾及活血化瘀论治。

医案精选

◎案

汪某,女,32岁。1995年10月4日初诊。诉颜面部出现黄褐色色素斑半年余。病起于去年9月,人工流产后,患急性盆腔炎,经治疗好转。但随之月经不调,经期退后,每适经行之1~3天,腰及少腹坠胀痛,按之不减,经量较少,经行不畅,颜色暗红,夹有血块。半年前颜面部开始出现片状黄褐色色素斑,面积逐步扩大,现脘腹胀满,嗳气频频,饮食欠佳,月经2个月未至(妊娠试验阴性),颇为焦虑,颜面两颧骨周围可见黄褐色色素斑,苔薄白,脉细。中医诊断为肝斑。辨证为血虚肝郁、气滞血瘀。治以养血疏肝、行滞化瘀。方用血府逐瘀汤加减。

处方:生地黄、熟地黄各20g,当归10g,赤芍15g,柴胡、枳壳、桃仁、红花、泽兰10g,青皮、陈皮各6g,小茴香6g,牛膝12g,甘草6g。5剂,每日1剂,水煎服。

二诊:10月9日,腹胀好转,效不更方,上方加丹参15g、麦芽15g。续服5剂。

三诊:10月14日,月经来潮,经量较前稍多,尚有少量血块,腹痛减轻,颜面黄褐斑变淡,继服上方5剂。

四诊:10月19日,黄褐斑消失大半,舌质略紫,原方再服7剂。并嘱继续服用逍遥丸以资巩固。1年后偶遇患者,得知月经基本正常,见其颜面较好,褐斑消失。

按　黄褐斑是临床常见色素沉着性皮肤病,多见于生育期妇女,与内分泌失调有一定关系,多因肝气郁结,气血失调,血运不畅,致颜面肌肤失去润泽,血滞于颜面则发为黄褐斑。本例患者系人工流产后,冲任损伤,血虚肝郁,气血失调,气滞血瘀。用血府逐瘀汤、逍遥散等药物治疗。以养血疏肝,行气活血调经,使气机条达,血脉通畅,故收效甚捷。

◎案

张某,女,24岁,未婚。1996年9月18日初诊。自诉两颊部淡褐色斑块3年,逐年增重,秋季变黑褐,无痛痒,近十余天斑片增重,伴心烦,皮肤干燥多屑,痛经,月经量少色暗。症见:双颊黑褐色对称性斑片,边界不清,触之不高出皮表,唇色暗红,面无光泽,舌红边有瘀痕,苔薄白,脉沉细涩。中医诊断为肝斑。辨证为气滞血瘀。方用血府逐瘀汤加减。

处方:当归15g,生地黄12g,红花15g,川芎15g,枳壳12g,桃仁12g,赤芍

15g,柴胡12g,桔梗9g,牛膝9g,益母草20g,香附15g,僵蚕15g,蝉蜕9g,升麻9g。

每日1剂,水煎2次,取药液约250ml,分3次温服;药渣加水煎后,取上清液蒸洗患部,每日2次。服药15剂后,斑片变浅淡,范围缩小近1/3,适逢月经来潮,痛经减轻,经量增多色变鲜红。续用上方45剂,斑片全部消失,面色红润,痛经未再发作,月经恢复正常。

按 黄褐斑多见于女性。现代医学认为是内分泌功能失调而致。中医学认为属脏腑气血失调,肝郁血虚或气滞血瘀。本例患者属气滞血瘀,血脉不和。以血府逐瘀汤理气活血化瘀,辅以益母草、香附调和血脉,佐以僵蚕、蝉蜕、升麻使药力直达病所。现代药理研究证明活血化瘀药可改善微循环,促进供血。药渣液外洗局部,更有除斑消垢、滋养肌肤之功。此内外兼治,相得益彰。多年痼疾应药而愈。

5.慢性荨麻疹

荨麻疹是多种不同原因所致的一种皮肤、黏膜小血管扩张及渗透性增加的血管反应性疾病,表现为时隐时现的瘙痒性风团。慢性荨麻疹以病程超过6周,严重影响患者的生活质量、治疗困难为特点。

该病在中医学中称为"瘾疹""风丹""鬼风疙瘩"。本病病因诸多复杂,中医认为,总的为先天禀赋不足,使人体对某些物质敏感所致。

医案精选

◎案

某,女,65岁。2013年10月2日初诊。周身风团、时隐时现,反复发作2年,曾用各种抗过敏药及激素治疗,服药期间,风团消退,但停药后即起。症见:患者全身起大小不等、形状不一、苍白色风团,有抓痕及血痂,伴面色无华,神疲,四肢不温,皮肤划痕症阳性,舌质紫暗、舌边瘀点、苔薄白,脉细涩。中医诊断为慢性荨麻疹。辨证为血虚生风挟有血瘀。治以养血活血祛风。方用血府逐瘀汤加减。

处方:桃仁、红花、川芎、赤芍各10g,当归、生地黄各15g,防风、蝉蜕、甘草各8g,黄芪20g。5剂,每日1剂,水煎服。

二诊：服上药 5 剂后，瘙痒减轻，仅见少数风团，原方继服 4 剂而愈。为巩固疗效，原方去桃仁、红花，加党参、白术、茯苓以增加益气养血活血之功。经调治 10 余天，后随访未见复发。

按 患者年老病久，必虚必瘀，故治以养血活血祛风而奏效。

◎案

罗某，男，31 岁。1993 年 11 月 10 日初诊。4 年前因打球后汗出感受风寒，当晚即觉全身瘙痒，继而在腰背、臀部、大腿内侧出现大小不等的白色风团，某诊所给予苯海拉明、醋酸泼尼松（强的松）等药口服，风团消退。但以后，每因感受风寒则即起，瘙痒难忍。4 年来辗转求医，遍服中西药风团仍时起时消，终不能彻底治愈。近日又因洗澡着凉，全身泛发风团而来就诊。体格检查：四肢、躯干、头皮均可见红色水肿性风团、高出皮肤、搔抓后则风团连接成片，呈地图状，颈部可见紫红色环形红斑，舌质偏暗，舌边尖有瘀斑，舌苔薄白，脉弦涩。中医诊断为荨麻疹。辨证为气滞血瘀、复感风寒。治以活血化瘀、祛风散寒。取"治风先治血，血行风自灭"之意。方用血府逐瘀汤加减。

处方：血府逐瘀汤加荆芥 12g、防风 12g、桂枝 15g。5 剂，每日 1 剂，水煎服。

二诊：服上药 5 剂后，全身风团消退，但均留有紫红色环形红斑，再服 3 剂，红斑全消而告愈。随访半年未复发。

按 本例患者运动后出汗，正值腠理疏泄，汗孔大开之时，突感风寒，直入肌腠，风寒之邪与气血相搏于此，正盛邪实，相持日久，留滞肌腠，形成宿疾，每遇风寒则风团复起。世人皆谓因风而起，故治以祛风散寒，此乃治标之法，故标去本存，若复感风寒则再发。血府逐瘀汤理气活血，以治其本，加荆防桂枝等祛风散寒之品祛风散寒，以治其标。标本兼治，方药对证，疗效显著。

6. 银屑病

银屑病又名"牛皮癣"，是一种常见并易复发的慢性炎症性皮肤病。以皮肤红斑基础上覆盖银白色的鳞屑，刮除鳞屑后可见薄膜现象和露珠现象，冬春季好发或复发，夏季缓解为临床特点。其发病机制尚未完全明确，目前认为与遗传、感染、代谢障碍、内分泌影响、神经精神因素及免疫紊乱等有关。

病因为素体血热,外感风寒湿热之邪,或饮食不节,或情志内伤等。风寒湿热阻于肌肤,蕴结不散;病久耗伤营血,生风化燥,肌肤失养,或流窜关节,痹阻经络,或热毒炽盛,气血两燔而发。治以清热解毒、活血润燥、化瘀消斑、祛风止痒、养阴血以濡养肌肤,使皮肤柔润而白屑消退。

医案精选

◎案

崔某,男,36岁。1992年7月16日初诊。起紫红色斑丘疹伴瘙痒,反复发作3年余。曾去多家医院就诊,诊断为银屑病,予多种中西药物治疗,效果不明显。近1年来皮损增多,瘙痒更甚,伴心烦纳差。体格检查:散在紫红色斑丘疹,上有多层银白色干燥鳞屑,皮损呈对称性分布,以头皮、两肘及两足、胫部为多,形似银币状、环状,有的融合成片者呈地图样,刮去鳞屑,可见暗红发亮的薄膜,挤压薄膜可见针尖大小的出血点。舌质暗红,苔薄黄,脉细涩。中医诊断为白疕。辨证为血瘀所致。治以活血散瘀、祛风止痒。方用血府逐瘀汤加味。

处方:生地黄、当归、赤芍、丹参各12g,川芎、桃仁、红花、牛膝、三棱、莪术、枳壳、蝉蜕、乌梢蛇、黄芩各9g,柴胡、桔梗、黄连、甘草、各6g。15剂,每日1剂,水煎分2次服。

二诊:服上药15剂后,瘙痒锐减,舌苔变为薄白。上方去黄芩、黄连,继服15剂。

三诊:服上药后,全身症状消失,部分皮疹消退。效不更方,上方再服35剂,皮疹全部消退,遗留有少许色素沉着。随访半年,未见复发。

按 本病的发生多因营血不足,外感风邪,搏于肌肤,气血运行受阻,以致血瘀阻滞肌肤所致。在辨证上,本病虽有血热、湿热、血燥、火毒、冲任不调之分,但临床所见,凡病程较久者多为血瘀所致。王清任《医林改错》血府逐瘀汤系由桃红四物加柴胡、桔梗、枳壳、牛膝、甘草组成。具有活血化瘀、消肿止痛之效。在治疗银屑病时,上加丹参、三棱、莪术助其活血散瘀之力,加蝉蜕、乌梢蛇增其祛风通络止痒之功。药证合拍,故收效满意。

第七节　五官科

1. 玻璃体积血

玻璃体积血是眼外伤或视网膜血管性疾病造成视力危害的一种常见并发症。出血不仅使屈光介质混浊,而且能对眼部组织产生严重破坏作用;在不同的病例,玻璃体积血的后果有很大不同,应根据原发伤病、出血量的多少、出血吸收的情况及眼部反应的表现等,适时给予临床处理。

玻璃体积血属中医眼科"暴盲""血灌瞳神""目衄""云雾移睛"等病证之范畴。具体而言,轻中度玻璃体积血,中医学称之为"云雾移睛";重度玻璃体积血,患者视物盲而不见,属中医学"暴盲"范畴。若合并前房积血的玻璃体积血,又隶属于中医学"血灌瞳神"范畴。钝挫伤所致之玻璃体积血,属中医学"撞击伤目"范畴。本病多由外伤、糖尿病性视网膜病变、视网膜静脉周围炎、高血压动脉硬化、视网膜静脉阻塞等所致。玻璃体出血病机为脉络瘀阻,血不循经而溢于外。

医案精选

◎案

某,男,60 岁。于 1989 年 10 月因和家人争吵而突发右眼视物不见,既往有高血压病史,检查视力右眼 2.8,眼前节正常,玻璃体内大量棕色漂浮物,眼底窥不及,血压偏高。中医诊断为暴盲。辨证为气滞血瘀。治以活血化瘀。方用血府逐瘀汤加减。

处方:血府逐瘀汤加石决明 30g,配服维生素 C、维生素 B_1、芦丁等,治疗 2 个月后,右眼玻璃体积血基本吸收,眼底可窥及黄斑部少量出血。继服上西药治疗,改服血府逐瘀丸,又治疗 2 个月后,视力右眼 4.9,眼底出血已吸收。

按 本案患者属"血灌瞳神"范畴,是典型的气滞血瘀证,患者又素有肝阳上亢,因情志抑郁,气机不利,血行受阻而致眼底出血,治以疏肝理气、活血通络,而收复明之功。

◎案

陈某,男,15 岁。右眼被泥团击伤致眼内出血,急送市级医院给止血行前房穿刺等对症治疗,疼痛消失,伴情志不畅,20 天后视力仅有眼前手动。诊断为外伤性玻璃体积血,曾在多家医院西药治疗无效,医生建议 6 个月后行玻璃体切割手术,患者家属不同意并出院。查右眼视力眼前手动,光定位好,眼底无红光反射,不能窥见,眼压正常,伴有舌色瘀暗,脉涩。初步诊断为外伤性玻璃体积血。中医诊断为眼衄。辨证为气滞血瘀。治以疏肝理气、活血化瘀。方用血府逐瘀汤加减。

处方:桃仁 12g,红花 9g,当归 9g,生地黄 9g,川芎 5g,赤芍 15g,牛膝 9g,桔梗 5g,柴胡 3g,枳壳 6g,甘草 3g,郁金 15g,三七粉 6g(冲服)。每日 1 剂,水煎服。

二诊:服上药 1 个月后视力 4.7,外眼端好,瞳孔圆直径约 3.5mm,玻璃体积血吸收明显,隐约见眼底视盘色泽正常。黄斑中心反光正常。

处方:上方去生地黄、柴胡,加三棱 10g、莪术 10g。继服 1 个月。

三诊:1 个月后视力恢复至 5.0,改服血府逐瘀汤胶囊巩固治疗,观察 2 年未见复发,视力仍 5.0。

按 患者受伤后情志不舒,致肝郁气滞、脉络瘀阻、血行不畅,瘀血积聚于玻璃体内则视力下降,故用血府逐瘀汤疏肝解郁、活血化瘀,加郁金、三七粉助疏肝活血,加三棱、莪术破瘀散结。诸药合用,共奏疏肝解郁、活血化瘀之功,故收到满意效果。

2. 复发性口腔溃疡

复发性口腔溃疡是以周期性复发为特点的口腔黏膜局限性溃疡性损害,其中轻型溃疡约占 80%。该病有自愈性,发作间期一般初发较长,此后逐渐缩短,因刺激影响语言、进食、心情,常给患者带来各种痛苦和不便,尤其对频繁发作者生活质量产生较大影响。免疫功能异常、微循环障碍营养因子缺乏、内分泌紊乱、精神心理因素等均有可能复发性口腔黏膜溃疡的致病因素。

中医学则将复发性口腔溃疡称为"口疮"。《圣济总录》指出:"口舌生疮者,心脾经蕴热所致也。"《丹溪心法》说:"口舌生疮,皆上焦热壅所致。"《医学入门》指出:"心热口舌生疮。"《寿世保元·口舌》云:"口疮,连年不愈者,此虚火也"。《医学摘粹》中曰:"脾胃湿寒,胆火上炎,而生口疮。"由此可见,口疮的发病与心脾经热有密切联系,其中又有虚、实、寒、热之分。

医案精选

◎案

袁某,男,55岁。2000年11月24日初诊。患者舌及软腭反复溃疡,疼痛剧烈,久治不愈2年余,近2个月来溃疡面加大。伴心烦易怒。两胁胀痛,口干不思饮。每遇情志不遂时加重。现大便秘结,双侧颊黏膜及牙龈有紫色斑块,舌暗少苔,脉弦。体格检查:舌中部有0.9cm×1.2cm溃疡,软腭上有1.5cm×1.6cm溃疡各一个,溃疡基底深大,上有坏死组织覆盖物,边缘充血。西医诊断为坏死性黏膜腺周围炎。中医诊断为口疮。辨证为气滞血瘀、肝郁化火。治以疏肝理气、活血化瘀、清泻肝火。方用血府逐瘀汤加减。

处方:血府逐瘀汤原方重用桃仁、红花去瘀生新,加龙胆草、黄芩、泽泻各9g。7剂,每日1剂,水煎服。

二诊:服上药7剂,两胁疼痛,心烦口渴,便秘全消,溃疡面缩小。上方去龙胆草,继服14剂,溃疡愈合。随访2年未复发。

按 口腔溃疡性疾病-复发性口腔溃疡、坏死性黏膜腺周围炎、白塞综合征,属于中医学"口疮""狐惑病"范畴。《灵枢·经脉》记载"肝足厥阴之脉……环阴器……连目系……其支者,从目系下颊里,环唇内"。说明口腔疾病与肝脏关系密切,内伤七情,肝郁失达,或脉络病变导致气机失调,血脉不充,血液凝滞,则出现气滞血瘀,不通则痛,表现在口腔疾病中则出现口腔黏膜糜烂、增生、溃疡等病理改变。所以治疗上从肝经论治,以活血化瘀为主,兼行气止痛;应用血府逐瘀汤治疗口腔溃疡性疾病,既符合中医辨证又达到异病同治效果。现代医学证实,口腔溃疡性疾病与微循环痉挛,血流量减少有关,许多活血化瘀、行气止痛的药物能扩张周围血管,减少血流阻力,增加血液流量,改善组织营养代谢,有止痛、解痉、抗炎、减少组织渗出并加速上皮修复、溃疡愈合的作用。

3. 声带小结

声带小结是慢性喉炎的一种类型,典型者由炎性组织组成,为微小的纤维结节性病变,属中医学"慢喉暗"范畴,是耳鼻咽喉科的常见病。主要症状为声音嘶哑。

医案精选

◎案

余某,女,43岁。以"间断声嘶1年,加重1个月"为主诉,于1988年9月2日初诊。曾在某医院诊断为声带小结,欲行声带小结摘除术,因惧怕手术,故来医院就诊,要求服中药治疗。自感喉内干痛不适,喉科检查见声带色暗,活动如常,两侧声带小结如小米粒大小,舌质暗滞,脉涩。中医诊断为音哑。辨证为气滞血瘀。治以行气活血、开音散结。方用血府逐瘀汤加减。

处方:柴胡、红花、牛膝各12g,枳壳、生地黄、赤芍、木蝴蝶、桃仁各15g,浙贝母、海浮石、南沙参各20g,桔梗10g,甘草6g。每日1剂,水煎服。

二诊:连续服用20剂,喉内干痛症状消失,声音嘶哑基本恢复如常,声音稍低沉,查两侧声带小结消失,声带稍充血。

按 中医认为赘生物多由气滞血瘀所致,声嘶日久,气血瘀滞,脉络不利,故见声带色暗,有小结。每遇此类病证,则在血府逐瘀汤基础上加味开音散结之药物如海浮石、浙贝母、南沙参、木蝴蝶等,以达行气活血、开音散结之功效,均获佳效。治疗此类疾病之关键在于早期发现,及早治疗,可免受手术之苦。

4. 声带息肉

声带息肉是发生于声带固有层浅层的良性增生性病变,也是一种特殊类型的慢性喉炎。最主要的临床症状为声嘶。通过喉镜检查可以做出临床诊断。治疗方式主要为手术切除治疗。若经治疗好转后,患者仍暴露于用声过度、用声不当、吸烟等危险因素中,则声带息肉可再次出现。术后要继续避免和治疗可能的致病因素。

医案精选

◎案

李某,男,36 岁。1995 年 9 月 12 日初诊。主诉:声音嘶哑反复 1 年,加重 7 个月。因声音嘶哑、讲话吃力 2 个月,于 1994 年 11 月在某医院检查确诊为"左侧声带息肉"。经服药物(不详)无效,于 12 月 8 日行左声带息肉摘除术。术后曾予抗生素、激素口服及超声雾化吸入等治疗,声嘶明显好转。术后 2 个月,复因家事情志不舒,加之工作讲话较多,声嘶复发,自服药无效,近 7 个月来声音嘶哑逐渐加重,甚则不能发音。到医院复查,在左侧声带前、中 1/3 交界处又长 1 个息肉,建议再做手术摘除。患者不愿再做手术,遂求诊中医。症见:声音嘶哑、低沉,讲话吃力,多言后加重,甚则发不出声。咽喉干痛,欲饮不多,喜清嗓,喉部如物梗塞,咳痰难咯,胸胁胀闷。检查:咽部黏膜充血(++),暗红色,双侧扁桃体Ⅰ度肿大,无脓性分泌物。咽喉部及会厌、披裂黏膜暗红,双侧声带充血,左侧声带前、中 1/3 交界处见一圆形息肉形成,约 3mm,色暗红,声门闭合有缝。舌质紫暗,边有瘀点,苔薄黄,脉涩。中医诊断为慢喉喑。辨证为气滞血瘀。治以理气活血、逐瘀开音。方用血府逐瘀汤加减。

处方:赤芍、桃仁各 12g,红花、枳壳、川牛膝、木蝴蝶、柴胡各 6g,桔梗、当归、川芎、生地黄、山楂、三棱、莪术各 10g,甘草 3g。14 剂,每日 1 剂,水煎服。

二诊:服上药 14 剂后,患者声音嘶哑改善,喉部异物感消失,咽喉及声带充血减轻,声带息肉缩小。效不更方,继用上方加减,共服 20 余剂后发音如常,余症尽除。检查咽喉、声带正常,声带息肉消失。1 年后复查,未见复发。

按 声带息肉属中医学"慢喉喑"范畴。中医认为气为血帅,血为气母,气行则血行,气滞则血瘀。肝主疏泄,为一身气血调节之枢。若情志不遂,肝失疏泄,气机失畅或用嗓过度,咽痛日久不愈,久病入络,均可致气血运行不畅,壅遏咽喉,瘀滞声带,变生息肉。方中桃仁、红花、川芎、赤芍活血祛瘀,配生地黄、当归活血养血,使瘀血去而不伤血;柴胡、枳壳疏肝理气,使气行则血行;川牛膝祛瘀而通血脉,引瘀血下行;桔梗入肺,开宣肺气,载药上行,与川牛膝配伍,一升一降,使气血更易运行;甘草调和诸药,与桔梗配伍而成桔梗汤,清利咽喉;加山楂活血祛瘀,消磨息肉;三棱、莪术破血祛瘀行气;木蝴蝶疏肝理气,利咽开音。诸药合用,使气滞消,血瘀散,诸症可愈。

5.视网膜静脉阻塞

视网膜静脉阻塞是最常见的视网膜血管病之一,是一种以视网膜静脉迂曲扩张,沿受累静脉有出血、水肿、渗出等为主要改变的常见致盲眼病。以发病急、病程长、视力损害为特征。

中医称之为"暴盲""视瞻昏渺"。本病的病机在于血络阻塞,血不循经,而溢于脉外,阻塞之证为瘀,离经之血也为瘀,关键病机为血瘀。

医案精选

◎案

洪某,男,62 岁。1990 年 1 月初诊。主诉:右眼失明 2 月余。入院检查视力:右眼见眼前手动,左眼 4.0。双眼前节正常,右眼扩瞳可见玻璃体内大量血细胞及絮状混浊,眼底窥不进。医院荧光造影提示总干阻塞。患者丧偶独居,心情抑郁,伴头晕,头痛,舌质瘀暗,脉弦缓。西医诊断为右眼中央静脉阻塞并玻璃体积血。中医诊断为暴盲。辨证为气滞血瘀。治以活血化瘀。方用血府逐瘀汤加减。

处方:血府逐瘀汤加丹参、郁金、三棱、莪术、夏枯草。30 剂,每日 1 剂,水煎服。

二诊:服上药 30 剂后,右眼视力上升至 4.1,玻璃体积血明显吸收。上方去桃仁、红花,加枸杞子、条参。

三诊:15 剂后视力上升至 4.5。玻璃体积血基本吸收,右眼底可见静脉稍迂曲、扩张。随访一年未复发。视力保持在 4.5。

按 本病的主要病机是瘀血阻络,血溢脉外。用药以活血化瘀、通栓复脉作为治疗大法。但临床上静脉阻塞多为中老年患者,脉络老化,气滞血瘀常见,同时元气亏虚,因虚致瘀及肝阳上亢、肝火升扰、血滋脉外同时存在。故主方用血府逐瘀汤,并根据气滞、气虚、肝阳上亢三型辨证加减,灵活运用。此法体现了中医学注重局部和整体,辨病与辨证的灵活治疗原则。

◎案

周某,男,62 岁。因视力下降 1 个月于 2000 年 4 月 15 日初诊。症见:右眼视物模糊不清,伴情志不舒,胸肋胀闷,检查:右眼视力 4.0,加片无进步,外眼阴性,玻璃片轻度混浊,眼底视盘上半部出血,颞上、鼻上动脉细狭,呈铜丝状,该处静脉怒张,迂曲蛇形,同时该处网膜呈放射状出血,黄班亦受累而见小血点与渗出,水肿、反光消失。舌质较红而见瘀斑,脉弦,血压、血脂皆正常。西医诊断为右眼视网膜静脉阻塞。中医诊断为暴盲。辨证为气滞血瘀、肝气郁结。治以疏肝解郁、活血化瘀。方用血府逐瘀汤加减。

处方:生地黄 15g,赤芍 12g,当归 12g,川芎 8g,红花 6g,桃仁 10g,泽泻 12g,茯苓 10g,郁金 10g,柴胡 6g,三七粉 4g(冲服),枳壳 10g,陈皮 10g,丹参 10g,墨旱莲 10g。7 剂,每日 1 剂,水煎服。

二诊:服上方 7 剂后,情志不舒、胸肋胀闷等症状好转,继服原方 14 剂。

三诊:服上方 14 剂后,查右眼视力 4.3,眼底水肿消退,积血有所吸收,再予原方去墨旱莲,继服 14 剂。

四诊:服上方 14 后,查右眼视力为 4.5,眼底积血又见吸收,再以该方去泽泻、茯苓,继服 1 个月,查眼底积血全退,黄斑光反射存在,右眼视力为 4.9,乃终止治疗,随访至今未见复发。

按 本症系属血管性疾病,且是全身心血管疾病的一个组成部分。根据中医"心主血脉""脉不通则血不流"的理论,可以体会其病在心,同时又鉴于"肝藏血""积瘀凝滞,不问何经,总属于肝"。因之,本症又与肝经有关。本症主要由于心、肝二经功能异常,气血失调,脉道瘀阻,致使血不循环流注,溢于络外,形成广泛性出血,并因"血不利则为水",所以同时出现水肿瘀阻的征象。活血化瘀法为本症主要治则,这是因为本症是由于眼底静脉阻塞而形成的血瘀症状,所以治疗以活血化瘀药为主,兼用理气药,"气行则血行"。故以基本方加减用药,理气活血、化瘀通络,最终可获满意疗效。

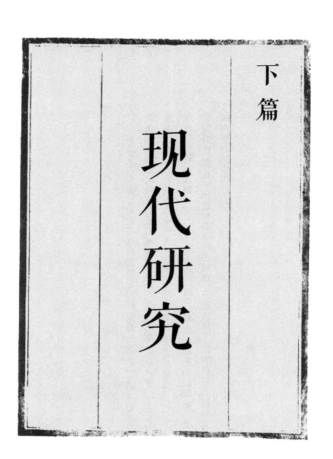

下篇

现代研究

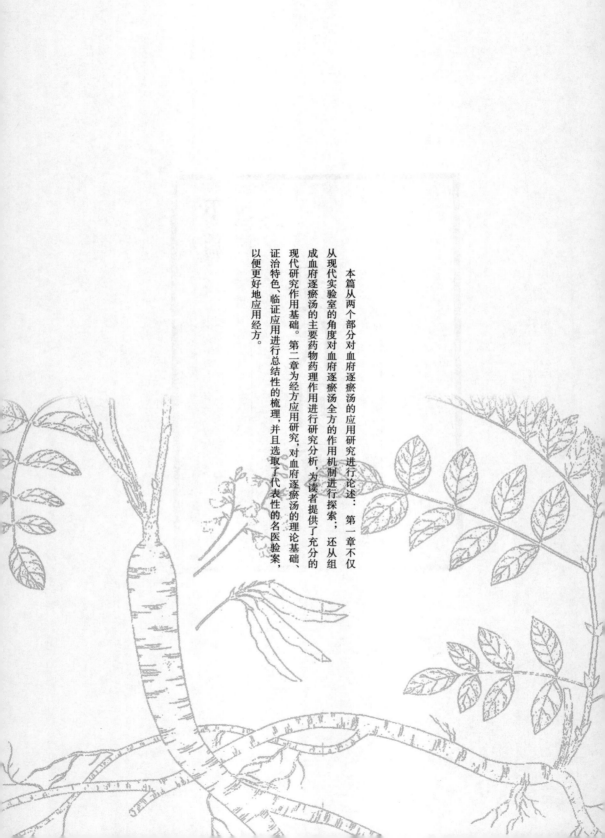

本篇从两个部分对血府逐瘀汤的应用研究进行论述：第一章不仅从现代实验室的角度对血府逐瘀汤全方的作用机制进行探索，还从组成血府逐瘀汤的主要药物药理作用进行研究分析，为读者提供了充分的现代研究作用基础。第二章为经方应用研究，对血府逐瘀汤的理论基础、证治特色、临证应用进行总结性的梳理，并且选取了代表性的名医验案，以便更好地应用经方。

第一章　现代实验室研究

第一节　血府逐瘀汤全方研究

血府逐瘀汤源于清代王清任《医林改错》,是五逐瘀汤中应用最广的一首方剂,也是现代医药界研究较多的活血化瘀方。

一、对心血管系统的影响

1. 抑制心脏间质成纤维细胞增殖

间质纤维化使室壁僵硬,降低心脏顺应性,从而使心脏舒张功能障碍,降低心肌收缩成分所占整个心肌的比例,促进收缩功能障碍,并导致氧弥散至心肌细胞的距离加大,过多的间质使心肌细胞分离。心脏间质成纤维细胞具有潜在较强的分裂能力,且可合成和分泌基质蛋白Ⅰ型和Ⅲ型胶原纤维,在心脏间质纤维化中具有重要作用;同时,心脏间质成纤维细胞的过度增殖和胶原过度沉积及异常分布为特征的心脏间质重建,是导致各种心血管事件发生的重要原因之一,也是高血压引发心脏损害的重要病理性特征。胡世云、张国华等对自发性高血压大鼠为实验模型的心肌成纤维细胞的研究,发现血府逐瘀汤有抑制心肌成纤维细胞增殖的作用,并呈浓度效应关系。沈雁等对血管紧张素Ⅱ诱导的大鼠心肌成纤维细胞增殖及细胞外基质的研究中,也揭示血府逐瘀汤能改善心肌纤维化,抑制心脏间质成纤维细胞及细胞外基质胶原蛋白、透明质酸,Ⅲ型前胶原及纤维连接蛋白的合成有关,其中以 10% 血府逐瘀汤含药血清效果最佳。

2. 抑制心肌细胞坏死及凋亡

BcL－2 家族是最先被注意到与细胞凋亡有密切关系的基因之一,研究发现 BcL－2 表达可促使细胞提高对各种致命因素的抵抗力,延长细胞寿命;而家族的另一成员 BaX,其过度表达可促使细胞凋亡。王大安等的实验研究,显示血府逐瘀汤可影响 BcL－2 和 BaX 的表达,有效地抑制心肌细胞坏死及凋亡,减轻心肌细胞损伤,对缺血心肌有保护作用。

心肌碱性成纤维细胞生长因子(bFGF)、血管紧张素Ⅰ(Ang－Ⅰ)是目前公认的重要促血管新生因子,张秋雁等应用冠状动脉结扎造成大鼠急性心肌缺血模型,观察缺血心肌 bFGF、Ang－Ⅰ表达变化,发现血府逐瘀汤能明显促进心肌缺血后 bFGF、Ang－Ⅰ的表达,有利于保护缺血心肌。

于斌等研究发现,血府逐瘀汤能显著降低大鼠糖尿病性心肌病,降低血糖、胆固醇和三酰甘油等血液指标,从而抑制纤维化程度,延缓心肌病进程。

3. 抗动脉粥样硬化

李迎春等对大鼠血清 ADMA 水平的实验研究,进一步证实血府逐瘀汤可以降低动脉粥样硬化大鼠血清 ADMA 水平,从而增加一氧化氮(NO)的合成和分泌,进而改善动脉粥样硬化的病变程度。

林薇等对大鼠血管平滑肌细胞迁移的实验研究,说明 20% 的血府逐瘀汤含药血清能通过升高 NO 的水平来发挥抑制血管平滑肌细胞增殖和迁移作用。

谢辉等进行的血府逐瘀汤对 c－fos 及 c－jun 蛋白表达影响的实验研究,发现血府逐瘀汤能降低 c－fos 和 c－jun 蛋白的表达,说明该方药及其拆方可以通过抑制 MAPK 信号转导通路下游效应因子 c－fos、c－jun 蛋白表达来抑制血管平滑肌细胞增殖而产生抗动脉粥样硬化作用。

4. 诱导内皮细胞增殖和血管新生

林久茂等的实验发现,血府逐瘀汤对人脐静脉内皮细胞(HUVEC)分泌 VEGF 具有促进作用,提示可能通过促进 VEGF 的分泌而促进 HUVEC 的增殖,从而起到祛瘀生新的作用。

高冬等进行的研究,也提示血府逐瘀汤显著上调了信号因子 VEGF 及受体 VEGF – 2 的转录水平,说明药物有影响内皮祖细胞(EPC)功能的机制,并对其促进血管新生的药效机制进行初探。

张双伟等通过血府逐瘀汤组及安慰剂组给药研究结果显示,前者使患者血清内皮素(ET)水平明显降低,NO 水平明显增高,对逆转心肌纤维化具有一定的作用。

方显明等的研究也显示,在治疗冠心病方面,血府逐瘀汤具有调节血管内皮细胞分泌功能,改善心肌缺血缺氧及阻止动脉粥样硬化的作用。

二、对血液系统的影响

研究表明,多种疾病,尤其是心脑血管疾病,在临床有明显症状体征出现之前,往往已有一种或多种血液流变指标异常,如血黏度增高引起的心肌微循环障碍,导致心肌灌注不足缺血缺氧及血栓形成等,标志着无症状的疾病可能已经开始。开展药物对该类指标的影响有重要的意义,在一定范围内,可作为疾病转归及疗效判断的主要参数和指标。杨明对稳定型心绞痛患者血液流变学的实验研究,显示冠心病患者在应用血府逐瘀汤治疗后,血液流变的参数,包括全血高切黏度、低切黏度、纤维蛋白原、血浆黏度、红细胞压积、红细胞聚集指数、红细胞变形指数与治疗前比较有明显的改善。

反应蛋白(CRP)作为一种典型的急性时相反应物质,能及时反映冠脉斑块的重要血清学指标,而高敏 C 反应蛋白(hp – CRP)则更能反映动脉硬化的炎症反应程度。刘惠霞等进行的研究提示,在常规治疗基础上加减血府逐瘀汤能减少患者的 hp – CRP 数值,降低心血管事件发生的概率,改善患者生活质量。

急性脑缺血后的脑组织病理形态学的改变是衡量脑损伤程度的标志,也是证实药效学的最可靠指标。王倬等对缺血缺氧脑损伤大鼠的实验研究,显示经血府逐瘀汤治疗后,脑组织的病理损伤明显减轻,提示该方剂对缺血缺氧脑损伤有明显的保护作用。

近几年不同的临床疗效观察和药理研究都表明,血府逐瘀汤有增加毛细血管网的通透性,改善骨折断端局部微循环血流速度,加快血凝块及代谢产物的清除以及软组织的损伤修复和水肿的吸收,从而起到促进骨折愈合和血胸吸收。张广健等对肋骨骨折伴血胸患者凝血功能的影响及疗效观察也提示,在治疗1、7、14天后,分别对血府逐瘀汤组和西药常规治疗对照组的D-二聚体,凝血酶原时间、活化部分凝血活酶时间、凝血酶时间,纤维蛋白原(FIB)几个血液指标进行比较,发现血府逐瘀汤组在以上几项血液指标数值的下降较常规西药对照组尤为显著,提示血府逐瘀汤有改善骨折后血浆的轻度高凝状态。

三、对造血系统的影响

骨髓原始间充质干细胞是骨髓基质干细胞,对骨髓中的造血干细胞(HSC)不仅有机械支持作用,还能分泌多种生长因子(如IL-6,IL-11,LIF,M-CSF及SCF等)来支持造血。研究表明骨髓干细胞在一定条件下可以动员入血,并归巢到受损心肌,发挥修复心肌的作用。近年发现间质细胞衍生因子1是一种重要的干细胞定向迁移的化学引诱物。欧阳长生等进行的含药血清与兔骨髓间充质干细胞的体外研究,初步观察到血府逐瘀汤能升高血清中的间质细胞衍生因子1的质量浓度。

四、对损伤组织细胞的修复作用或保护作用

肿瘤坏死因子(TNF-α)主要由巨噬细胞以自分泌、旁分泌及内分泌等方式产生,TNF-α在炎症反应中是激活细胞因子级联反应的主要介质,具有微量、高效的内分泌激素功能,在微循环中可较早出现,并迅速达到高峰,可诱发"次级"细胞TNF-α的产生,激活炎症连锁反应,当TNF-α活性增高,势必会导致细胞因子网络平衡失调,产生免疫病理反应,TNF-α与网络中其他细胞因子相互作用,共同参与致病过程,例如促进腰椎间盘退变。黄晓涛等进行的实验研究,发现血府逐瘀汤能通过抑制机体TNF-α而抑制炎性介质的释放,提高细胞免疫功能,提高机体耐缺氧能力,改善氧自由基代谢紊乱,进而可以延缓和抑制椎间盘退变。

詹锋等进行的血府逐瘀汤对急性肺挫伤后炎性因子的临床研究,表明在肺挫伤后 TNF-α、IL-6 水平确实明显升高,加用中药的治疗组对炎症因子的水平的改善作用明显优于对照组。

五、抗肺纤维化作用

肺纤维化是一组早期有肺泡细胞损伤和各种炎症细胞浸润,继后出现胶原纤维沉积,并逐渐演变成弥漫性肺间质纤维化的疾病,临床表现为呼吸困难、X 线胸片弥漫阴影、限制性通气障碍、弥散功能降低和低氧血症,乃至后期的呼吸衰竭等,其中炎症细胞聚集和巨噬细胞的激活、花生四烯酸的代谢等都与氧自由基代谢密切相关,因此如何提高肺组织抗氧化能力,对肺纤维化治疗或预防都具有积极意义。黄霞等的研究提示血府逐瘀汤可能作用于自由基代谢过程的不同环节,或阻断自由基生成,或抑制其链式反应等,从而发挥其抗氧化效应,阻止肺纤维化的进一步发展。

六、抗肿瘤作用

原发性肝癌是我国常见的恶性肿瘤,目前仍以手术为主,但术后复发率高,5 年生存率较低。用加味血府逐瘀汤对 H22 移植性肿瘤小鼠抗肿瘤作用的研究分析,显示加味血府逐瘀汤可抑制肝癌荷瘤小鼠的肿瘤生长,虽然低(35%)、中(41%)、高(49%)剂量作用弱于阳性对照组(60%);但其低(49.5%)、中(70.85%)、高(157.98%)生存率均明显高于阳性对照组(1.68%),表明其可明显延长 H22 肝癌荷瘤小鼠的生存时间,且对体质量无明显影响,为日后抗肿瘤的进一步研究打下基础。

七、对免疫系统的作用

该方能显著增强动物腹腔巨噬细胞的吞噬功能,提高网状内皮系统对染料的廓清速度,有促进非特异性免疫功能的作用。有人研究表明,该方有复活肝脏清除凝血酶能力作用,并推测该方能增强网状内皮细胞系统功能。

有人研究证实,该方能促进巨噬细胞吞噬功能,并能拮抗氢化可的松对巨噬细胞功能的抑制作用;还能增加抗体生成细胞的数量和分泌抗体水平以及维持时间,也能活化 T 淋巴细胞、B 淋巴细胞功能,并参与免疫应答调节作用。此外,该方还通过提高网状内皮系统的活力,阻断和清除促凝因子入血和清除血中被激活的凝血物质,从而使 DIC 进程终止或减轻,以防止休克的进一步恶化。

八、抗炎及镇痛作用

血府逐瘀汤中大部分药物具有抗炎、抗感染作用,因此,该方显出较强的抗炎、抗感染作用。研究表明,该方有显著的对抗慢性肉芽肿生成的作用,抑制肉芽组织增生过程中 DNA 的合成,从而抑制成纤维细胞的增生,该方在使胸腺萎缩的同时使肾上腺增大,推测其抑制肉芽肿形成机制可能与肾上腺皮质功能有关。方中活血药桃红四物汤能显著对抗塑料环引起的慢性肉芽肿生成作用,但在抗炎的同时并不引起胸腺萎缩。有人通过对大鼠甲醛性关节炎的实验研究表明,该方可减轻其关节肿胀程度。疼痛是"血瘀证"的主要症状之一,该方可达"通则不痛"的治疗作用,通过扩张血管,改善微循环,特别是改善神经系统的代谢及营养,解除平滑肌痉挛,抗炎、抗感染等途径达到镇痛效果,该作用是其综合效应的结果。

第二节　主要组成药物的药理研究

血府逐瘀汤由桃仁、红花、当归、生地黄、川芎、赤芍、牛膝、桔梗、柴胡、枳壳、甘草组成。主要药物的药理作用总结如下:

一、桃仁

本方以桃仁活血化瘀为君药。桃仁,为蔷薇科植物桃或山桃的干燥成熟种子。桃仁入药始载于《神农本草经》:"治瘀血,血闭瘕,邪气,杀小虫。"其性平,味苦、甘,有小毒,归心、肝、肺、大肠经,具有活血祛瘀、润肠通便、止咳平喘等功效。

1. 化学成分

桃仁含有多种营养成分及生物活性物质,主要化学成分有复杂的脂肪酸类,苷类,甾醇及其糖苷,黄酮及其糖苷,蛋白质、氨基酸及其他成分。脂肪酸主要有棕榈酸、硬脂酸、油酸、亚油酸。苷类主要含有氰苷。桃仁中的不皂化物以甾醇为主,黄酮及其糖苷主要有儿茶酚、柚皮素、洋李苷等,其蛋白质主要有白色蛋白等在内的多种蛋白质,还含有甘氨酸、谷氨酸等多种常见的氨基酸。桃仁中还含有大量的挥发性物质,主要为苯甲醛,另外还含有多种微量元素以及维生素类成分。目前对桃仁中小分子化学成分研究较少,对已知的成分也缺乏系统的研究,桃仁中起到药理作用的有效单体成分未见明确报道。

2. 药理作用

（1）对心脑血管系统的作用

桃仁可通过改善血流动力学,实现活血化瘀的作用。对心脑血管系统的药理作用主要是活血化瘀、抗凝血、抗血栓、预防心肌梗死等。

桃仁可以增加脑血流量,降低脑血管阻力,同时还能够明显的增加灌流液的流量,改善血流动力学。也有实验证实桃仁能够抑制动脉粥样硬化斑块的形成,抵抗低密度脂蛋白（LDL）氧化、改善高胆固醇血症的作用,可能与抗血小板聚集和抗血栓形成作用有关。总之,桃仁的抗凝血、抗血栓形成的作用,对心脑血管的活性有明显的改善作用,对心肌缺血的疾病有着很好的预防作用,这也是桃仁活血化瘀作用的体现。

（2）对肝脏、矽肺的作用

山桃仁水煎的提取物有预防肝纤维化的作用,主要是有效地阻止血清中Ⅰ、Ⅱ型前胶原的沉积,同时也能够促进肝内已沉积的胶原纤维的降解和吸收,是预防肝纤维化及促进肝纤维逆转的一味良药。早期也有报道证实桃仁的提取物对血吸虫病肝纤维化有明确的逆转作用,起到抗纤维化的作用,作用机制可能与其提高肝脏血流量及肝组织胶原酶的活性相关。通过腹腔注射桃仁提取物,可防止乙醇所致的小鼠肝脏内谷胱甘肽(GSH)的耗竭,同时降低改善脂质过氧化产物丙二醛(MDA)的生成,明显改善大鼠肝细胞的脂质过氧化损伤。桃仁抗纤维化的主要成分与苦杏仁苷有关,但具体未见相关的明确实验报道。有实验证实桃仁提取物能明显抑制矽肺大鼠胶原蛋白合成并减少血清铜蓝蛋白,起到延缓矽肺纤维化的作用。

(3)抗炎、抗氧化作用

桃仁水提物中有强烈抑制浮肿的桃仁蛋白 PR－A、PR－B,对炎症引起的血管通透性亢进具有明显的抑制作用,具有一定的抗炎作用。桃仁中分离出来的蛋白质 F、蛋白质 G、蛋白质 B 对二甲苯所致小鼠耳部急性炎症有显著抑制作用。

(4)提高机体免疫力、抗过敏、抗肿瘤作用

近年来,有较多研究证实桃仁蛋白能够提高机体的体液免疫功能,其能促进抗体形成细胞的产生及血清溶血素的生成,对内毒素诱导的小鼠 B 细胞转化功能无协同刺激的作用,同时,桃仁总蛋白可纠正 CD4/CD8 细胞的比值失衡,进而使机体恢复正常的免疫状态。桃仁蛋白能够促进 IL－2、IL－4 的分泌,刺激免疫功能纠正失调。

桃仁水煎剂及提取物还有一定的镇痛、抗过敏的作用。在此基础上,桃仁蛋白可通过调节免疫系统发挥到抗肿瘤的作用,与其诱导肿瘤细胞凋亡、调节 IL－2、IL－4 分泌及刺激 TNF－α 的作用相关。早期国外体外实验研究表明,桃仁中苦杏仁苷对前列腺、结肠的癌症及人早幼粒细胞、白血病等均有一定程度的抑制作用,其乙醇提取物对黑色素瘤细胞酪氨酸酶蛋白的成熟、稳定及运输有明显的促进作用。

(5)神经保护

现代药理研究表明,桃仁水提物和胆碱酯酶抑制剂他克林均可使大鼠海马区细胞外乙酰胆碱浓度上升,其中桃仁水提物对胆碱酯酶的抑制作用

时效长达6小时,长于他克林。桃仁水提物对于中央胆碱能系统的长效作用使其有望用于治疗阿尔茨海默症药物的开发。

（6）促进黑色素合成

桃仁可通过上调酪氨酸酶活性而促进黑色素的生成。桃仁醇提物对酪氨酸酶的激活率达28%,是通过增加酶促反应体系的最大转化速率而增加黑色素的生物合成,并不影响底物与酶的结合。进一步研究发现,桃仁醇提物是通过促进酪氨酸酶翻译后过程的调节,即促进无色素性黑素瘤细胞系YUGEN8的酪氨酸酶蛋白的成熟来上调酪氨酸酶的活性,表现为该蛋白可抵抗H内切糖苷酶的水解作用,并有部分可从内质网输出到远隔部位。

（7）其他作用

桃仁中含有的脂肪油,起到润滑肠道的作用,有利于机体的排便。小剂量口服桃仁中的苦杏仁苷,能水解产生氢氰酸和苯甲醛,而氢氰酸具有镇咳平喘的作用,桃仁甲醇提取物还有抑制鸟结核分枝杆菌发育生长的作用,有着一定程度的抗菌作用。

二、当归

当归别名干归、秦哪、西当归、土当归,系伞形科植物当归的根,主要分布于甘肃、云南、湖北等省。入药始载于《神农本草经》:"治咳逆上气,温疟,寒热洒洒在皮肤中。妇人漏下,绝子,诸恶疮疡,金疮。"为最常用的无毒上品药物,其性温,味甘、辛,归肝、心、脾经,具有补血,活血,调经,止痛,润肠通便等功效。

1. 化学成分

当归的化学成分主要分为挥发油部分和水溶性部分,其主要成分为挥发油部分,包括中性、酸性以及酚性油3部分,其中,藁本内酯是当归挥发油部分的主要成分,水溶性部分主要有阿魏酸及多糖等。

2. 药理作用

（1）对循环系统的作用

当归水溶性部分中的阿魏酸在缺氧的状况下通过保护线粒体增加心肌

的抗缺氧能力,也可以通过增加心肌的血流量等发挥其保护心肌的作用;挥发油部分藁本内酯可以抑制血小板释放 TXA2,具有抑制血管收缩及降压的作用。

(2)对呼吸系统的作用

水溶性成分阿魏酸可以通过抗氧自由基及抑制炎症递质 TXA2,抑制炎症性肺损伤,通过抗血小板聚集、降低血液黏稠度以及抑制缩血管物质、促纤维因子的合成和释放,最终抑制肺纤维化形成。研究表明,在给肺纤维化模型大鼠腹腔注射当归提取液后,病理结果显示,注射当归提取液后大鼠的肺间质纤维化明显减轻,提示当归具有较强的抗自由基作用。

(3)对血液系统的作用

当归对机体血液系统的造血功能有明显的促进作用,当归多糖通过增加造血干细胞的增殖分化和改善造血微环境,增加红系造血调控因子的分泌,促进红系造血。研究表明,当归多糖对骨髓造血祖细胞的增殖具有明显的促进作用。同时,当归补血汤药能够促进缺氧血管内皮细胞增殖,对不同状态的血管内皮细胞可以表现出双向调节的作用。另外,不同萃取方法制备的当归补血汤能不同程度的提高化疗所致贫血小鼠模型的外周白细胞、红细胞数以及血红蛋白的浓度,可以改善其贫血状态,对环磷酰胺所致的骨髓抑制有不同程度的保护作用。对于有心绞痛的患者,阿魏酸可以干预其血液中的抗氧化能力,具有保护血管内皮的功能。

(4)对免疫系统的作用

通过促进巨噬细胞分泌细胞因子,当归可以发挥其增强机体免疫功能的作用,同时,通过提高 NK 和 CTL 的杀伤活性发挥其对免疫功能的重建作用。临床研究表明,当归多糖可以激活不同种类的免疫细胞,同时也可以激活补体系统,促进细胞因子的生成,对免疫系统起恢复调节的作用。

(5)对神经系统的作用

当归对神经系统的作用表现在中枢抑制、镇痛、抗惊厥、神经修复等多个方面。藁本内酯对中枢神经系统具有较强的抑制作用,可使小鼠自发活动明显减少,也可以拮抗氯胺酮引起的小鼠中枢兴奋作用,具有安定样镇静作用。而当归水提物对腹腔注射乙酸引起的扭体反应具有镇痛作用,且其作用较阿司匹林高。

（6）其他作用

近几年研究表明，当归在其他方面有不同的药理作用。当归多糖具有抗衰老作用。研究表明，当归多糖可以通过抑制氧化应激损伤、调节细胞周期调控蛋白表达、抑制端粒酶 DNA 损伤等机制延缓 X 线 TBI 诱导的小鼠衰老。当归注射液可以通过调节血清瘦素、IL－6 等，减轻大鼠肝内脂肪沉积，对非酒精性脂肪肝起治疗作用。当归多糖能明显促进亚慢性辐射损伤小鼠的外周血白细胞数量的回升，并能有效抑制骨髓嗜多染红细胞微核及精子畸形的形成，增强机体对辐射的耐受性。当归对多种肿瘤瘤株均具有抑制作用，其中当归多糖是当归抗肿瘤的主要活性成分，其在体内外均有抗肿瘤活性作用。另外，当归还具有抑制离体子宫，延长戊巴比妥所致的睡眠作用、使整体子宫平滑肌收缩力增强，促进子宫增生、缓解记忆缺失等药理作用。

三、红花

红花，又名红蓝花、红花草、红花菜等，为菊科植物红花的筒状花冠。主要产于河南、湖北、四川等地。《本草纲目》谓其：“主治产后血运口噤，腹内恶血不尽绞痛。”其味辛，性温，归心、肝二经，其气香，味微苦，入于血分，具有活血通经，祛瘀止痛的功效。

1. 化学成分

红花含红花黄色素及红花苷，红花苷经盐酸水解，得葡萄糖和红花素；还含脂肪油称红花油，是棕榈酸、硬脂酸、花生酸、油酸、亚油酸、亚麻酸等的甘油酯类。

2. 药理作用

（1）对心血管系统的作用

红花黄色素具有抗血栓和降血脂作用。红花能使全血凝固时间、血浆（缺血小板）复钙时间显著延长，能使血凝血酶原时间缩短与凝血酶时间延长，这表明红花对凝血过程的内在凝血酶原及凝血酶－纤维蛋白原反应具有十分显著的抑制作用。红花总黄色素可能通过抑制血小板激活因子所致血小板 Ca^{2+} 内流而使血小板活化受到抑制,起到保护心血管的作用,是缓解缺血性心脑血管疾病的重要途径。红花提取物对高脂血症大鼠具有一定的降脂作用,降低血浆黏度,同时提高机体抗氧化能力。

小剂量红花煎剂对蟾蜍心脏有轻微兴奋作用,能使心跳有力、振幅加大,对心肌缺血有益,大剂量对蟾蜍反而有抑制作用;增加冠状动脉血流量和降低冠状动脉阻力。红花注射液有明显的扩张血管作用,红花亦可改善哮喘大鼠的器官微循环,使微循环加快、流态恢复正常。红花黄色素可显著减少垂体后叶素所致心肌梗死区面积,证实了红花黄色素注射液对急性心肌缺血大鼠有保护作用。红花黄色素具缓解 ISO 所致心肌缺血大鼠心功能下降的作用。

(2)对中枢神经系统的作用

红花黄色素对小鼠有较强而持久的镇痛效应,对锐痛(热刺痛)及钝痛(化学性刺激)均有效。羟基红花黄色素对谷氨酸诱导的氧化性神经损伤有保护作用,羟基红花黄色素 A 对大鼠脑缺血损伤有神经保护作用。羟基红花黄色素抗脑缺血损伤作用的机制多而复杂,其主要药理作用包括抑制兴奋性氨基酸神经毒性、抑制神经细胞凋亡等多种机制。

(3)兴奋子宫平滑肌细胞

红花能增强大鼠子宫肌电活动,从而兴奋子宫平滑肌细胞,其机制是通过直接作用于平滑肌细胞,加快其动作电位的去极化速度并增大峰电位幅度。在临床上可用于治疗原发性痛经。

(4)增强细胞免疫和体液免疫

沪产藏红花的研究发现,用药组小鼠游泳耐力、细胞免疫、体液免疫均有增强,免疫器官质量系数及淋巴细胞转换率也显著高于对照组。临床上藏红花治疗人体多种慢性疾病,通过其活血化瘀、抗菌消炎的功效,增强机体耐力,增强淋巴细胞增殖反应。以此来增强机体细胞免疫和体液免疫系统,调整人体气机运行,平衡人体阴阳。

(5)抗炎

红花黄色素对甲醛性大鼠足肿胀、对组胺引起的大鼠皮肤毛细血管的通透量增加及对大鼠棉球肉芽肿形成均有明显的抑制作用。其抗炎的机制可能是通过降低毛细血管通透性,减少炎性渗出,抑制炎症过程病理变化的肉芽增生。红花注射液能够显著改善溃疡性结肠炎大鼠结肠损伤及炎症反应。

四、赤芍

赤芍为毛茛科多年生草本植物芍药或川赤芍的干燥根。主产于内蒙古、辽宁、河北等地。赤芍始载于《神农本草经》"治邪气腹痛,除血痹,破坚积,寒热,疝瘕,止痛,利小便",列为中品。味苦,微寒,归肝经。具有清热凉血,祛瘀止痛,清泻肝火之功效。

1. 化学成分

萜类及其苷、黄酮及其苷、鞣质类、挥发油类、酚酸及其苷等,此外还有多糖类、醇类、酚类、生物碱、微量元素等成分。赤芍中各苷类的总称为赤芍总苷,是其主要有效成分。其中单萜及其苷类化合物主要分为具蒎烷结构和具内酯结构的单萜及其苷。从赤芍中还可分离出黄酮及其苷、鞣质类。可能由于赤芍生长环境不同,其挥发油中各成分量有所不同,但成分大体一致。

2. 药理作用

（1）对心血管系统的作用

赤芍的主要化学成分具有扩张冠状动脉、增加冠状动脉血流量;抑制血小板聚集、延长体外血栓形成时间,减轻血栓干质量;镇静、抗炎止痛、抗惊厥、解痉作用。血管内皮损伤是再狭窄(RS)形成的始动因素,再狭窄形成的关键在于血管平滑肌细胞增殖移行致内膜增生,促进血管内皮功能恢复对逆转再狭窄的病理过程具有重要作用。

（2）对神经系统的作用

1）抗多巴胺能作用

芍药醇可抑制吗啡诱导的快速移动行为和条件型位置偏爱行为,还可抑制突触后多巴胺受体的超敏性,这可能是一种潜在的调节吗啡诱导的多巴胺能行为的作用机制,芍药醇的抗多巴胺能活性可用来预防治疗吗啡引起的副作用。

2)抑制神经细胞营养不良和缺血性脑损伤作用

芍药苷可通过活化腺苷 A1 受体来抑制神经细胞营养不良,从而降低 MTPT 诱导帕金森病小鼠的毒性。亦能显著抑制皮层缺血时亮氨酸 – 脑啡肽(L – EK)及 β – 脑啡肽(β – EP)含量升高,减轻缺血性脑损伤的程度。赤芍总苷对脑缺血损伤模型中的大鼠神经细胞具有明显保护作用,能显著提高损伤模型中神经细胞存活数。

3)对脑的作用

脑是一个对缺氧最为敏感的器官,在脑缺血后短时间内 ATP、CP、葡萄糖等减少,产生大量的自由基,MDA 含量升高,TPG 可能通过保护脑组织中抗氧化酶的活性,抑制脂质过氧化反应,从而减轻自由基对脑组织的损害。

(3)诱导癌细胞凋亡抗肿瘤作用

丹参赤芍水提物(CSE)可诱导肝癌细胞 Hep G2 的凋亡,CSE 通过对机体免疫系统的调节,下调 BcL – 2 基因蛋白表而抗肿瘤,BcL – 2 基因的编码产物 BcL – 2 蛋白可通过拮抗野生型 p53 蛋白的凋亡而抑制多种因素诱发的细胞凋亡,参与细胞增殖与凋亡动态平衡的调控。BcL – 2 基因表达异常增加,可使已有基因异常改变的细胞逃避凋亡,由此导致细胞转化乃至肿瘤形成。TGC 对 BcL – 2 基因蛋白表达具有下调作用,使肿瘤细胞凋亡指数增加,抑制肿瘤细胞 G0/G1 期比例及向 S 期细胞转化,肿瘤细胞中 BcL – 2 蛋白的表达下调,促进凋亡的 BaX 蛋白的表达升高。TPG 也能诱导 K562 细胞的凋亡,显著增加凋亡细胞的数目及细胞凋亡百分率,抑制 K562 细胞的增殖,引起的细胞线粒体膜电位下降,细胞内游离 Ca^{2+} 浓度均升高,提示 TPG 诱导 K562 细胞凋亡的机制可能与减低细胞内线粒体膜电位及提高游离 Ca^{2+} 水平有关。TGC 对 S180 肉瘤小鼠 BcL – 2 基因蛋白表达具有下调作用。研究观察 A375 黑色素瘤细胞的 MMP – 2、MMP – 9 及 TIMP – 2 的表达,结果提示,TPG 可通过下调 MMP – 2、MMP – 9,上调 TIMP – 2,调节 MMP – TIMP 平衡,抑制黑色素瘤细胞迁移和侵袭的作用。

(4)对消化系统的作用

1)对胃酸分泌的作用

胃黏膜血流量减少或供血不足导致的微循环障碍,使局部黏膜组织失去气血濡养,营养代谢障碍,黏膜防御因子减弱,使胃和十二指肠黏膜发生溃疡,赤芍总苷可促进胃肠平滑肌运动,改善胃黏膜的缺血状态,增强胃部微循环。

2)对肝胆的作用

赤芍成分中的五没食子酰葡萄糖(PGG)可抑制 $H^+ - K^+$ 依赖式 ATP 酶,同时对 $Mg^{2+} - ATP$ 酶、$Na^+ - K^+ -$ 依赖式 ATP 酶有抑制作用,是一种潜在的酸分泌抑制剂。赤芍总苷有明显的退黄降酶作用,并阻断肝纤维化甚至逆转肝纤维化。

(5)对血液系统的作用

多项研究已表明,TPG 能降低血瘀大鼠的血液黏度、纤维蛋白原含量、红细胞聚集指数、血小板聚集,能够显著延长小鼠凝血时间,降低大鼠外源性凝血的因子Ⅱ、Ⅴ及内源性凝血的因子Ⅸ活性,能显著升高大鼠 AT - Ⅲ 活性。

(6)抗炎作用

芍药苷可抑制佐剂诱发的关节炎,主要是通过抑制滑膜细胞的非正常增值,减少滑膜细胞中 IL - 1、PGE2、IL - 6、VEGF、GM - CSF 的产生,降低滑膜内 Gi 和 COX - 2 的表达,赤芍可改良滑膜细胞的分泌和代谢,抑制其非正常增殖,降低成纤维细胞样滑膜细胞中 VEGF、bFGF、MMP - 1、MMP - 3 的产生,从而对抗胶原诱导的关节炎。

(7)抗氧化作用

没食子酸、没食子酸甲酯可清除 DPPH 自由基,并对抗脂质过氧化反应,亦可抑制过氧化氢诱导的 NIH/3T3 成纤维细胞的 DNA 损伤,亦可诱导血红素氧化酶 - 1 的表达,提高 SOD 的活性,抑制脂质过氧化反应,具有较强的抗氧化和自由基清除作用,可通过提高 SOD 活性,使 O^{2-} 生成减少,通过提高谷胱甘肽过氧化物酶和过氧化氢酶活性,减少 OH^- 及脂类自由基的生成。

(8)抗内毒素作用

内毒素又称脂多糖(LPS),是多种革兰阴性菌的细胞壁成分,由菌体裂解后释放出的毒素,又称为"热原",赤芍中抗 LPS 的有效成分具有较强的中和 LPS 的活性。

五、牛膝

牛膝又称百倍、怀牛膝等,为苋科植物牛膝的干燥根,主要产于河南。《神农本草经》有云:"治寒湿痿痹,四肢拘挛,膝痛不可屈伸,逐血气,伤热火烂,堕胎。"其味甘、酸、苦,性平,入肝和肾经。具有逐瘀通经,补肝肾,强筋骨,利水通淋,引火(血)下行之功效。

1.化学成分

多糖类成分,牛膝多糖为牛膝中一类含量较高的活性成分,该类成分具有毒性低、水溶性好的优点。牛膝多糖为禾本科型果聚糖,化学组成中主要有葡萄糖、甘露糖和果糖3种组分。三萜皂苷类成分,三萜皂苷类成分是牛膝中的主要活性成分。甾酮类,牛膝中所含甾酮类化学成分多是昆虫变态活性甾酮,已分离到的有蜕皮甾酮、牛膝甾酮、旌节花甾酮、旌节花甾酮D、漏芦甾酮B、水龙骨甾酮B、牛膝甾酮A、紫茎牛膝甾酮等。甾酮类成分在怀牛膝的根中是众多部位中含量最高的。

2.药理作用

(1)抗骨质疏松

研究牛膝总皂苷对维A酸致骨质疏松大鼠骨代谢的影响,结果显示牛膝总皂苷可升高骨质疏松大鼠血钙含量,升高碱性磷酸酶活性和血清骨钙素水平,降低尿中羟脯氨酸水平,改善骨质疏松大鼠的骨代谢。提示牛膝总皂苷也能抑制破骨细胞的活性,抑制骨吸收。而目前防治骨质疏松症的主要手段是以抑制骨吸收为主。牛膝抑制骨吸收的主要活性成分为三萜皂苷类化合物,其中以齐墩果酸的葡萄糖酸苷抑制骨吸收的活性作用最强。

(2)调节血压、扩张下肢血管、强心

怀牛膝流浸膏能够降低实验家兔及蟾蜍的血压,但降血压作用时间不长,并有轻微反弹作用。另外怀牛膝煎液能够使家兔血压立即下降,下降之后血压又会有回升现象,但回升后的血压水平始终低于给药前的血压水平。另外,怀牛膝煎液具有扩张下肢血管的作用,能够使大白鼠下肢血流量显著增加。牛膝皂苷能增强蛙、兔和豚鼠的离体心脏的收缩力,并呈剂量依赖性关系,但多次重复给药其收缩作用减弱;牛膝皂苷还能增加衰竭状态的心脏张力和节律,但对正常心脏作用不明显。

(3)兴奋免疫

牛膝多糖是一种水溶性寡糖,能增强小鼠的体液免疫的功能。实验研究表明,牛膝多糖能使实验老年大鼠 T 淋巴细胞、NO、NOS、TNF – α 或 TNF – β 等的活性显著提高,抑制其 Sil – 2 的产生。另外研究发现牛膝多糖能够明显提高小鼠单核巨噬细胞的功能和小鼠血清溶血素水平,增加抗体形成的细胞数量。

(4)抗炎

牛膝总皂苷能显著减轻二甲苯所致小鼠耳肿胀、蛋清所致的大鼠足肿胀等急性炎性反应,延长小鼠热板上舔足时间,改善血液流变性各项指标,显示牛膝总皂苷具有明显的抗炎镇痛作用。

(5)保护神经

在体观察牛膝多肽神经保护的作用,采用大脑中动脉线栓法建立大鼠局灶性脑缺血再灌注模型,测定脑梗死百分比(TTC 法)、神经功能缺陷评分。结果显示尾静脉注射牛膝多肽,可以降低神经功能缺陷评分,降低脑梗死百分比。另外以体外原代培养胎鼠海马神经元为研究对象,建立 N – 甲基 – D – 天冬氨酸损伤模型。通过 MTT 检测,离体观察牛膝多肽的神经保护作用。MTT 检测结果显示,牛膝多肽能显著抑制 NMDA 引起的海马神经元活力下降,并与其剂量相关。说明牛膝多肽在离体和在体具有神经保护作用。

(6)降血糖、降血脂、抗衰老

对糖尿病大鼠肾脏的保护作用,怀牛膝可通过抑制细胞凋亡而发挥保护糖尿病大鼠肾脏功能的作用。还可能有降血脂的作用,采用 75% 蛋黄乳造模的小鼠高脂血模型,以小鼠血清总胆固醇、三酰甘油、低密度脂蛋白和高密度脂蛋白为指标研究牛膝的降血脂作用,与模型组相比,高、低剂量怀牛膝水提取液组小鼠的总胆固醇、三酰甘油、低密度脂蛋白和高密度脂蛋白的水平显著降低,怀牛膝水提取液有潜在降血脂功效。抗衰老的作用,有研究表明怀牛膝可延长家蚕龄期,减缓家蚕身长增长的作用。

(7)其他作用

牛膝能够使子宫平滑肌明显收缩。牛膝苯提取物有明显的抗着床、抗早孕作用,氯仿提取物有抗早孕的作用,但抗着床作用不明显。怀牛膝水煎液有轻度利尿作用。牛膝还有抗肿瘤的作用,牛膝提取物能抑制肿瘤细胞,其作用机制可能与其细胞毒性或是免疫调节作用有关。

六、川芎

川芎为伞形科植物川芎的根茎。主产于四川。《神农本草经》记载:"主中风入脑头痛,寒痹,筋脉缓急,金疮,妇人血痹无子。"味辛,性温,归肝、心包经。主要功效有活血行气,祛风止痛。

1. 化学成分

挥发油的主要成分是苯酞类化合物,占整个挥发油31.53% ~74.47%,以 Z - 藁本内酯为主,且不同产地的川芎在挥发油的成分组成和含量上均存在不同程度的差异。川芎中的苯酞类化合物分为三大类型:烷基苯酞、轻基苯酞和苯酞二聚体。有研究鉴定了川芎挥发油中的 62 种化合物,占挥发油总量的87.36%,其中以正丁烯基苯酞、4,5 - 二氢 - 3β - 丁基苯酞、4,5 - 二氢 - 3a - 丁基苯酞、Z - 藁本内酯、E - 藁本内酯、3,1′ - 二羟基 - 3 - 丁基苯酞、4,5 - 二氢 - 3、1′ - 二羟基 - 3 - 丁基苯酞和 4,5 - 二氢 - 3,1′ - 二羟基 - 3 - 戊基苯酞含量较高,占挥发油总量43.45%。生物碱分离得到川芎嗪、黑麦草碱、L - 异亮氨酸 - L - 缬氨酸酐、1 - β - 丙烯酸乙酯 - 7 - 醛基 - p - 咔啉、1 - 乙酰基 - β - 咔啉、L - 缬氨酰 - L - 缬氨酸酐、三甲胺、胆碱、尿嘧啶、腺嘌呤、腺苷。川芎中的酸含有阿魏酸、瑟丹酸、香草醛、香草酸、棕榈酸、亚油酸、对羟基苯甲酸、大黄酚、咖啡酸、原儿茶酸等。其中阿魏酸是主要有效成分,其化学名称为 4 - 羟基 - 5 - 甲氧基苯丙酸。在川芎中还测得川芎三萜,川芎中分得一种萜类化合物匙叶桉油烯醇,另外还得到 p - 谷甾醇、蔗糖和一种脂肪酸甘油酯。

2. 药理作用

（1）对心、脑血管的作用

在缺血性脑血管疾病中，川芎的应用比较多，比如脑供血不足、脑栓死等，而且作用也比较显著。阿魏酸钠是川芎中的化学成分，对血小板聚集以及血小板释放 5－HT，阻止颅内外血管异常收缩，阻断血管异常舒缩的恶性循环，达到治疗和预防偏头痛。阿魏酸钠还能缓解兔和大鼠离体主动脉痉挛性收缩，增加豚鼠心脏灌流量及降低大鼠全血浓度等作用。阿魏酸哌嗪能明显增加冠脉流量，拮抗肾上腺素引起的动脉条收缩和 ADP 诱导的血小板聚集，延缓心肌细胞动作电位的传导，增加心肌收缩力，改善血液循环。川芎嗪、香兰素、大黄酚均可作用于心肌细胞膜受体，川芎嗪有可能作用于 α 受体，香兰素有可能作用于 β 受体。川芎嗪能扩张冠脉并阻断内皮素的冠脉收缩作用，从而防止心肌缺血。

（2）对中枢神经系统的作用

由于川芎嗪能快速通过血脑屏障，所以其对抗中枢神经缺血损伤、改善学习记忆、抑制癫痫发作有一定的效果。川芎嗪对以糖尿病为代表的代谢性疾病并发中枢神经系统、周围神经系统和眼底视神经病变均具有一定保护作用，对中枢神经细胞保护机制为：对神经细胞和血管内皮细胞起到抗凋亡作用，抑制神经细胞炎症反应，抗氧化作用，钙离子通道阻滞作用，促进中枢神经营养因子表达，保护中枢神经细胞尼氏体以及促进中枢血管内皮生长等。

运用体内外动物实验及临床实际应用，已经证明了阿魏酸钠在神经系统损伤中的应用价值，且从细胞技术及分子生物学技术进一步阐明阿魏酸钠在神经细胞保护方面的作用机制，将对临床以阿魏酸钠作为神经保护剂的应用提供有益的科学依据。

（3）镇静镇痛作用

川芎所含挥发油及水煎剂有镇静作用，水煎剂能对抗咖啡因的兴奋作用。川芎嗪对鼠背根节神经元 ATP 激活电流具有非竞争性抑制作用。推测其作用机制可能与川芎嗪通过对腺嘌呤核苷酸门控性离子通道受体进行作用并促进该受体 N 端磷酸激酶 C 部位的磷酸化所产生的别构调节有关，表明川芎嗪具有一定镇痛作用。

（4）对消化系统的作用

川芎嗪能显著降低大鼠血清谷丙转氨酶、丙二醛、透明质酸、Ⅲ型前胶原及肝组织中 MDA；提高肝组织中超氧化物歧化酶（SOD）活性，显著减轻肝胶原纤维增生程度，即川芎嗪具有抗肝纤维化作用，川芎嗪可对抗血栓素 A2 的合成与活性，抑制乳酸脱氢酶的异常变化，从而明显减轻鼠、兔肝缺血的再灌注损伤。

（5）对呼吸系统的作用

川芎嗪能通过抑制氧自由基的释放而起到保护细胞膜，减轻肺损伤的作用，从而可以缓解吸烟所致的肺损伤。川芎嗪预防肺水肿的作用机制主要是通过恢复内皮素（ET）和一氧化氮之间的动态平衡，降低血管的通透性，改善其缺氧状态，从而保护肺血管的结构和功能。

（6）对泌尿系统的作用

复方川芎胶囊可通过抑制血浆 ET-1 的产生，抗脂质过氧化作用，对增殖性肾炎患者的肾功能有一定的保护作用。阿魏酸钠在肾脏缺血所致的急性肾衰中有保护肾脏功能和抑制肾小管上皮细胞凋亡的作用，其作用机制可能与调控肾组织细胞内凋亡信号转导有关。有研究利用缺血性急性肾衰竭大鼠模型，探讨阿魏酸钠对缺血性急性肾衰大鼠肾脏基质细胞衍生因子-1（SDF-1）表达的影响，得出阿魏酸钠可促进肾组织表达 SDF-1，可能是促进造血干细胞（HSC）向肾脏归巢，加速损伤肾组织修复的机制之一。

（7）对平滑肌的作用

川芎中的内酯类成分具有平滑肌解痉作用，并可解除乙酰胆碱组织胺引起的气管平滑肌痉挛，阻止免疫复合物的形成，对炎症有限制作用，对中性粒细胞释放溶酶体功能及趋化性有明显抑制作用，用于哮喘持续状态疗效显著。

（8）其他作用

阿魏酸钠盐可用于治疗阿尔茨海默病。川芎对多种革兰阴性肠道细菌有明显的抑制作用。阿魏酸钠能阻止活化补体引起的嗜中性白细胞聚集，且呈量效关系，对补体激活引起的器官损伤可能有一定防治作用。阿魏酸钠可增强小鼠腹腔巨噬细胞吞噬肌红细胞能力,该化合物的养血活血作用可能与增强机体免疫功能有关。川芎挥发油具有明显的解热作用,可引起家兔下丘脑组织中 5 – 羟色胺、多巴胺含量增高,通过 DA – 5 – HT 链环的作用,最终使体温趋于稳定。

七、柴胡

柴胡来源于伞形科植物柴胡属或狭叶柴胡的根。分别为"北柴胡"及"南柴胡"。北柴胡主产于河北、河南、辽宁等地;南柴胡主产于湖北、四川、安徽等地。始载于《神农本草经》,列为上品"治心腹,去肠胃中结气,饮食积聚,寒热邪气,推陈致新"。性微寒,味苦辛,归肝、胆经。主要功效是解表退热,疏肝解郁,升举阳气。

1. 化学成分

近年来从北柴胡中分离出 18 种皂苷类化合物,还分离得到 9 个黄酮类化合物,北柴胡中含有多种挥发油类化合物。还有多糖类化学成分,是由半乳糖醛酸、半乳糖、葡萄糖、阿拉伯糖、木糖、核糖、鼠李糖和一个未知成分组成。此外,还含有腺苷、尿苷、α – 菠甾醇 – 3 – β – D – 葡萄糖苷、木糖醇、α – 菠甾醇、色氨酸等化合物。

2. 药理作用

（1）抗炎作用

柴胡具有显著的抗炎作用,柴胡抗炎的有效成分为柴胡皂苷。柴胡皂苷对多种炎症过程包括炎性渗出、毛细血管通透性升高、炎症介质释放、白细胞游走和结缔组织增生等均有抑制作用。柴胡皂苷 a 显著抑制三磷腺苷诱发的血小板聚集与阿司匹林作用相当,且以剂量依赖抑制内源性花生四烯酸生成血栓素。大鼠腹腔内注射柴胡皂苷后,肾上腺重量有所增加,且与柴胡皂苷的剂量呈正相关。

（2）免疫调节作用

柴胡具有提高机体免疫力的作用。柴胡多糖对辐射损伤的小鼠具有非常显著的保护作用和增强免疫的效果。小鼠注射柴胡多糖能显著增加巨噬细胞、天然杀伤细胞功能,能提高病毒特异抗体精度,能明显增加淋巴细胞转化率和皮肤迟发超敏反应。这些进一步证明 BCPS 可能是有效的免疫促进剂,能使体液和细胞免疫功能恢复和提高。实验表明南柴胡和北柴胡的提取成分对小鼠脾淋巴细胞的增殖。白细胞介素－2 和肿瘤坏死因子的分泌水平均有明显的增强作用。

(3)抗肿瘤作用

中药柴胡对小鼠 Ehrlich 癌具有抗癌活性,多糖注射后网状内皮系统先被激活,然后促使肿瘤坏死因子(TNF)生成,从而达到抗癌作用。柴胡皂苷具有抗实体瘤瘤细胞分子黏附,干扰肿瘤细胞 S 期 DNA 合成及蛋白质代谢,抑制细胞增殖,诱导细胞凋亡等抗肿瘤作用。

(4)对中枢神经系统的作用

小鼠灌胃柴胡皂苷有镇静作用,能减少其自发活动,并延长环己巴比妥的催眠时间。人口服柴胡皂苷则有较强的催眠作用,能使睡眠加深。柴胡挥发油及柴胡皂苷部分均有抗戊四唑阈值发作模型和最大电休克模型的作用,且二者以有效剂量合理配伍后则显示出较强的抗戊四唑阈值发作模型作用。柴胡对热致痛小鼠可明显延长其痛阈时间,对小鼠乙酸所致的疼痛有显著的拮抗作用。

(5)对心血管系统的作用

柴胡可以加速胆固醇－C11 及其代谢产物由粪便排泄,降低 ACTH 的脂库中的脂肪分解及胰岛素促进的脂肪合成。试验证明柴胡可以显著降低小鼠血清总胆固醇,三酰甘油,低密度脂蛋白胆固醇的实验性升高,作用程度优于已知的降脂药物,能抑制小鼠实验性高脂血症的形成。柴胡地上部分含有类黄酮,具有增强毛细管功能的作用。柴胡的有效成分之一,柴胡多糖可诱导血管内皮细胞表达 NO 增加,松弛血管平滑肌,改善腹腔脏器血流。

(6)对消化系统的作用

柴胡多糖对坏死剂引起的急性胃黏膜损伤有明显的保护作用。从北柴胡热水提取物中分离精制的酸性多糖 BR－2 对小鼠乙醇性溃疡、水浸应激性溃疡及大鼠幽门结扎溃疡均有显著抑制作用。已经证明柴胡皂苷对兔离体肠管有增强蠕动的作用,并且这种蠕动不被阿托品所对抗;将大鼠幽门结扎后,由十二指肠给柴胡皂苷,对其胃蛋白酶活性有减弱作用;对应急性大鼠胃溃疡,具有明显的保护作用。

(7)对酶活性的作用

柴胡醇提取物具有诱导肝药酶活性,提高肝匀浆超氧化物歧化酶活性,降低脂质过氧化物(LPO)含量等效果,因而具有防酒醉和保肝作用。柴胡中的有效成分柴胡皂苷具有极强的促酶分泌作用。从北柴胡中提取的多炔可作为5-脂氧化酶和环氧化酶抑制剂,治疗由花生四烯酸引起的过敏和血栓等疾病,其中某些色酮是5-脂氧化酶和醛降解酶抑制剂,在100mol/L时抑制70.4%的5-脂氧化酶和55.3%的醛降解。

(8)对病原体的作用

实验表明北柴胡茎叶中的黄酮成分具有较强的抗流感病毒作用,其茎叶总黄酮高剂量组抗病毒作用优于已知的抗病毒西药利巴韦林胶囊和抗病毒颗粒。体外实验证明,柴胡对结核菌的生长、钩端螺旋体及牛痘病毒有抑制作用,柴胡皂苷d对麻疹病毒和单纯疱疹病毒也具有抑制作用。北柴胡中的木脂素可抑制马铃薯胞囊线虫的孵化,其中S构型的十七碳二烯酸具有抗生素样活性。有文献报道用柴胡治疗流行性腮腺炎,症状消失快,腮腺肿胀明显好转没有出现并发症,未见毒副作用。还有人使用柴胡治疗病毒性心肌炎,也取得了很好的疗效。

八、桔梗

为桔梗科多年生植物桔梗的根。其性平,味苦辛,归肺经。具有宣肺、利咽、祛痰、排脓等功效。始载于《神农本草经》:"治胸胁痛如刀刺,腹满,肠鸣幽幽,惊恐悸气。"

1. 化学成分

桔梗主要含有三萜皂苷、黄酮类化合物、酚类化合物、脂肪酸类、无机元素、挥发油等成分。桔梗的活性成分主要以三萜皂苷为主,如桔梗酸A类、桔梗二酸B类及远志酸E类等;多糖类有桔梗多糖。桔梗含有丰富的脂肪酸和少量脂肪油,如亚油酸和19种饱和脂肪酸。此外桔梗还含有诸多微量元素,桔梗中总氨基酸含量高达 15.01%。

2. 药理作用

（1）祛痰、镇咳、抗炎

桔梗煎剂给麻醉犬灌服后,能显著增加呼吸道黏液分泌量,其强度与氯化铵相似。对麻醉猫也有明显的祛痰作用,桔梗的根、根皮、茎、叶、花、果均有显著的祛痰作用;实验研究通过氨水引咳,观察小鼠咳嗽潜伏期和咳嗽次数。再通过测定小鼠气管酚红排泌量来评定咳嗽潜伏期显著延长,咳嗽次数显著减少。与空白对照组比较,桔梗水提液高剂量组、桔梗水提液中剂量组小鼠气管酚红排泌量显著增加。综上所述,桔梗的祛痰镇咳作用显著。桔梗皂苷各剂量组对鹿角菜胶急性炎症和棉球性慢性炎症均有不同程度的抑制作用,表明桔梗皂苷胶囊具有明显的抗炎止咳平喘祛痰作用,对慢性支气管炎有一定的预防与治疗效果。

（2）保肝作用

桔梗具有抗脂质过氧化和肝纤维化作用,促进肝损伤恢复,改善肝脏微循环,从而保护肝细胞。桔梗水提物能抑制肝部炎症和激活肝星状细胞,从而减轻四氯化碳诱导的肝纤维化进程。此外,桔梗水提物还能阻断肝药酶对乙酰氨基酚的生物激活从而起到保护对乙酰氨基酚引起的肝损伤的作用。桔梗对过氧化叔丁醇造成的肝毒性也有保护作用。

（3）调节血脂

将 Wistar 大鼠以高脂饲料饲喂,建立高血脂大鼠模型,分组灌胃生理盐水,阳性药物和桔梗皂苷溶液。尾静脉取血测定三酰甘油（TG）水平,总胆固醇（TC）水平、低密度脂蛋白胆固醇（LDL）水平、高密度脂蛋白胆固醇（HDL-C）水平、载脂蛋白 AI（APOAI）水平和载脂蛋白 B 水平等指标。结果桔梗皂苷对血清指标的调节作用显著,提示桔梗皂苷具有降血脂作用,是改善心血管生理功能的良好的天然产物来源。桔梗多糖具有显著降低血清总胆固醇和血清三酰甘油作用,有较好的降血脂作用。

（4）改善糖尿病

采用链脲佐菌素腹腔注射配合高能饲料制备糖尿病大鼠模型,分别以桔梗水提醇沉上清稀释液,拜唐苹和纯水进行大鼠灌胃实验,观察大鼠的糖耐量、血清胰岛素水平（NS），胰岛素敏感指数（ISI）及胰腺的组织形态学变化。结果相对于模型组，药物高剂量组大鼠糖耐量水平有显著改善，NS 及 ISI 水平均有所升高，胰腺损伤程度明显减轻。说明桔梗水提醇沉上清部分能通过提高糖尿病模型大鼠的胰岛素敏感性，部分修复其胰腺损伤，从而有效改善其糖耐量水平。桔梗还能通过降低血糖和 H_2O_2，对血管内皮细胞的损伤，并降低蛋白糖基化的形成，有效抑制糖尿病血管并发症。

（5）抗肿瘤作用和免疫调节

研究发现桔梗皂苷 D（PD）对人乳腺癌细胞 -7（MCF -7）的增殖及凋亡有影响。PD 能上调 B 细胞白血病 -2 相关 X 蛋白（Bax）的表达，而下调 B 细胞白血病 -2 的表达，还能激活蛋白水解酶 -9，通过死亡受体介导途径诱导乳腺癌细胞的凋亡。PD 还可通过调控细胞周期蛋白 D1、禽髓细胞瘤病病毒原癌基因、细胞周期蛋白依赖性激酶（CDK -6）的表达，将细胞阻滞于 G1 期，进而诱导细胞凋亡，抑制人结肠癌细胞的增殖。

（6）抗肥胖和抗疲劳

桔梗皂苷 D 能抑制小鼠胚胎成纤维细胞内三酰甘油的积累，表明 PD 具有抗脂肪生成作用，其机制与转录因子的正向调节和过氧化酶体增殖物激活受体 C 的负向调节有关。桔梗乙醇提取物可增加小鼠肝糖原和肌糖原储备量，延长小鼠爬杆和游泳时间，延缓机体疲劳。

九、枳壳

枳壳为芸香科植物酸橙及其栽培变种的干燥未成熟果实，性微寒，味苦、辛、酸，具有理气宽胸、行滞消胀的功效，是中医常用理气药。

1. 化学成分

目前鉴定出的枳壳类药物化学成分主要包括挥发油、黄酮类、香豆素类及少量的生物碱类成分、多种微量元素等。现已经鉴定出挥发油成分种类达 100 多种，其中含量较高的主要有：柠檬烯、β - 月桂烯、β - 蒎烯、大根叶烯、顺式 - 石竹烯、石竹烯氧化物等；其他相对较低的有：左旋 - β - 蒎烯 2 - 甲基 - 5 -（2 - 丙基）- 2 - 环己烯 - 1 - 醇；1 - 甲基 - 4 -（1 - 甲基乙基）-

1,3-己二烯;间异丙基甲苯;3,7-二甲基-1,3,6-辛三烯等。研究采用经典色谱法从枳壳中分离得到的主要成分有柚皮苷、新橙皮苷。目前已发现的香豆素类有:异前胡素、伞形花内酯、马明丙酮化合物、异米拉素、泼朗弗林、花椒毒酚、5-甲氧基线呋喃香豆素、5-异戊烯氧基线呋喃香豆素、葡萄内酯、四降三萜类化合物、柠檬苦素等;枳壳中含有多种生物碱类成分,其中主要有脱氧肾上腺素(又名辛弗林)、酪胺,大麦芽碱、去甲肾上腺素、N-甲基酪胺、乙酰去甲辛弗林(又名乙酰真蛸胺)、那可汀、喹诺啉等;枳壳中含有多种微量元素。

2. 药理作用

(1)对胃肠平滑肌的影响

对胃肠的作用是枳壳的主要生物活性,不同枳壳炮制品,经水煎提取后,对胃肠平滑肌均呈现出双向调节作用;而这种调节作用,只是对枳壳生物活性初步研究阶段。实际上枳壳的这种作用,在采用氯仿等有机溶剂获得的枳壳提取物后发现,小剂量给予正常小鼠灌服后,能促进小鼠的胃肠运动,大剂量灌服后则表现为抑制作用。在绵羊或兔作为试验对象时也出现类似的结果,不同浓度的水提取液均能加强绵羊小肠收缩运动,促进肠道排空;对离体实验动物兔的小肠表现为抑制作用,并呈量效关系。

(2)对心血管系统的影响

枳壳对心血管作用,主要是因为其含有多种活性成分,如挥发油中的辛弗林和N-甲基酪胺等,通过间接激动β-肾上腺素,增强机体心肌收缩和提高泵血功能,增加心血输出量,加强心肌活力,提高外周阻力,而使血压升高。同时枳壳提取液并能使门静脉压降低,这是因为降低了门静脉血流和阻力的缘故。

(3)对子宫的影响

不同剂型的枳壳水提取物,能加强成年雌性家兔(已怀孕或未怀孕)之离体或在体子宫收缩,升高张力,有时会出现子宫强直性收缩而表现为兴奋作用;但对离体小鼠子宫作用相反,呈抑制作用,这可能是由于枳壳水提取液中的成分——辛弗林(又名脱氧肾上腺素),拮抗实验鼠离体子宫肌肉中5-羟色胺引起的收缩有关。现代也常用于治疗习惯性流产,由于该病与胎中气机壅滞关系密切,精神情志抑郁,肝主疏泄功能不及,调畅受阻,致气机不畅,胎气壅滞,易致流产。枳壳通过调理气机,使气机顺畅,胎气之壅滞得解,胎元已固,故可用治。此外,枳壳也常用于经期延长,腹部隐隐有痛的胀坠、腰膝酸软,带下等病证。

（4）利尿作用的影响

给麻醉犬静脉注射枳壳注射液后,能使实验动物犬尿量增加,并能升高血压、增大肾血管阻力。枳壳的这种利尿作用,可能是与其所含的活性成分N－甲基酪胺有关。其作用机制可能是通过对肾小管重吸收的抑制作用,间接地增大尿量而发挥利尿作用。也有人认为枳壳利尿作用机制是由于其增强心肌收缩力,加强肾血管收缩,提高肾小球滤过压而加大排钠和增大尿量的作用。

（5）其他作用

枳壳提取物对奥狄括约肌具有松弛作用,促使胆囊收缩,促进胆汁的分泌和排泄,利于结石排出体外。

十、生地黄

生地黄,始载于《神农本草经》,列为上品,因其色黄,质量下沉,故名。云其"治折跌绝筋,伤中,逐血痹,填骨髓,长肌肉"。其味甘、苦;性寒;归心、肺、肾。为玄参科多年生草本植物,以干燥块根入药。生地黄具有清热凉血,养阴生津的功效,用于热入营血,温毒发斑,吐血衄血,热病伤阴,舌绛烦渴,津伤便秘,阴虚发热,骨蒸劳热,内热消渴。

1. 化学成分

地黄中的主要化学成分为糖类、环烯醚萜苷和氨基酸等,这也是其主要活性成分。有研究从地黄中已分离鉴定出了8种糖类:水苏糖、棉子糖、葡萄糖、蔗糖、果糖、甘露三糖、毛蕊花糖及半乳糖。环烯醚萜苷:地黄中含有毛蕊花糖苷、梓醇、桃叶珊瑚苷、水苏糖、胡萝卜苷、B－谷甾醇。氨基酸和微量元素:干地黄中含有丙氨酸、谷氨酸、缬氨酸、精氨酸、门冬氨酸、异亮氨酸、亮氨酸、脯氨酸、酪氨酸、丝氨酸、甘氨酸、苯丙氨酸、苏氨酸、胱氨酸、赖氨酸。还含有多种微量元素。

2. 药理作用

（1）抗氧化、抗衰老

生地黄水煎液能够清除超氧自由基和羟自由基,减轻自由基对机体组织的破坏,达到抗衰老的作用。生地黄乙酸乙酯提取物具有较强的抗氧化活性,且抗氧化活性与提取物质量浓度呈量效关系。从地黄叶中提取的麦角甾苷保护细胞免受葡萄糖氧化酶的细胞毒性、避免细胞凋亡。抗氧化作用可能通过激活 MAP 激酶、Erk、Bcl-2 家族蛋白实现。

（2）免疫兴奋

地黄煎剂可不同程度提高小鼠免疫功能及调节内分泌的功能,能够显著促进小鼠脾淋巴细胞 IT-2 的分泌,能使周围 T 淋巴细胞数口增多。地黄苷 A 能明显增强小鼠迟发性变态反应,提示地黄苷 A 有增强体液免疫和细胞免疫功能。地黄多糖可以上调表达 CD40、CD80、CD83、CD86 和 MHC Ⅱ 类分子的骨髓树突细胞,下调胞饮作用和吞噬活性,诱导的 IL-12 和 TNF-α 生产的骨髓树突细胞,能够增强宿主的免疫力。地黄多糖能够显著刺激淋巴细胞增殖和 T 细胞的增长。

（3）降血糖

对怀地黄的成分进行分离,找到了具有显著的降血糖作用的活性部位 P-BP-F。生地黄比熟地黄对链脲佐菌素致糖尿病模型小鼠降血糖及改善血脂水平更显著。地黄水提取物可使胰岛素原的 mRNA 和蛋白表达水平提高,空腹血糖水平降低。地黄寡糖能显著降低正常和四氧嘧啶大鼠血糖,作用机制与肾上腺素和神经内分系统有关。

（4）抗癌

地黄多糖体外对 S180,HL60 瘤细胞的生长无明显作用,但对小鼠 S180、Lewis、肺癌、B16 黑素瘤等有明显的抑制作用。梓醇与 dNTPs（三磷酸脱氧核苷）竞争性结合耐热性 DNA 聚合酶的作用靶点,而 DNA 聚合酶是抗癌剂重要的作用靶标,可以起到抗癌的作用。地黄水苏糖体外对 Hep G-2 和 SGC-7901 肿瘤细胞具有明显的抑制作用;水苏糖能明显增强环磷酰胺的抑瘤作用。

（5）抗脑缺血、保护神经中枢

地黄梓醇能明显减轻脑缺血再灌注造成的损伤,即有效减少神经元死亡,降低脑梗死面积。梓醇可明显抑制 LDH 释放,减 1 – 甲基 – 4 苯基 – 1,2,3,6 – 四氢吡啶(MPTP)诱导(可诱发帕金森病)的细胞毒性损伤。生地黄免煎颗粒能够在一定程度上下调 MCAO 造模后引起的 Nog – A 蛋白表达升高,有利于中枢神经缺血后的神经再生。

（6）促进造血

地黄多糖能刺激正常小鼠和快速老化模型小鼠骨髓 CFU – S、CFU – CM、CFU – E 和 BFU – E 的增殖和分化,升高外周白细胞,具有促进造血功能的作用。生地黄能明显增强血虚小鼠骨髓粒系祖细胞的生成能力,并能升高外周血白细胞数。

（7）其他作用

地黄具有补血的作用,生地黄的水煎液能明显缩短出血时间。地黄煎剂对四氯化碳中毒性肝炎的肝脏有保护作用。地黄醇浸剂(1%)灌流离体蛙心时显示强心作用,对衰竭心脏作用尤为显著。地黄水浸液体外对须疮癣菌、石膏样小芽孢菌、羊毛状小芽孢菌均有抑制作用。

第二章　经方临证应用

血府逐瘀汤是清代医家王清任首创的活血化瘀名方,其组方简约,用药精当,历来被视为传世名方之中的经典之剂,现代临床仍在广泛应用。当今许多名老中医,他们在自己长期临床实践之中,深入领会其组方要义,结合现代疾病的特点,通过对其进行灵活加减,将血府逐瘀汤更加广泛地应用于内科、外科、妇科、儿科等多种疾病,并取得了较好的疗效。虽然有很多病例属于个案报道,但仍可反映出诸位名宿的辨证诊疗思路。本文就期刊文献中有关当代名医运用血府逐瘀汤的经验进行梳理总结,以飨读者。

第一节　理论阐微

血府逐瘀汤中活血药与理气药配伍的核心意义

血府逐瘀汤出自清代王清任的《医林改错》,由桃仁、红花、生地黄、赤芍、当归、川芎、柴胡、枳壳、桔梗、牛膝、炙甘草等 11 味药物组成,乃王清任为"胸中血府血瘀"而设,成为活血化瘀的代表方剂,具有活血化瘀、行气止痛之功效,主治胸中血瘀证。正如唐宗海在《血证论》中所言:"王清任著《医林改错》,论多粗疏,唯治瘀血最长。所立三方,乃治瘀血活套方也。"在血府逐瘀汤中,活血药与理气药的配伍具有十分重要的意义。方中桃仁与红花属于相须配伍,桃仁助红花活血,红花助桃仁行滞,互相借力,共为君药;赤芍、川芎、牛膝皆作臣药,辅佐君主行祛瘀止痛之功;生地黄、当归益阴养血,以防君药和臣药攻伐太过,桔梗、枳壳、柴胡升中有降,降中寓升,监运粮草、监督军行,五子皆是佐药;桔梗载药上行为督促官,亦佐亦使;甘草调和诸将,使行阵和睦、优劣得所,乃为使药。

1. 从中医方剂配伍理论进行论证

血府逐瘀汤主治胸中血瘀证,其临床表现为胸痛,头痛,日久不愈,痛如针刺且有定处,或呃逆日久不止,或饮水即呛,或干呕,心悸怔忡,失眠多梦,急躁易怒,或内热瞀闷,入暮潮热,唇暗或两目暗黑,舌质暗红,或舌有瘀斑、瘀点,脉涩或弦紧。纵观其症,其病机可概括为瘀血内阻胸部,气机郁滞,即王清任所称"胸中血府血瘀"之证。胸为气之所宗,血之所聚,肝经循行之分野。血瘀胸中,气机阻滞,而致清阳郁遏不升,故胸痛、头痛日久不愈,痛如针刺,且有定处;胸中血瘀,影响及胃,而致胃气上逆,故呃逆干呕,甚则水入即呛;瘀久化热,则内热瞀闷,入暮潮热;瘀热内扰心神,则心悸怔忡,失眠多梦;瘀血郁滞日久,肝失条达,故急躁易怒;唇、目、舌、脉所见,皆为瘀血阻滞之象。方中桃仁破血行滞而润燥,红花活血化瘀以止痛,共为君药。赤芍、川芎助君药活血化瘀;牛膝活血通经,祛瘀止痛,并引血下行,共为臣药。生地黄、当归养血益阴,清热活血,活血而不伤血;桔梗、枳壳,一升一降,宽胸行气,桔梗并能载药上行;柴胡疏肝解郁,升达清阳,与桔梗、枳壳同用,尤善理气行滞,使气行则血行;以上均为佐药。甘草调和诸药,为使药。纵观全方,血府逐瘀汤由桃红四物汤(生地黄易熟地黄,赤芍易白芍)合四逆散(枳壳易枳实,赤芍易白芍)加牛膝、桔梗而成,在血府逐瘀汤的配伍中,桃仁、红花、川芎、当归构成活血药的核心药组,柴胡、枳壳构成理气药的核心药组,其中,桃仁、红花、川芎活血祛瘀,当归养血行血,四药相伍,祛瘀又养血,破血又扶正,瘀血去而新血生,则活血而无耗血之虑;柴胡舒肝行气,枳壳下气宽胸,二药相配,升降同施,气行有助血行。六药合而用之,既能活血祛瘀,又能行气止痛,既行血分瘀滞,又解气分郁结,且升降相施,气血调和,则诸症可愈,为治胸中血府血瘀证之优良组合。由此可见,活血药与理气药的配伍在血府逐瘀汤中起主导作用,桃仁、红花、川芎、当归、柴胡、枳壳 6 味药的组合影响着该方活血化瘀,行气止痛的功效,从而达到治疗胸中血瘀证之目的。

2. 从中医文献资料进行论证

桃仁味苦、甘,性平,归心、肝、大肠经,《神农本草经》指出:"治瘀血,血闭,瘕,邪气,杀小虫。"红花味辛性温,归心、肝经,《本草纲目》指出:"主治产后血运口噤,腹内恶血不尽绞痛。"桃仁、红花配伍,既善活血通经,又善祛瘀止痛,为活血化瘀之常用组合,如《药性集要》所言"桃仁得红花,行瘀,通月经……"川芎味辛性温,归肝、胆、心包经,能上行巅顶,下走血海,旁通四肢,为"血中之气药",既善活血化瘀,又能行气止痛,如《珍珠囊》指出:"上行头角,助元阳之气而止痛;下行血海,养新生之血以调经。"当归味甘、辛,性温,入肝、心、脾经,补血活血,补中有动,行中有补,诚为血中之气药,亦为血中之圣药也,正如《本草纲目》所说:"和血补血。"以上四药合用,构成活血药的核心药组,既能活血,又能养血,旧血去而新血生,瘀血去而正不伤,成为活血化瘀止痛之常用组合。柴胡味苦、辛,性微寒,归肝、胆经,《本草纲目》指出:"乃手足厥阴、少阳必用之药。"可见,柴胡善于疏泄足厥阴肝气而解郁结,为治肝气郁结证之要药;枳壳味苦、辛,性微寒,入脾、胃、大肠经,具有破气消积,行气化痰之功效,如《本草纲目》所言:"枳实、枳壳,气味功用俱同……大抵其功皆能利气,气下则痰喘止,气行则痞胀消,气通则痛刺止,气利则后重除。"二药合用,构成理气药的核心药组,一升一降,理气宽胸,以达"气行则血行,血行瘀自消"之目的。临床所见内伤杂病,瘀血阻滞者,常将活血药组与理气药组合用,以化瘀为主,理气为辅,寓行气于活血之中,如高体三指出:当归养血活血,桃仁、赤芍、红花逐瘀活血;血不得气不活,气不得血不行,川芎为血分气药,枳壳擅长理气疏肝,柴胡疏肝解郁,三药合用,助本方理气活血,并有调理肝脾的作用。

以上文献记载表明,血府逐瘀汤中活血药与理气药的配伍符合中药配伍的原则,切中胸中血瘀证之病因病机,活血化瘀、行气止痛,故治疗效果肯定,成为治疗胸中血瘀证方剂配伍的常用组合,其核心配伍意义不可忽视。活血药与理气药在血府逐瘀汤的配伍中具有核心的意义,其中,桃仁、红花、川芎、当归构成活血药组,柴胡、枳壳构成理气药组,六药合用影响着血府逐瘀汤的主要功效和主治证型,同时体现了中医治疗疾病的整体观。

3.权衡用量比例

桃仁红花比例为4:3,辛温配苦甘,辛温多而苦甘次之,可攻而有方,伐而得法,以消瘀滞;川芎、赤芍、牛膝比例1.5:2:3,提示辛温活血与苦寒行血与苦降行血之间的用量关系,层次分明;生地黄当归为1:1,养血归一;柴胡、桔梗、枳壳、甘草1:1.5:2:2,条理有秩;全方温性药有红花、当归、川芎、甘草,总量为九钱半;凉性药有生地黄、赤芍、柴胡,总量为六钱;平性药有桃仁、牛膝、桔梗、枳壳,总量为十钱半,温、凉、平之比为9.5:6:10.5,可谓是瘀滞于内,治以辛温,佐以微寒,以辛散之,以平调之。从用量分析主治,病为胸中瘀血证,表现为胸痛、头痛、舌暗脉涩。

第二节 证治特色

一、方证辨病

在应用血府逐瘀汤时,要根据辨证施治原则,若无瘀血见证则不可滥用,因瘀血症状多端,血瘀之证,情况复杂,临床运用,辅以补气血之品,止血勿忘祛瘀,祛邪勿忘补正,旧血得去,新血才能得生。

辨治神志精神疾患:如失眠、脑卒中后抑郁、癫痫等在其病情变化中出现头痛、头晕、寐差,舌有瘀斑,脉象涩或弦紧且符合血府逐瘀汤辨治要点者。

辨治心血管疾患:如高血压、冠心病、心力衰竭等在其病情变化中出现胸痛、憋闷或心悸,舌有瘀斑,脉象涩且符合血府逐瘀汤辨治要点者。

辨治消化系统疾患:如肝硬化、肠梗阻、肠粘连等在其病情变化中出现腹痛或腹胀,便秘,舌象暗红,脉象弦紧或涩且符合血府逐瘀汤辨治要点者。

辨治四肢筋骨疾患：如骨折、下肢静脉曲张等在其病情变化中出现疼痛、麻木、发凉或发僵，舌有瘀状，脉呈涩或弦紧象且符合血府逐瘀汤辨治要点者。

辨治血液肿瘤疾患：如癌症、子宫肌瘤等在其病情变化中出现舌象暗，脉象涩等符合血府逐瘀汤辨治要点者。

在临床应用中，每个疾病的病因、病机以及患者体质皆不尽相同，需要我们审证求因，灵活应用。一些久治不愈的慢性病和诊断不明的复杂罕见病，往往都具有瘀血指征，怪病皆为瘀作祟，久病皆有瘀其里。因此不论活血、补血、止血与祛瘀，都应视病情，分清主次，运用活血化瘀法，才可以收到满意的效果。

二、应用指征

凡有气滞血瘀症状者，都可作为血府逐瘀汤的应用指征。

体征：舌淡紫或紫，舌根有紫纹，整舌晦暗，或舌边尖有紫块、紫点、瘀斑；面色晦暗，睑下青紫，面部暗红，面部色素沉着，面部小血管怒张，口唇色紫，口腔及齿龈黏膜色素沉着；毛发的突然变化（包括突然脱落、枯、黄、白）；肢体活动功能障碍，感觉异常，皮肤粗糙；肝脾肿大、肿瘤、骨质变形；体表瘀血，皮肤暗褐；脉象涩、紧、沉迟。

症状：局部肿胀疼痛，痛如针刺，疼痛拒按，痛处固定不移，疼痛常在夜间加重；性情突然变化，包括多疑、喜怒无常、易激动或沉默寡言；长期低热、胸闷不舒、心前区刺痛或憋闷、失眠多梦、梦游、呓语、头痛头晕长期不愈等。

既往史：有外伤史、手术史、人工流产史、不孕症、月经异常史（月经不调、先后无定期，经色紫量少，经行腹痛）者皆可使用该方。

三、血府逐瘀汤的临床应用

血府逐瘀汤可适用于以下各系统的疾病：

1. 神经精神系统疾病

如头痛、偏头痛、三叉神经痛、神经衰弱综合征、脑外伤后遗症、脑水肿及血管病、癫痫、脑囊虫、脑积水、脑动脉硬化、眩晕麻痹震颤、精神分裂症等。

2. 心血管系统疾病

如冠心病、心绞痛、肺源性心脏病、风湿性心脏病、无脉症、血栓性静脉炎等。

3. 消化系统疾病

如溃疡病、慢性肝炎、肝脾肿大、呕吐、呕逆等。

4. 妇产科疾病

如原发性痛经、流产后腰痛或出血、产后身痛、月经失调、不孕症、子宫肌瘤、慢性盆腔炎等。

5. 内分泌系统疾病

如糖尿病、子宫内膜移位、月经紊乱或闭止、乳房萎缩、阳痿及性欲减退等。

6. 其他疾病

色素沉着、尿血、多汗症、低热、乳房纤维瘤、脑瘤、慢性荨麻疹、痒疹、慢性咽炎、盗汗、哮喘、胸壁挫伤、视网膜静脉血栓形成及急性弥漫性血管内凝血等。

第三节 血府逐瘀汤中血瘀的本质

一、以方求证看血瘀证本质

从以上血府逐瘀汤的临床应用可以看出，血府逐瘀汤使用频率较高的疾病主要为精神神经系统疾病、心血管疾病和消化系统疾病。提示血瘀证多见于神经系统、心血管系统和消化系统。

1. 从血府逐瘀汤的主证看血瘀证的主要临床表现

血府逐瘀汤以"活血祛瘀,行气止痛"之法,用治瘀血内阻胸部,气机郁滞所致胸痛胸闷,证见胸痛,头痛日久,痛如针刺而有定处,或呃逆日久不止,或内热烦闷,或心悸失眠,急躁易怒,入暮潮热,唇暗或两目晴黑,舌暗红或有瘀斑,脉涩或弦紧。

离经之血未能及时排出或消散,停于某处;或血运受阻,壅积经脉或器官之内,呈凝滞状态,失却生理功能者,均属瘀血。由瘀血内阻而产生的证候,是为血瘀证。由于瘀血内积,使气血运行受阻,造成机体某一部分的气血不通,不通则痛,故疼痛是血瘀证的突出症状,其痛具有刺痛、固定不移、拒按的特点,皆因有形瘀血停积于局部,气血不得通达之故,由于夜间血行较缓,瘀阻加重,故夜间疼痛加重。积瘀不散而凝结,则可形成肿块,血未流行,故外见肿块色青紫,内部肿块触之坚硬不移。出血是由于瘀血阻塞脉络,使血液不能循经运行,而溢出脉外之故,由于所出之血停聚未行,故色呈紫暗,或已凝结而为血块。瘀阻脉络,血行障碍,全身缓慢而持久地得不到气血的温煦濡养,故可以出现面色黧黑,口唇、舌体、指甲青紫色暗等征。瘀久不消,血液亏少,营血不能濡润滋养肌肤,则皮肤粗糙、干涩,状如鳞甲。瘀血内阻,冲任不通,则为闭经。丝状红缕、腹壁青筋暴露、脉细涩等,皆为瘀阻脉络,血行受阻之象。

2. 从血府逐瘀汤及其加减变化看血瘀证的共性与特性

血府逐瘀汤方出《医林改错》,后世将血府逐瘀汤、通窍活血汤、膈下逐瘀汤、少腹逐瘀汤、身痛逐瘀汤称为五逐瘀汤,各方均以当归、赤芍、川芎、桃仁、红花为基础组成,均有活血祛瘀止痛之功,用治血瘀所致的诸症。血府逐瘀汤配行气开胸的桔梗、枳壳、柴胡,牛膝引血下行,宣通胸胁气滞,引血下行功效佳,主治胸中血瘀血行不畅之胸痛头痛、日久不愈、痛如针刺,而痛有定处;通窍活血汤中麝香、老葱开窍通阳,共奏活血通窍之功,主治瘀阻头面的头痛、昏晕、耳聋年久,或头发脱落,酒糟鼻、白癜风、妇女干血痨;膈下逐瘀汤取香附、乌药、枳壳、延胡索疏肝行气止痛之力,用于瘀血结于膈下两胁及腹部胀痛,有积块者或小儿痞块肚腹疼痛,痛处不移;小茴香、官桂、干姜温通下焦,温经止痛作用较优,故少腹逐瘀汤主治血瘀少腹之积块、月经不调之痛经;身痛逐瘀汤取秦艽、羌活、地龙通络宣痹之功,通痹止痛,治以瘀血痹阻于经络,肢体痹痛,关节疼痛经久不愈。可见,血瘀证主要有疼痛、肿块、出血、色脉改变等表现。其疼痛状如针刺刀割,痛处不移而固定,常在夜间加重。肿块在体表者,常呈现青紫色包块,在腹内者,可触及较坚硬而推之不移的肿块(称为积)。出血色紫暗或夹有血块,或大便色黑如柏油状。可见面色黧黑,或唇甲青紫,或皮下紫斑,或肌肤甲错,或腹部青筋显露,或皮肤出现丝状红缕(皮肤显露红色脉络)。妇女可见闭经,或为血崩、漏下。舌质紫暗或见紫斑、紫点,或舌下脉络曲张,或舌边有青紫色条状线。脉象多细涩,或结脉、代脉,或无脉。

3. 从血府逐瘀汤的作用机制看血瘀证本质

无论是离经之血未能及时排出或消散,停于某处所成之血瘀证,或是血运受阻,壅积经脉或器官之内,呈凝滞状态,失却生理功能者的血瘀证,从本质上说,皆可由瘀血内阻而产生,皆属血瘀证。

4. 从血府逐瘀汤异病同治看血瘀证

血府逐瘀汤所主治的病症非常广泛,在几十个病种之中,都可应用血府逐瘀汤进行治疗,这是为什么? 一方面说明血瘀证致病的广泛性,各系统均可出现血瘀证;另一方面说明,无论是什么病种,只要辨证属于血瘀证,都可用活血化瘀方药进行治疗,这就是异病同治。在这当中,必然存在着带规律性的东西。

二、血瘀证病理生理学本质假说

文献研究发现,血府逐瘀汤所治之血瘀证,几乎见于全身各个系统,以方测证,可得出以下观点:

血瘀证的实质不大可能只是某一种物质,而应该理解为一种病理生理学过程。否则无法理解血瘀证病种之多,临床表现之复杂,单是想从量化的数字指标来研究血瘀证的实质,会使中医的血瘀证狭窄化,更会使血瘀证的研究陷入死胡同。

中医认为在正常的生理条件下,血在脉中的循行流动状态应是"如水之流"。一旦血在脉中循行流动状态在某些病理因素的影响下,不是如水之流,而是"血凝而不流","血瘀滞而不行",常是由于"寒凝""气滞""热迫"等原因造成的。对于瘀血的治疗,必须先理气,气行血也活。而理气,主要是理肝,使肝在气机的升降出入中,恢复升发、宣泄的功能,使气顺而血流。

血府逐瘀汤广泛用于精神神经、心脑血管、消化等系统的疾病,可能与调节自主神经功能有关。因为自主神经系统一方面通过交感神经和副交感神经直接调节体内各系统,如心血管、消化、神经、内分泌等功能;另一方面又通过对各种内分泌腺的调节间接调整各系统的功能。

各系统疾病血瘀证的表现虽然不同,但其病机又是一样的,同属"血行失常"这一病理过程。这也提示血瘀证是机体内调控系统功能失调,尤其是神经内分泌系统功能障碍、自主神经功能紊乱所致机体代谢紊乱,代谢产物堆积,从而引起全身各系统的病变。我们有理由认为,血瘀证本质最根本的就是神经内分泌功能失调,导致全身各系统器官功能障碍。

通过对血瘀证的探索以及分析活血化瘀方药的作用特点,我们提出了血瘀证病理生理学本质假说:血瘀证是一个复杂的病理生理过程,涉及多器官、多系统,并非单纯的某一种物质。各种致病因素,首先引起神经内分泌异常、自主神经功能紊乱、体液代谢及物质代谢障碍,从而导致代谢产物堆积、内环境紊乱,表现为血瘀证的一系列临床症状。如代谢产物堆积、内环境紊乱损伤免疫系统,则表现为细胞免疫功能下降、自身免疫和变态反应的出现,组织细胞可出现炎症、变性、增生或坏死等;若循环系统受累,则主要表现为高动力型的血液循环特征:循环压力增高,心率加快,心排出量和心肌耗氧量增高,表现为心悸、胸闷、喘急、脉弦涩等;若神经系统受损,则表现为神经变性及精神神经症状如癫痫、失眠、眩晕、肢麻、偏瘫、震颤、痴呆、昏迷等;若消化系统受损,则可见肝炎、胃溃疡、胃出血、少腹胀满等消化系统病症。这一假说基本上可以解释血瘀证的一系列临床表现及其全身性、复杂多变的致病特点,具有一定的理论价值和临床指导作用。

第四节 名医验案

1.段富津教授应用血府逐瘀汤治验

◎案 内伤发热

陈某,男,56 岁。1999 年 11 月 10 日初诊。心中热半年余,体温不高,时有胸痛,血压不高,失眠多梦,日晡潮热,入夜胸中热闷,舌暗红有瘀斑,脉弦。辨证为胸中有瘀血。方用血府逐瘀汤加减。

处方:生地黄25g,川芎15g,赤芍15g,桔梗15g,牛膝15g,桃仁15g,红花15g,柴胡10g,枳壳15g,甘草15g,丹参15g,牡丹皮15g。7 剂,每日 1 剂,水煎服。

二诊:1999 年 11 月 17 日,明显好转,胸中基本不热,舌仍暗红,脉弦,上方去桃仁、红花,加郁金15g,以行气解郁、凉血活血,继服 7 剂。

三诊:1999 年 11 月 24 日,基本痊愈,胸不热,舌、脉正常,上方去牡丹皮,续服4 剂,以善其后。

按 瘀血发热,其发热时间多在下午或晚间,同时可见舌质略暗或有瘀斑,脉弦涩等证。《灵枢·痈疽》认为:"营血稽留于经脉之中,则血泣而不行,不行则卫气从之而不通,壅遏而不得行,故热。"瘀血发热是内伤发热中一个较为常见的证型,此病似《医林改错》所谓的心里热(灯笼病):"身外凉,心里热,故名灯笼病,内有血瘀。认为虚热,愈补愈瘀;认为实火,愈凉愈凝。"其人之热,为虚热,系胸中气滞血瘀所致。胸胁为肝经循行之处,瘀血内阻胸中,气机瘀滞,不通则痛,故胸痛;气血瘀而化热,故心中热;内热上扰清窍,故失眠多梦。因瘀血为阴邪,"阴邪旺于阴分",故日晡(下午 2~3 点)潮热且夜间热甚,舌、脉均为气滞血瘀之象。此病辨证要点在于胸痛,心中热,舌有瘀斑,诊为胸中有瘀血,瘀血着而不去,气机阻滞胸中,则瘀而发热。

故以血府逐瘀汤加减以行气活血化瘀。方中川芎、赤芍、桃仁、红花活血化瘀,牛膝祛瘀血,通血脉,引瘀血下行;柴胡疏肝解郁,升达清阳;桔梗开宣肺气,载药上行,又可和枳壳一升一降,宽胸行气;生地黄凉血并养阴;当归养血活血,可使祛瘀不伤正;丹参、牡丹皮凉血活血。二诊瘀血征象明显减轻,仍有气机不畅,故去桃仁、红花,加郁金,《本草汇言》谓:"郁金,清气化痰,散瘀血之药也……为心肺肝胃,气血火痰,郁遏不行者,最验。"三诊去牡丹皮,以防寒凉太过。如此调治数日,则热退脉和。

◎案 胸痹

金某,女,47 岁。2004 年 12 月 2 日初诊。2 年前自觉胸闷,偶有微痛。1 周前胸痛加重,连及肩背,痛有定处,如锥刺感,伴有心悸,舌质紫暗,脉弦。心电图示:$V_1 \sim V_4$ T 波倒置,$V_4 \sim V_6$ ST 段轻度下移。辨证为胸中血瘀。治以活血祛瘀、行气止痛。方用血府逐瘀汤加减。

处方:丹参 25g,川芎 15g,红花 15g,郁金 15g,木香 10g,当归 15g,枳壳 15g,赤芍 15g,姜黄 15g,三七粉 10g(冲服),延胡索 15g,炙甘草 15g。6 剂,每日 1 剂,水煎服。

二诊:2004 年 12 月 8 日,胸闷、心悸明显减轻,舌质略暗,脉略细。方中行气活血之品久服可耗伤正气,尤以木香辛香走窜为最,故上方去木香。脉细为阳气不足,故加黄芪 25g、桂枝 15g,以扶正气,增强益气活血、温通心脉之效。

三诊:2004 年 12 月 14 日,服上方 6 剂,胸脘微觉痞闷,下颌已不痛,舌质基本正常,脉已不细,于前方加陈皮 15g,以行气和胃。

四诊:2004 年 12 月 20 日,服上方 6 剂,诸症皆消,唯脉略数。心电图示:T 波大致正常,于上方去桂枝,续服 5 剂以巩固疗效。

按 胸痹病名首见于《黄帝内经》。是指胸部闷痛,甚则胸痛彻背,短气,喘息不得平卧为主症的一种疾病。轻者仅感胸闷如窒,呼吸欠畅,重者则见胸闷心痛,痛势剧烈,胸痛彻背,背痛彻心,持续不解,伴汗出、肢冷、面白、唇紫、手足青至节,甚至旦发夕死,夕发旦死。血瘀是胸痹心痛临床上最为常见的证候,但有轻有重,有缓有急。本例患者血瘀见证较为明显,而虚证不彰,故处方以活血化瘀、行气止痛为主,方用血府逐瘀汤加减。《医林改错》云:"胸痛在前面,用木金散可愈……在伤寒,用瓜蒌、陷胸、柴胡等,皆可愈。有忽然胸痛,前方皆不应,用此方一付,痛立止。"这里的"此方"即指血府逐瘀汤。临床用活血行气之剂治疗血瘀型胸痹,一般取效较快,但过服必伤气血,故须谨慎。本方以丹参为君药,化瘀血,生新血,祛瘀不伤正,《本草汇言》云:"丹参,善治血分,去滞生新,调经顺脉之药也。"三七善能化瘀定痛,《医学衷中参西录》云三七:"化瘀血而不伤新血,允为理血妙品。"红花能通利经脉,破瘀行血,《本草经疏》云:"红蓝花,乃行血之要药……入心,入肝,使恶血下行。"二者助君药化瘀止痛,共为臣药。赤芍能除血痹,散恶血。川芎行气活血止痛,能上行头目,下行血海。延胡索、郁金、姜黄行气活血止痛,当归养血和血,使活血而不伤血。血随气行,气行则血行,故方中又佐枳壳、木香行气以助活血之力。枳壳且能理气宽胸,行胸膈滞气。以甘草为使,调和药性,并能益气和中、固护正气,使活血行气而不伤正。

◎案 头痛

陈某,女,51 岁。2005 年 8 月 3 日初诊。左侧头痛数月,耳聋,时轻时重,素患慢性胃炎,胃脘闷痛,舌微红有瘀斑,脉略数有力。

处方:生地黄 20g,桃仁 15g,红花 15g,枳壳 15g,柴胡 15g,桔梗 15g,赤芍 15g,川芎 15g,甘草 15g,当归 15g,郁金 15g,香附 20g。7 剂,每日 1 剂,水煎服。

二诊:2005 年 8 月 10 日,好转,头痛大减,继投上方,7 剂。

三诊:2005 年 8 月 17 日,头痛基本消失,唯口苦,舌红。上方加黄连 10g、川楝子 15g,继服 7 剂。

四诊:2005 年 8 月 24 日,近日因工作操劳,血压略高,嗜睡,舌微红,上方去柴胡、桔梗,加焦山栀子 15g,九节菖蒲 15g,怀牛膝 20g,继服 7 剂。

五诊:2005 年 8 月 31 日,血压略高,头清,胃不痛,脉弦略数,上方加草决明 25g,继服 7 剂。

六诊:2005 年 9 月 7 日,头已不痛,舌上瘀斑基本消失,上方 7 剂以巩固疗效。

按 瘀血头痛,可因头部外伤,或久病入络,气血凝滞,气机受阻,脉络不通,瘀阻脑络,而发头痛。一般表现为头痛经久不愈,痛处固定不移,痛如锥刺,舌紫暗或有瘀斑,脉细或细涩等。本例患者属瘀血头痛之证,其辨证要点是痛处不移,舌有瘀斑。治以活血化瘀,行气止痛,方用血府逐瘀汤加减。《医林改错》言:"头痛有外感,必有发热恶寒之表症,发散可愈;有积热,必舌干、口渴,用承气可愈;有气虚,必似痛非痛,用参芪可愈。查患头痛者,无表症,无里症,无气虚、痰饮等症,忽犯忽好,百方不效,用此方一剂而愈。"这里所言"此方"即是血府逐瘀汤。方中以桃仁破血行气,红花活血祛瘀而止痛,共为君药。赤芍、川芎、郁金助君药活血化瘀,行气止痛,共为臣药。佐以生地黄、当归养血益阴,清热活血;桔梗、枳壳,一升一降,宽胸理气,使气行则血行;柴胡疏肝解郁,升达清阳;香附行气止痛,并能增强活血化瘀之效;桔梗载药上行,甘草调和诸药,二者共为使药。二诊头痛已经大减,三诊头痛已经基本消失,故在前方基础上加减调治数周而头痛症状消失。

◎案 不寐

崔某,女,38 岁。2005 年 3 月 10 日初诊。不寐多梦 2 年余,伴有头晕、健忘,面色晦暗无泽,眼周泛黑,神疲,月经不调,偶有胸胁串痛,善太息,舌有瘀斑,苔微黄,脉细涩。曾在某医院检查,未发现阳性体征,诊断为神经衰弱,曾口服中药和西药,病情时好时坏,遂来诊治。

处方:生地黄 20g,当归 15g,赤芍 15g,红花 15g,桃仁 15g,柴胡 15g,枳壳 15g,桔梗 15g,牛膝 15g,川芎 10g,丹参 15g,炒酸枣仁 20g,柏子仁 20g。7 剂,每日 1 剂,水煎服。

二诊:2005 年 3 月 17 日,服药 7 剂后稍有睡意,面色仍晦暗无泽,舌有瘀斑,苔微黄,脉沉涩。上方加郁金 20g,继服 7 剂。

三诊:2005 年 3 月 24 日,睡眠显著好转,睡眠可持续 6~7 小时,其余症状亦有所改善。效不更方,继服上方 7 剂以巩固疗效。

按 "不寐"一词,早在《黄帝内经》中就有记载,"目不瞑""不得眠""不得卧",在《难经》中称"不寐"。本证临床主要表现为入睡困难,多梦易醒,醒后不易入睡,严重者彻夜难眠。患者夜间休息不好,白天精神疲惫,影响其工作和生活质量,甚至引发其他疾病。本例患者,不寐病史 2 年以上,正所谓"病初气结在经,病久血伤入络",因此其存在"郁"和"瘀"两种不同的病机,由初起表现为肝郁气滞,逐渐演变为气滞血瘀证型。瘀血内阻,气血不能上奉,心神失其濡养,肝魂失其敛藏,故见失眠、多梦、头晕,神疲、健忘。肝性喜条达恶抑郁,肝失疏泄,气机郁滞,经脉不利,故胸胁窜痛,善太息。血瘀内阻,气血运行不畅,故见月经不调。瘀久不消,气血不荣,故肌肤甲错,面色晦暗,眼周皮肤泛黑。苔微黄为瘀而化热之征。舌有瘀斑、脉细涩皆为血瘀之象。故治以疏肝理气、活血化瘀,方用血府逐瘀汤加减。王清任《医林改错》指出:"夜不安者,将卧则起,坐未稳,又欲睡,一夜无宁刻,重者满床乱滚此血府血瘀。此方服十余付,可除根。"又说:"夜不能睡,用安神养血药治之不效者,此方若神。"王清任所指"此方"即是血府逐瘀汤。方中加入柏子仁、酸枣仁养心安神,其中,酸枣仁当炒用。对于酸枣仁生熟之别,《本草纲目》云:"睡多生使,不得睡炒熟。"郁金凉血活血,行气解郁,《本草汇言》谓"郁金,清气化痰,散瘀血之药也……为心肺肝胃、气血火痰、郁遏不行者,最验。"本例患者有明显的肝经症状,而肝为刚脏,赖阴血以滋之,用药不宜刚而宜柔,不宜伐而宜和,当于甘凉、辛润、酸降、柔静中求之。故方中川芎仅用10g,以防辛散耗气。然方贵配伍,医贵权变,故在临证中尚须随证加减:心火甚者,加黄连;久病或惊悸者加龙骨、牡蛎以镇惊安神。

2. 于志强教授运用血府逐瘀汤之经验

◎案 胸痹心痛

王某,女,68岁。2013年2月14日初诊。主诉:因间断胸闷胸痛10年余,加重2周就诊。患者10年前因情志不遂致胸闷憋气,偶发胸背痛,平素含服速效救心丸、硝酸甘油后症状可缓解,曾于医院就诊,诊断为冠心病、心绞痛。近2周来,患者胸闷胸痛再次发作,遂来就诊。症见:胸闷憋气,心胸刺痛,入夜尤甚,烦郁太息,舌暗苔薄白,边有瘀斑,脉弦。心电图示:心肌缺血。血压130/85mmHg。中医诊断为胸痹、心痛。脉证合参,辨证为气滞血瘀、心脉痹阻。治以理气解郁、化瘀通痹。方用血府逐瘀汤加减。

处方:柴胡10g,当归10g,川芎10g,赤芍10g,生地黄10g,枳壳10g,桔梗10g,牛膝10g,水蛭10g,土鳖虫10g,蜈蚣2条。水煎服,每日1剂,分早晚2次服用。

服药10剂后,症状大减,继服15剂,诸症皆除,后以此方泛水为丸,以巩固疗效。

按 本案方药主要是针对气滞血瘀以瘀为主的胸痹心痛证而设,其辨证要点有三:其一,病程较长;其二,典型瘀血证,心胸刺痛、固定不移、昼轻夜重;其三,舌质紫暗,有瘀斑或瘀点,脉象或弦或涩。本方组方是在血府逐瘀汤基础上,去原方中桃仁、红花,而酌加血肉有情之品水蛭、蜈蚣、土鳖虫而成,其旨在于加强活血祛瘀之功。方中水蛭及土鳖虫生用为末1g,装入小胶囊中,以汤水送服,疗效更佳。正如《医学衷中参西录》所言"水蛭味咸专入血分,于气分丝毫无损。且服后腹不觉疼,并不觉开破,而瘀血默消于无形""其味咸为水味,色黑为水色,气腐为水气,纯系水之精华生成,故最宜生用,甚忌火炙"。

◎案 不寐

杨某,男,52岁。2013年3月19日初诊。主诉:因顽固性失眠10余年就诊。患者严重失眠10余年,每晚服舒乐安定3片,睡眠3~4小时。间断服用中药,失眠改善亦不明显,经人介绍前来求诊。症见:失眠多梦,胸闷憋气,善太息,心中懊恼,面色晦暗,舌暗有瘀点,苔薄黄,脉弦滑。中医诊断为不寐。脉证合参,辨证为肝郁血瘀夹火,魂神被扰不归。治以清肝解郁、活血安魂。方用血府逐瘀汤加减。

处方:柴胡10g,当归10g,川芎10g,赤芍10g,生地黄10g,枳壳10g,桔梗10g,牛膝10g,桃仁10g,红花10g,合欢皮15g,栀子10g,淡豆豉10g,珍珠母30g(先煎),琥珀粉1.5g(冲服)。水煎服,每日1剂,分早晚2次服用。

二诊:服上方7剂后,睡眠情况有所改善,每晚能入寐5~6小时,舌暗,瘀点消失,脉弦滑,前方再服7剂,患者失眠明显改善,余诸症减轻。又服用上方7剂,巩固治疗。

按 王清任言:"夜不能睡,用安神养血药治之不效,此方若神。"又曰:"夜睡梦多,是瘀血,此方一两剂痊愈,外无良方。"其理论依据源于《黄帝内经》,"病久入深,荣卫之行涩,经络时疏""邪客于皮毛,入舍于孙络,留而不去,闭塞不通,不得入于经,流溢于大络而生奇病也";清代叶天士秉承其旨,进一步提出"久病入络""久痛入络"理论,言"经主气、络主血""初为气结在经、久则血伤入络"。

3. 何宇林运用经方治疗发热验案举隅

◎案 肺癌根治术后发热

邓某,男,59 岁,农民。1985 年 10 月 12 日初诊。主诉:肺癌根治术后发热 1 个月余。患者 1 个月前行肺癌根治术,术后一直轻中度发热,曾在医院用多种抗生素治疗无效。因经济拮据,自动出院。出院后曾服用养阴清热类中药,效果欠佳。症见:发热(体温 38.6℃),发热在午后出现,后半夜渐退,创口隐隐刺痛,口咽干燥,但欲漱口而不欲咽,舌偏红有瘀点,脉涩。何宇林认为,此为"胸中血府血瘀"所致。由于手术,离经之血停积体内,经脉壅遏不畅,瘀血阻滞,壅而为热。《医林改错·气血合脉说》:"后半日发烧,前半夜更甚,后半夜轻,前半日不烧,此是血府血瘀。"治以活血化瘀。方用血府逐瘀汤加味。

处方:桃仁、红花、赤芍、牛膝、当归、川芎、生地黄、柴胡、枳壳各 10g,桔梗 5g,白薇、地骨皮各 10g,甘草 4g。5 剂,每日 1 剂,水煎服。

服 3 剂,热渐退,5 剂服完已不发热。又服 3 剂巩固,随访月余发热未作。

按 《灵枢·痈疽》云:"营卫稽留于经脉之中,则血泣而不行,不行则卫气从之而不通,壅遏而不得行,故热。"何宇林给予血府逐瘀汤活血化瘀。方中桃仁、红花、赤芍、牛膝活血化瘀;当归、川芎、生地黄养血活血;柴胡、枳壳、桔梗理气行气;另加白薇、地骨皮清热,甘草调和诸药。药证相符,故而取效。

4. 苏忠德妙用血府逐瘀汤四则

◎案 劳瘵咯血

王某,女,32 岁。1989 年 5 月 12 日初诊。主诉:咳嗽、咽痛、咯血 6 年。形体虚羸,口干喜饮,日晡潮热,大便秘结。舌质红并有紫斑,脉细涩。辨证为虚热灼络、肺脉瘀阻。治以养阴化瘀、益气摄血。方用血府逐瘀汤加减。

处方:当归、桃仁、红花、枳壳、柴胡、紫菀、马兜铃、桔梗各 10g,赤芍、白芍各 15g,生地黄、牛膝各 30g,川芎、甘草各 8g。每日 1 剂,6 剂血止。

按 唐容川云:"出血者因热因火者十居八九。"阴虚生内热,虚热也,血虚则血流不畅,必有瘀血,阴虚内热伤肺络而咯血。欲止血必求于本。故苏忠德以血府逐瘀汤化其瘀通其络。

◎案　久咳喘息

王某,男,14 岁。1992 年 5 月 21 日初诊。主诉:咳喘 6 年,甚则不得平卧,时有鼻画,痰色白。大便秘结,舌暗红有瘀斑,脉涩。辨证为肺络瘀阻、宣降失职。治以化瘀通络、止咳平喘。方用血府逐瘀汤加减。

处方:当归、赤芍、白芍、桃仁、红花、枳实、桔梗、马兜铃、紫菀各 10g,生地黄、牛膝各 20g,川芎、柴胡、甘草各 8g。每日 1 剂,服 6 剂喘息减轻,继用 24 剂咳止喘平。

按　本案病史 6 年,多方治之罔效。苏忠德认为久病入络,久病必瘀,取血府逐瘀汤通心脉而解肺络瘀滞。

◎案　肉瘿

杨某,女,56 岁。1995 年 9 月 25 日初诊。主诉:颈部出现肿块 1 个月,大约 3cm×1.5cm,平时心绪不畅。脉弦、舌暗红有紫斑。辨证为肝郁脾虚、气滞痰凝、脉络瘀阻、互结为块。治以活血祛瘀、解郁行气、化痰散结。方用血府逐瘀汤加减。

处方:当归、赤芍、白芍、桃仁、红花、枳实、桔梗、逍遥竹、当归、木瓜、槟榔、紫苏叶各 10g,天葵子、白蚤休、胆南星、川芎、柴胡、甘草各 8g,牛膝 20g,生地黄、麦芽各 30g。

连服 24 剂后,肿块明显缩小为 1cm×1cm,遂以健脾益气,化痰散结治之。

处方:条参、太子参、白术、陈皮、姜半夏、苍术、黄柏、神曲、天麻各 10g,黄芪 20g,炙甘草 5g,麦芽、茯神、鱼腥草各 30g。

服 6 剂后加白茅根 30g,紫苏子、莱菔子、白芥子各 9g,继服 12 剂,颈部肿块消失。

按　肉瘿为郁结伤脾,脾气不行所致。苏忠德不用理气化痰之法,而单刀直入,取血府逐瘀汤先攻其瘀。佐天葵子、胆南星、白蚤休化痰散结之峻品直达病位。血通痰散,故肿块消矣。为治其本,投以健脾益气之剂,扶脾而截生痰之源,以善其后。

◎案 乳漏

杨某,女,44 岁。1996 年 6 月 4 日初诊。主诉:每晨乳胀、流乳汁 2 个月,月经期血块多。西医诊断为乳腺导管炎。用小金丸 15 天后好转,不久复发,服中药 1 个月无效。诊见脉涩,舌暗红有瘀斑。辨证为瘀血阻滞、外溢所致。治以活血化瘀、引血归经。方用血府逐瘀汤加减。

处方:当归、桃仁、牛膝、红花、枳实、桔梗各 10g,柴胡、川芎、瓜蒌仁各8g,赤芍、白芍、生地黄、麦芽各 30g。服 24 剂痊愈。

按 乳汁乃精血化生之物,常为哺育之品,40 余岁之妇人焉能有之。苏忠德认为,乳漏为瘀血阻滞,血流不畅而外溢。欲治其病,必先解郁,解郁不过治络矣。用血府逐瘀汤则血行脉畅,精血归于脉,加麦芽收乳于血脉,相得益彰。

5. 黄文政治疗灯笼热一则

◎案 灯笼热

于右,年逾花甲,夜间烦热,不能成寐 2 月余。因先生新丧,昼夜悲闷,心中忿郁。近日出现脐腹夜间烦热,自述覆被热,揭被凉,夜间辗转不能成寐,白日却心平身凉。兼有心悸、气逆,舌红紫边有瘀斑,脉弦。灯笼热是也,遂处血府逐瘀汤原方。

处方:桃仁 10g,红花 10g,当归 10g,生地黄 10g,赤芍 10g,川芎 10g,柴胡10g,桔梗 10g,枳壳 10g,牛膝 10g,甘草 10g。14 剂,每日 1 剂,水煎服。

二诊:前症悉减,气逆明显,舌红边有瘀斑,脉弦。上方加肉桂 3g,14 剂水煎服。近 1 个月后,患者三诊欣然来告,服药后自感体舒,故自作主张加服上方 14 剂,前后共 42 剂现觉诸症均止,来请为治心悸,辨证施治选用五参饮加味数剂以收全功。

按《医林改错》曰:"身外凉,心里热,故名灯笼病,内有血瘀。"本例患者夜间脐腹烦热,但体温正常,位置偏下,虽非血府之位,仍仿血府之治以活血化瘀。盖血为阴,夜亦属阴,夜间病邪禀助于自然阴气,故血病常发于此时。且肝藏血,司情志,主动主升。《临证指南医案》曰肝:"体阴用阳,其性刚,全赖……血液以濡之……则刚劲之质,得为柔和之体。"瘀血内蕴,阴血失其畅达,影响肝用,故烦乱、气逆。或有言本案夜间懊憹烦热,栀子豉汤证也。然则烦热、舌红苔黄、脉右寸关滑数、有外感史者,病在于气分者,宜栀子豉汤;而夜热不能覆被、舌红有瘀斑少苔、脉细或涩,病在血分,宜血府逐瘀汤。观其脉证非实火,可见本病的发生为瘀血内停兼有肝气不舒。方中当归、川芎、赤芍、桃仁、红花活血化瘀;牛膝祛瘀血、通血脉、引瘀血下行;柴胡疏肝解郁,升达清阳;桔梗开宣肺气,载药上行,又可合枳壳一升一降,开胸行气,使气行则血行;生地黄凉血汪热,合当归又能养阴润燥,使瘀祛而不伤阴血;甘草调和诸药,全方配伍既行血分瘀滞,又解气分郁结,活血而不耗血、祛瘀又能生新,合而用之使“血府”之瘀逐去而气机畅通,从而诸症悉除。黄文政临床主张不能一见发热即用清凉之品,病邪反为凉遏,且药力不达病所,必效微。据此,黄文政辨证真切灵活,谨守规矩而取用于巧可略见一斑。

6. 李敬孝教授运用血府逐瘀汤验案举隅

◎案　胸痹

某,男,55 岁。2013 年 4 月 21 日初诊。患者诉 3 年以来常感胸闷、气短、疼痛,夜间症状加重,心悸,昼瘥夜甚,常在饮酒后易犯,平素痰多,胃脘部胀满、泛酸,小便略黄,大便不成形,舌质暗红,苔白厚腻,边有瘀点,双脉涩。辨证为痰浊中阻、气滞血瘀。治以祛痰散结、活血祛瘀、行气止痛。予血府逐瘀汤合枳实薤白桂枝汤化裁治疗。

处方:瓜蒌 35g,薤白 20g,桂枝 20g,枳壳 10g,厚朴 15g,姜半夏 15g,当归 20g,川芎 10g,桃仁 10g,红花 10g,赤芍 20g,柴胡 10g,桔梗 20g,牛膝 10g,三七 5g,炙甘草 10g。7 剂,每日 1 剂,水煎服。

二诊:2013 年 5 月 5 日,胸闷、气短、疼痛明显好转,痰减少,胃脘部胀满、泛酸缓解,上方改薤白 25g,增加通阳散结,行气导滞功效,加丹参 20g,增加活血祛瘀止痛功效,15 剂,水煎服,1 日 2 次。

三诊:2013 年 6 月 2 日,胸闷、气短、疼痛基本痊愈,无咳痰,无明显胃脘部胀满、泛酸症状。嘱其注意饮食、起居。

按 据《金匮要略》中“病人胸满,唇痿舌青,口燥,但欲嗽水不欲咽,无寒热,脉微大来迟,腹不满,其人言我满,为有瘀血”。清代唐宗海《血证论》指出“血瘀上焦,则见胸、背、肩、膊疼痛,麻木,逆满等证,宜用血府逐瘀汤”。

结合舌脉,诊断其有瘀血明证,又据"胸痹心中痞,留气结在胸,胸满,胁下逆抢心,枳实薤白桂枝汤主之"。结合患者痰多,微咳,饮酒后易胸闷、气短,胃脘部胀满、泛酸症状,诊断其为痰浊瘀阻,方中当归、生地黄、川芎养血活血,桃仁、赤芍、红花逐瘀活血,柴胡、枳壳理气疏肝,瓜蒌、薤白配合半夏散胸中凝滞之痰浊,宣胸中阳气以宽胸,方药切中病机,故功效显著。

◎案 不明原因口干

某,女,67岁。2013年9月2日初诊。患者诉口干舌燥4年,平素喜叹气,口渴、但欲漱水不欲咽,饮食可,近几个月无明显消瘦,无尿频、尿多,大便正常。西医检查无糖尿病史。舌质暗红,苔少,舌边有瘀点,舌下脉络青紫,双脉涩、迟。辨证为肝气郁结、营血瘀阻。治以疏肝解郁、活血化瘀。予血府逐瘀汤加减治疗。

处方:当归20g,桃仁15g,生地黄20g,红花10g,枳壳20g,赤芍20g,柴胡15g,川芎10g,桔梗10g,牛膝10g,三七10g,炙甘草10g。7剂,每日1剂,水煎服。

二诊:2013年9月12日,服上方后口干明显好转,心情大为喜悦,服药期间大便色黑。既有显效,故守方再续7剂,后电话告知口干已愈。

按 病案中辨证的关键点在于"口渴、但欲漱水不欲咽",《金匮要略》中"唇痿舌青,口燥,但欲漱水不欲咽,无寒热"及后世《类证治裁》"如吐衄停瘀,属上部,必漱水而不欲咽",此患者口干症状为瘀血是明证,结合患者"平素喜叹气",辨证为肝气郁结、营血瘀阻,运用血府逐瘀汤疏肝解郁、活血化瘀,得到明显效果。

◎案 痤疮

某,女,40岁。2012年8月1日初诊。患者有痤疮病史多年,以鼻头、面颊尤多,面部色素沉积,脸色青黑,曾中医治疗,稍改善,饮食可,平素多愁善感,睡眠差,多梦,无明显寒热,经期提前7天,乳房胀痛,月经量少,色黑,有血块,痛经,大便偏干,小便正常。舌质暗红,苔白,舌下脉络青紫,脉弦紧。辨证为肝郁气滞、血脉瘀阻。治以疏肝行气、活血化瘀。予血府逐瘀汤加减治疗。

处方:当归20g,生地黄15g,桃仁15g,红花10g,枳壳15g,赤芍20g,柴胡

10g,川芎 10g,桔梗 10g,牛膝 10g,炙甘草 5g。7 剂,每日 1 剂,水煎服。

二诊:2012 年 8 月 9 日,面部痤疮稍减,脸色较服药前有光泽。患者痤疮多年,活血化瘀的同时佐以祛风通络药,予上方加全蝎 15g、蝉蜕 15g、蜈蚣 3 条、防风 15g、羌活 15g,15 剂,水煎服,1 日 2 次。

三诊:2012 年 8 月 29 日,面部痤疮减大半,服药期间行经一次,未见明显血块,痛经亦减,嘱其将前方打成粉末,5g/次,1 日 2 次。后电话告知痤疮已愈。

按 患者患有痤疮的同时伴有经期乳房胀痛、月经量少、色黑、有血块、痛经,且性情多愁善感,结合舌脉,此是长期肝气失于疏泄,气滞郁结而成血瘀,以血府逐瘀汤甚是对证,二诊后佐以祛风通络,疗效显著。

7.贾跃进应用血府逐瘀汤治验三则

◎案 黄褐斑

杨某,女,36 岁。2014 年 9 月 16 日初诊。面斑较多 1 年,间断右手及右下肢麻木 2 个月。患者麻木均在夜间发作,遇冷甚,活动后消失,健忘,情绪差,纳多胃脘胀闷,眠可,小便正常,大便 2 ~ 3 日一行,质干,月经量少,行经 1 ~ 1.5 天,月经周期 33 ~ 42 天,经前乳房胀,少腹胀痛,舌质暗苔腻,脉弦涩。辨证为寒凝气滞血瘀。治以养血活血理气。方用血府逐瘀汤加减。

处方:当归 10g,生地黄 15g,桃仁 10g,红花 10g,赤芍 12g,炒枳壳 10g,柴胡 10g,川芎 10g,桔梗 10g,川牛膝 12g,枳实 10g,炒莱菔子 20g。5 剂,每日 1 剂,水煎服。

二诊:2014 年 9 月 26 日,面斑好转,自感右手右下肢麻木较前好转,仍健忘,纳多胃胀痛,眠可,小便正常,大便 2 ~ 3 日一行,质已不干,舌质暗苔腻,脉弦涩。贾老在上方基础上加延胡索 10g,以行气活血;木瓜 10g,以舒经活络、化湿和胃。10 剂后患者明显好转,效不更方,继续服用上药 20 余剂。

三诊:2014 年 11 月 24 日,面斑已基本消失,右手右下肢未再麻木,纳眠可,大小便基本正常,仍予上方 10 剂,后随访患者现已痊愈。

按 黄褐斑在中医学属于"面尘""黧黑斑""肝斑""蝴蝶斑"等范畴,多与情志、肝脾肾关系密切。本例患者由于心情不舒,血行不畅,颜面失于濡养致面斑生成。《灵枢》"血不流则色不泽,故其面黑如漆柴者,血先死",中医认为内有瘀外有斑,无瘀不成斑。瘀久入络,瘀阻于内,络脉失于滋养和温煦,故而引起肢体麻木,怕冷。血府逐瘀汤有活血化瘀理气之功效,再加枳实、炒莱菔子化痰通腑以条畅气机,可达到活血化瘀祛斑、理气化痰通络的目的。后又加延胡索和木瓜更加强其活血理气之功,效果愈佳。

◎案 失眠

张某,女,32岁。2014年5月18日初诊。诉失眠2年余,同时有多梦、耳鸣、心悸健忘,2个月来失眠尤甚,难以入睡,甚彻夜不眠,或睡中多梦,易醒,每于睡前服用右佐匹克隆1片,能入睡2~4小时,入睡前常有胸闷、身热、心烦、心慌等症状。患者诉平时喜用凉水,月经将至时乳胀腹痛,或头部刺痛,经期排出黑色血块后腹痛减轻,平素精神倦怠,小便正常,大便干,舌淡,舌边有瘀点,苔白滑,脉细弦。辨证为气滞血瘀、瘀扰心神。方用血府逐瘀汤加减。

处方:当归10g,生地黄20g,桃仁10g,红花10g,赤芍10g,川芎10g,丹参10g,枳壳10g,柴胡10g,川牛膝12g,生龙骨30g(先煎),乌药10g,枳实10g,炒莱菔子20g。5剂,每日1剂,水煎服。

二诊:2014年5月24日,患者已能安然入睡4~5小时,精神明显好转,入睡前仍偶有胸闷、身热、心烦、心慌等症状,口干不欲饮,正值月经来临,未见乳胀腹痛,但仍有血块。贾跃进在上方基础上加芦根20g,10剂后夜间睡眠恢复5~6小时,精神恢复,未再胸闷和身热心烦,情绪好转。

三诊:2014年6月27日,诉睡眠保持稳定,情绪好转,月经前未乳胀腹痛,经血也无血块,胸闷、心慌、心烦未发。

按 失眠,中医病名"不寐",概其病机,总由阴阳失调,气血失和所致。本例患者其病程较长,迁延难愈,"久病入络""久病必瘀",又因劳倦、情志不畅而肝气郁结,肝失疏泄,以致气滞血瘀,瘀阻脉络,扰乱心神,故而不寐,并时有身热、心烦,口干不欲饮。王清任《医林改错》亦有"不寐一证乃气血凝滞"之记载。因瘀不去则眠不安,故治必活血化瘀,并拟出血府逐瘀汤以活血化瘀法治疗不寐。本患者病机为气滞血瘀,瘀扰心神,此病机必将影响脾之运化,导致脾失健运,痰浊内生,痰瘀互阻,气机不畅,会出现精神倦怠和身体倦困。贾跃进在血府逐瘀汤基础上加丹参以助活血化瘀,加生龙骨以镇潜安神化痰,加乌药温肾以散血凝之寒。加枳实、炒莱菔子以通降的作用使气机条畅,助脾运化。二诊时加芦根意为改善瘀久化热,热则伤津之口干,众药合力使药力直达全身,交通阴阳。其调气而不耗气,活血而不伤血,使瘀去眠宁,痰去身轻,效果颇佳。

◎案　崩漏

赵某,女,27 岁。2014 年 12 月 8 日初诊。诉月经淋漓不净近 1 个月。就诊 1 个月半前由于宫外孕行右侧输卵管切除术,术后 1 周左右身体恢复,无明显不适,但术后近 20 天时月经来临,至今仍淋漓不净,色紫暗,有小血块,小腹胀痛不适,纳少,眠差,情绪差,小便正常,大便少而干,舌紫暗,脉弦涩。辨证为气滞血瘀、瘀血内阻。治以理气活血、祛瘀生新。方用血府逐瘀汤加减。

处方:当归 20g,桃仁 12g,红花 12g,生地黄 20g,川芎 10g,柴胡 12g,赤芍 12g,益母草 30g,枳壳 12g,莪术 15g,枳实 10g,炒莱菔子 20g。5 剂,每日 1 剂,水煎温服。忌食生冷、忌劳累。

二诊:服上药 2 剂后出血量增多,色暗红有小血块,蜕膜样残留物排出。之后疼痛减轻,服完 5 剂后腹胀痛消失,出血明显减少。

处方:当归 10g,生地黄 20g,川芎 10g,柴胡 12g,赤芍 12g,益母草 30g,枳壳 12g,枳实 10g,炒莱菔子 20g,百合 10g。3 剂,每日 1 剂,水煎服。

三诊:出血已止,诸症悉平。

按　患者宫外孕术后,心情忧郁寡欢,而肝主疏泄,忧郁导致肝气郁结,不得宣达,疏泄功能失常,致使气滞血瘀,冲任不畅,胞脉受阻,胞宫瘀滞,新血不安,则经乱无期,血不归经,经水非时而下,量多或淋漓不净形成崩漏。贾老师认为必须辨证论治,澄源求因,切不可见血止血,专事止涩,犯虚虚实实之戒,并大胆使用血府逐瘀汤加减治疗。加益母草、莪术以增活血祛瘀之功使瘀血去、新血生,离经之血得以归经,则崩漏自止;加用枳实、炒莱菔子以行气通腑,理气活血。二诊时阴道出血已基本止,故去桃仁、红花、莪术等活血化瘀之药,加百合宁心安神而善其后。本案患者以血瘀为本,气滞为标,故用血府逐瘀汤加减治疗故愈。

8. 贾海忠教授应用血府逐瘀汤治疗神经功能紊乱的临床经验

◎案 神经功能紊乱

某,男,70岁。2013年11月6日初诊。主诉:气上冲胸感3年。可走窜到头部、腰胯部,不适部位按压时出现嗳气(触按嗳气综合征),伴头晕头痛,睡眠正常,时有大便干硬。舌暗红,苔薄白,脉弦滑。平素思虑多。西医诊断为神经功能紊乱、触按嗳气综合征。中医诊断为郁证。辨证为血瘀气滞。方用血府逐瘀汤加减。

处方:当归12g,生地黄15g,桃仁20g,红花10g,生甘草6g,枳壳10g,赤芍10g,柴胡3g,川芎10g,桔梗6g,川牛膝10g。7剂,每日1剂,水煎服。同时嘱其做指划任脉操。

二诊:气上冲胸、嗳气、头晕、头痛减轻,大便干硬减轻。前方继续服用7剂。

三诊:左眼结膜充血流泪,受凉流涕咳嗽,下肢内侧疼痛,加生牡蛎30g,防风10g。

四诊:气上冲胸及走窜感在活动及嗳气后消失,加远志6g。调理2个月病情痊愈。

按 患者气上冲胸,走窜到头部、腰胯,触按嗳气,均是神经功能紊乱的表现,结合舌脉辨证为血瘀气滞证。气血不畅,大脑细胞功能异常出现头晕、头痛,肠道功能异常出现大便干硬。病程日久,血瘀气滞较重,故活血化瘀药物用量增大。三诊出现下肢内侧疼痛,按压及活动时不痛,是神经功能异常的表现。四诊气上冲胸及走窜感在活动及嗳气后消失,增加远志,嘱咐患者做指划任脉操,意在调神,调节神经功能。

9. 刘绍能运用血府逐瘀汤治验四则

◎案 吞酸

韦某,女,40岁。2010年7月17日初诊。主诉:烧心泛酸,伴胃脘胀痛10余年。症状:患者常有烧心泛酸,曾服奥美拉唑、雷贝拉唑等多种西药治疗,效果不甚明显。来诊时曾服中药数月,用过疏肝和胃、清热理气、制酸等药物。症见:烧心泛酸,胸骨后烧灼样疼痛,胃脘胀痛,伴有嗳气,二便尚可,舌暗红有瘀斑、苔黄,脉弦。胃镜示:反流性食管炎(C 级);慢性浅表性胃炎。西医诊断为胃食管反流病。中医诊断为吞酸。辨证为瘀热互结。治以化瘀宽胸、清热和胃。方用血府逐瘀汤加减。

处方:当归 10g,生地黄 15g,桃仁 10g,红花 6g,麸炒枳壳 10g,赤芍 15g,柴胡 10g,甘草 6g,川芎 10g,牛膝 15g,煅瓦楞子 15g,竹茹 10g,旋覆花 10g(包煎),代赭石 20g(先煎)。7 剂,每日 1 剂,水煎服。

二诊:2010 年 7 月 24 日,仍胃脘部疼痛,胸痛,肋骨压痛明显,舌淡暗、苔薄白,脉滑。原方去煅瓦楞子、竹茹、旋覆花、代赭石,加桔梗 10g、丝瓜络 10g、防风 10g,继服 7 剂。

三诊:2010 年 7 月 31 日,诸症好转,仍偶有胸痛,纳可,便可,舌淡、苔白腻,脉沉细。上方加麸炒苍术 15g、姜厚朴 10g,继服 7 剂。服药后患者诉其症状较前明显改善,嘱前方继服并注意生活调摄。

按 本例患者既往胃食管反流病病史较长,且经中西药物治疗无效,久病者,易气机郁滞,气郁则血凝。清代叶天士在《临证指南医案》中多次提及"初为气结在经,久则血伤入络","病久痛久则入血络"。结合患者有胸骨后灼痛、舌暗红有瘀斑、苔黄等表现,为有瘀热之象,故用血府逐瘀汤化裁以活血化瘀、行气止痛。患者泛酸明显,胃酸上逆是病之由,故加煅瓦楞子以制酸,加竹茹、旋覆花、代赭石以和胃降逆。二诊患者未诉泛酸,但胸痛、肋骨压痛明显,故减去煅瓦楞子、竹茹、旋覆花、代赭石,加桔梗、丝瓜络、防风行气活络止痛。三诊患者舌苔白腻,考虑湿滞胃脘,故增加麸炒苍术、姜厚朴行气化湿。药物得当,加之患者守方治疗,最终获得良好疗效。

◎案 耳胀

祝某,女,42 岁。2011 年 9 月 21 日初诊。主诉:耳胀 1 个月。症状:双耳胀闷不适,进食后明显,听力正常,此前用过多种方法如针灸、中药、西药等治疗,均未见明显好转,伴有咽部不适,偶有泛酸,烧心,口干,无头晕头痛,无胃痛胃胀,二便可,睡眠尚可,舌淡暗、苔薄白有瘀斑,脉弦。相关检查均未见明显异常。西医诊断为功能性耳胀,慢性胃炎,反流性食管炎。中医诊断为耳胀、吞酸。辨证为气滞血瘀、肾阴亏虚。治以行气活血、补益肾阴。方用血府逐瘀汤加减。

处方:当归 10g,生地黄 15g,桃仁 10g,红花 10g,麸炒枳壳 10g,赤芍 15g,甘草 6g,桔梗 10g,牛膝 15g,姜黄 10g,白芍 15g,熟地黄 15g,酒山茱萸 15g,茯苓 15g,柴胡 10g。7 剂,每日 1 剂,水煎服。

二诊:2011 年 9 月 28 日,仍双耳胀闷不适,进食、进水后明显,口干,无胃胀胃痛,无烧心泛酸,舌红苔薄中有裂纹、瘀斑,脉弦。继服原方 14 剂。

三诊:2011 年 10 月 12 日,双侧耳胀减轻,无耳鸣,说话有鼻音,自觉胃中有气,无胸痛,口干,舌淡红苔薄白,脉弱。

处方:炒白芍 15g,陈皮 10g,柴胡 10g,甘草 6g,炒枳壳 10g,醋香附 10g,川芎 10g,炒白术 15g,当归 10g,天麻 10g,牡丹皮 10g,栀子 10g,蝉蜕 6g,姜半夏 9g,石菖蒲 10g。21 剂,每日 1 剂,水煎服。

四诊:2011 年 11 月 11 日,咽干,耳胀明显减轻,偶有头晕,腰酸,嗳气,舌淡、苔薄白少津,脉沉细弱。

处方:当归 10g,生地黄 15g,桃仁 10g,红花 10g,枳壳 10g,甘草 6g,牛膝 15g,姜黄 10g,白芍 15g,熟地黄 20g,山茱萸 10g,玄参 10g,天花粉 10g,陈皮 10g。21 剂,每日 1 剂,水煎服。

服药后患者诉诸症较前明显减轻。

按 此患者听力正常,仅自觉双耳胀闷不适,经检查排除双耳器质性病变,属功能性耳胀。除双耳胀闷外,同时伴有烧心泛酸,咽部不适,结合舌淡暗、苔薄白有瘀斑,脉弦,辨证为气滞血瘀、肾阴亏虚,治以血府逐瘀汤加行气药及补益肾阴药物治疗,守方治疗 21 剂后症状较前好转。三诊考虑患者肝气郁结,上扰清阳,故以四逆散加减治疗。四诊患者实邪已衰其大半,肾阴虚明显,故以血府逐瘀汤加熟地黄、山茱萸等补益肾阴药治疗,终获良效。

◎案 痹症

王某,女,66 岁。2011 年 4 月 18 日初诊。主诉:双侧膝关节疼痛 10 余年。症见:双侧膝关节刺痛难忍,遇风雨天气则加重,口干多饮,汗出,夜寐安,舌淡暗,舌根部苔黄腻,脉沉滑。西医诊断为风湿性关节炎。中医诊断为痹症。辨证为风湿侵袭、瘀血内停。治以活血化瘀、祛风除湿。方用血府逐瘀汤加减。

处方:当归 10g,生地黄 30g,桃仁 10g,红花 10g,炒枳壳 10g,赤芍 15g,醋延胡索 10g,甘草 10g,川芎 10g,牛膝 15g,姜半夏 9g,黄连 5g,防风 10g,伸筋草 15g,浙贝母 10g,独活 10g,党参 15g,桑寄生 15g。21 剂,每日 1 剂,水煎服。

二诊:2011 年 5 月 9 日,双膝关节刺痛好转,现有痰,大便排出欠畅,肛门灼热感,纳欠佳,疲倦乏力,口干苦,嗳气明显,舌淡、苔白腻,脉弦滑。原方去姜半夏、党参,加黄柏 10g、炒苍术 15g,14 剂,煎服法同上。

三诊:2011 年 5 月 20 日,双膝关节刺痛好转,乏力,咳嗽,口淡无味,心慌汗多,怕凉,便意频,大便每日 2~3 次,不成形,舌淡暗、苔薄黄腻,左脉弦,右脉滑。原方减当归、桃仁,加姜半夏 9g、制附子 6g(先煎)。服药 28 剂后患者诉膝关节疼痛明显缓解,余症亦较前明显好转。

按 痹症多为感受风湿之邪所致,但此患者患痹症多年,风湿侵袭,阻滞经络,不通则痛,气机阻滞则血瘀内停,且双侧膝关节刺痛多为血瘀之象,瘀久化热,可见口干多汗、舌苔黄腻等热象,故治疗当在祛风除湿同时活血化瘀、通经活络,以清除郁热,故以血府逐瘀汤合祛风除湿药物治疗。二诊患者痰多,大便排出欠畅,肛门灼热感明显,痰热之象较盛,故加黄柏、炒苍术清热化痰。三诊患者双膝关节刺痛好转,但畏寒,提示瘀血减轻而阳虚较甚,故减当归、桃仁,加制附子温阳止痛。

◎案 唇炎

卢某,男,40 岁。2011 年 11 月 11 日初诊。主诉:口唇干裂 2 年。症见:口干舌燥不欲饮,口唇麻痒感,下颌及唇周亦自觉麻痒感,夜间尤甚,无鼻干、眼干,无胃痛胃胀,纳食正常,二便可,夜寐安,舌暗红有瘀斑、苔黄而干,脉沉。西医诊断为口唇周围炎症。中医诊断为唇炎。辨证为气滞血瘀、失于濡养。治以行气活血、健脾益阴。方用血府逐瘀汤加减。

处方:当归 10g,生地黄 15g,桃仁 10g,红花 10g,炒枳壳 10g,赤芍 15g,柴胡 10g,甘草 6g,桔梗 10g,藿香 10g,牛膝 15g,乌梅 6g,北沙参 10g,山药 20g。21 剂,每日 1 剂,水煎服。

服药后患者诉口唇干裂明显减轻,麻痒感已无。

按 口唇干裂多为脾胃虚弱或阴液亏虚所致,但此患者口唇干裂 2 年,且伴有口唇、唇周及下颌麻痒感,但口干不欲饮水,夜间明显,均为血瘀之象,考虑口唇干裂为瘀血内停,津液不能上乘于口,"旧血不去,新血不生",口唇失于濡养所致。治疗不仅应健运脾胃,首当活血化瘀,行血濡润,故以血府逐瘀汤加山药健运脾胃,乌梅酸甘化阴,共奏良效。

11. 王琦运用血府逐瘀汤治验 4 则

◎案　失眠

许某,女,28 岁。2008 年 11 月 12 日初诊。失眠 4 年余。患者于 2004 年做人工流产清宫术后出现入睡困难,易醒,醒后难以再眠。一般每 2 天只睡 4～5 小时,大便难下,3～4 日一解,小腹坠痛。曾被诊断为抑郁症,服用安眠药亦难以入睡。舌质暗红,苔薄,脉弦滑。中医诊断为失眠。辨证为肝血瘀滞、魂不守舍。治以疏肝理气、活血化瘀。方用血府逐瘀汤加减。

处方:当归、百合各 30g,夏枯草 20g,白芍、生地黄、合欢皮各 15g,川芎、桃仁、枳壳、柴胡、紫苏叶、法半夏、延胡索各 10g,红花、桔梗各 6g。14 剂,每日 1 剂,水煎服。

二诊:2008 年 11 月 26 日,服上药 3 剂后渐能入睡,现每天可睡 5 小时以上,大便易解,再予巩固。

处方:当归、百合各 30g,磁石、合欢皮、夏枯草、茯神各 20g,白芍、生地黄、延胡索各 15g,川芎、桃仁、红花、柴胡、枳壳、紫苏叶、川楝子各 10g,桔梗 6g。14 剂,每日 1 剂,水煎服。

按　诊治失眠首先要探究病因,人工流产清宫术后导致失眠,考虑为肝血瘀滞,魂不守舍。盖肝经抵少腹、绕阴器,人工流产清宫术后,残瘀败血阻滞肝脉,以致气血不畅,进而引起肝魂不藏则不寐。肝藏血,血舍魂,对于气血不和之不寐,王琦教授喜用王清任的血府逐瘀汤,诚如《医林改错》所云:"夜不安者,将卧则起,坐未稳又欲睡,一夜无宁刻。"本案用血府逐瘀汤合王琦教授自拟的交合安眠汤(夏枯草、法半夏、紫苏叶、百合)加减治疗,其中柴胡、桔梗、枳壳、合欢皮疏肝解郁、调畅气机;桃红四物汤养血化瘀,其中桃仁、当归又可润肠通便、养血祛瘀,安神的同时兼治便秘;夏枯草清肝火,百合清心安神,紫苏叶悦脾安神;延胡索行气活血,增强血府逐瘀汤行气活血之功。由于药证相符,患者服用 3 剂后渐能入睡,大便易解。

◎案　黄褐斑

冯某,女,41 岁。2010 年 11 月 10 日初诊。黄褐斑 8 年。患者乳腺增生引发黄褐斑,两眼角周围太阳穴处明显。失眠多梦,便秘,遇冷热刺激面部发红。17 岁月经初潮,经期 5～6 天,月经周期为 25～28 天,月经规律,痛经,有血块,量正常,色深。舌质暗红,有瘀点,脉弦细。患子宫肌瘤 2 年。

处方:菟丝子 30g,生地黄、白芷、泽兰各 15g,柴胡 12g,枳壳、桔梗、川牛膝、桃仁、当归、赤芍、川芎各 10g,红花 6g。30 剂,每日 1 剂,水煎服。

二诊:2010 年 12 月 8 日。面部黄褐斑减少 1/2,多梦减轻,大便通畅。

处方:上方去泽兰,加沙苑子、昆布各 30g,玫瑰花 10g,珍珠粉 0.3g(冲服)。30 剂,每日 1 剂,水煎服。

三诊:2011 年 1 月 3 日,患者服用后,面上斑块减少 3/4,斑块颜色转淡,面色有光泽,大便通畅,睡眠转实,精力充沛。

处方:菟丝子 30g,白芷、泽兰、生地黄各 15g,柴胡 12g,枳壳、桔梗、川牛膝、桃仁、当归、赤芍、川芎、玫瑰花各 10g,红花 6g。30 剂,每日 1 剂,水煎服。

按　本案患者患有乳腺增生、子宫肌瘤,加之多梦、月经有血块、舌质暗红有瘀点、脉弦细等表现,判断其黄褐斑由气滞血瘀所致。血府逐瘀汤由四逆散、桃红四物汤,加桔梗、川牛膝而成,该方既能舒达肝气,又能化瘀养血。因此本案主用血府逐瘀汤疏肝理气、活血化瘀、调畅气血。方中又加玫瑰花、白芷、菟丝子、泽兰增强祛斑之效。其中玫瑰花能疏肝解郁、活血化瘀,为祛斑之要药。白芷为治疗头面部疾病的要药,具有美白功效,菟丝子除具有补肝肾、益精髓、明目功效外,尚有宣通百脉、柔润肌肤消斑之功用。如《神农本草经》认为菟丝子"味辛平,主续绝伤,补不足,益气力,肥健,汁去面皯"。泽兰可以活血利水,全方共奏行气活血、养血祛瘀之功。以此方调治 2 个月后患者黄褐斑明显减少,失眠、便秘等症状亦有所改善。

◎案　足干裂

袁某,女,60 岁。2012 年 5 月 2 日初诊。脚干裂、发凉 15 年余,近 2 年加重,伴有失眠、便秘。患者 38 岁始习舞,45 岁时始觉脚痛,后逐渐加重,表现为走路疼痛,脚凉、脚裂、脚痒。46 岁时欲治疗,然当地西医认为无须诊治。48 岁时脚凉、脚裂难忍,西医建议以塑料布包裹双脚、泡脚,并涂抹凡士林,开始效果尚可,脚逐渐有力、不再溃烂。55 岁时以塑料布包裹无效,脚干裂、脚凉、脚痒难忍,并且走路困难,因活动减少,日渐体胖形丰,症状逐年加重。症见:腰以上发热,尤以头颈面部发热汗出为主,后背出汗,下半身凉,尤以脚部发凉、干裂为重,入睡困难,服用安眠药可睡 5～6 小时,大便难且无力,腰痛,性格急躁。舌质暗红,苔黄腻,脉弦数。患者自 35 岁患高血压,血压高达 220/120mmHg,采用多种西药治疗,血压控制尚可。血脂、血糖正常。

处方:生地黄30g,当归20g,川牛膝15g,柴胡、枳实、桔梗、桃仁、红花、赤芍、川芎各10g。30 剂,每日 1 剂,水煎服。局部外用:生川楝子600g煮烂去皮,与凡士林调膏外敷。

二诊:2012 年 6 月 11 日,服药 1 个月后症状明显好转,裂口愈合,停止流血溃烂,疼痛明显减轻,步行 1 千米未发现脚裂,睡眠改善。舌质暗红,苔薄黄,脉弦数。

处方:生地黄、茯苓、泽泻各30g,炒苍术20g,柴胡、川牛膝、当归各15g,枳壳、桔梗、桃仁、赤芍、川芎各10g。30 剂,每日 1 剂,水煎服。

后随访,患者足干裂痊愈,睡眠改善,停服安眠药,可睡6～7 小时。

按 该患者以足部干裂、流血、疼痛,伴失眠、便秘就诊。综合患者的入睡困难、上热下寒、急躁易怒、排便无力、舌质暗等症状,判断为气滞血瘀所致。因此用血府逐瘀汤治疗。血府逐瘀汤中由四逆散、桃红四物汤加桔梗、川牛膝组成。患者趾间干裂、流血、疼痛,是血瘀血虚所致,方中桃红四物汤可以养血活血、化瘀生新,改善足部血液循环,提高皮肤的抗真菌能力;患者足冷,是阳郁不展所致,方中四逆散可以疏肝解郁,使阳气外达四末;患者失眠,不易入睡,是阳气不能入阴所致,方中柴胡与桔梗,川牛膝与枳壳,升降气机,使气机通调而阴阳自合。现代药理研究发现,血府逐瘀汤可改善微循环,舒张血管,降低血管阻力;改善毛细血管通透性,提高网状内皮细胞的功能;改善神经营养代谢,促进损伤组织的修复;抑制结缔组织代谢,减少瘢痕形成及粘连;具有镇痛作用等。该药理作用为血府逐瘀汤治疗足干裂提供了科学依据。另外,王琦教授还让患者自制川楝子膏外敷患处,因川楝子苦寒有毒,能清热燥湿,杀虫疗癣。其对多种致病性真菌有抑制性作用。故直接将川楝子膏涂抹于病变部位,以增强杀灭真菌的作用且能润肤收口,防止皮肤干裂。由于药证相符,因此患者服药2个月后,足干裂痊愈,睡眠也明显改善。

◎案 腰痛

朱某,女,44岁。1997年12月16日初诊。腰痛3年。3年来腰痛,转动不利,影响行走,活动后加重,与天气变化无明显关系,伴大便干结,记忆力减退,面色暗,胸闷,气短,腰部有叩击痛。曾服多种补肾阳、祛寒温经的中药汤剂和中成药未见好转。舌质暗紫,苔薄,脉涩。尿常规及腰椎正侧位片检查未见异常。中医诊断为腰痛。辨证为瘀血阻滞经络。治以活血通络。方用血府逐瘀汤加减。

处方:威灵仙、生地黄各15g,当归、赤芍、川芎、桃仁、红花、枳实、柴胡、川牛膝、三棱、莪术、地龙、全蝎各10g,炙甘草6g,三七粉3g(冲服)。14剂,每日1剂,水煎服。

二诊:1997年12月30日,自诉服完中药后腰痛大减,已能活动自如,行走时亦未见明显疼痛,纳食好,身体轻爽,舌红,苔薄,脉滑。嘱继服上方7剂,后改服血府逐瘀胶囊1个月。经随访,诸症悉愈,腰痛消失,工作、生活如常。

按 腰痛是临床常见病症,其病因众多,中医学多从温经通络、补肾着手。临证应该打破这种惯性思维,不可一见腰痛就补肾壮阳、祛风湿,应详加辨析,以临床实际为本,开放思路。细辨其证,患者记忆力减退,面色暗,胸闷、气短、舌质暗紫、脉涩,乃气滞血瘀之征。此外,患者腰痛与天气变化无关,并伴有腰部叩击痛,因此判断该患者的腰痛为瘀血阻滞于腰部,不通则痛,故选用血府逐瘀汤酌加三棱、莪术、地龙、三七粉、威灵仙、全蝎等破血逐瘀、通经活络之品。

12. 顾植山运用"开合枢"理论治疗不寐验案举隅

◎案 不寐

金某,女,40岁。2015年1月18日初诊。寐差伴耳鸣2年余,难寐、眠浅、多梦纷纭,又每早醒于凌晨3~4点。伴耳鸣,多汗,口苦,腰酸,舌淡暗,苔薄,左脉沉涩。方用血府逐瘀汤加减。

处方:酒当归10g,生地黄12g,桃仁泥15g,红花10g,炒枳壳15g,赤芍

10g,柴胡10g,桔梗10g,炙甘草10g,川芎10g,怀牛膝10g。7剂,日1剂,水煎服。

二诊:2015年1月31日,服上方后睡眠好转,上半夜眠尤安,汗出减少,仍有耳鸣多梦,舌淡红,苔薄,脉沉。上方加石菖蒲6g、磁石24g(先煎)、小茴香6g。继服7剂。

三诊:2015年2月8日,上方后睡眠转佳,易入睡,梦较前少,时有早醒,早醒时间推至4～5点,汗出减少,耳鸣减轻,头晕目涩,纳可,便调,舌淡红有裂纹苔薄,右脉沉涩。上方加紫丹参15g。继服7剂。

四诊:2015年3月7日,患者诉服上方后睡眠明显好转,容易入睡,寐无梦,已不再早醒,汗出、耳鸣目涩均向愈。嘱停服中药。

按 清代《医林改错》明言血府逐瘀汤主治夜睡梦多、夜不能睡、夜不安者等睡眠障碍诸症。顾植山教授认为血府逐瘀汤实有四逆散、桃红四物汤和桔梗、牛膝组成,其中四物汤补血活血,治在少阴,四逆散疏肝理气,治在少阳,桔梗、牛膝,升降相因,重在调畅气机,综观全方,乃少阳、少阴转枢妙方。该患者难寐,早醒分别为阳明、厥阴不合。血府逐瘀汤虽非直接调治阳明、厥阴而临证多有佳效,考虑是否少阳、少阴得枢,则开合有度,阳入阴则寐,阴出阳则寤,故能取效。

13. 陈勇巧用"血府逐瘀汤"

◎案 打嗝

田某,女,36岁。2006年3月3日初诊。慢性肝炎患者,2个月来总感上腹痛,打饱嗝,面部起痤疮,小便黄,矢气多,大便可。陈勇先后用旋覆代赭汤,丁香柿蒂汤,保和汤之意组方用药前后达1月余,病无明显进退。症见:打嗝,面部起痤疮,时痒,小便黄,矢气多,舌质暗,苔薄黄,脉沉弦。治以活血化瘀、凉血止痒。方用血府逐瘀汤加减。

处方:当归10g,生地黄15g,桃红10g,红花10g,枳壳10g,柴胡10g,川芎10g,赤芍10g,白蒺藜10g,地肤子10g,皂角刺10g,白鲜皮10g,白芷10g,厚朴10g,紫草10g,野菊花10g。14剂,每日1剂,水煎服。

二诊:服上药14剂后打嗝若失。

按 陈勇认为"久病必瘀"。《医林改错》中血府逐瘀证有19个但无嗳气(打饱嗝)一症。嗳气是气从胃中向上,处于咽喉而发生的声音,是胃气上逆的一种表现。血府逐瘀证中(呃逆)也属胃气上逆,此症系从咽部从冲出,发出一种不由自主的冲击声。二者虽表现不一,但其根本乃(胃气上逆)者也。不可不知。

◎案　胃及左胸口热

李某,女,49 岁。2006 年 3 月 8 日初诊。自觉胃及左胸口热,而吃凉物后胃及胸口更觉热,大便干。舌质暗,苔白,脉沉。陈勇诊后认为"血府有瘀热",吃凉物而更觉热乃因"血得寒凝"之故。治以活血化瘀。方用血府逐瘀汤加减。

处方:当归 10g,生地黄 10g,桃红 10g,红花 10g,柴胡 10g,枳壳 10g,川芎 10g,赤芍 10g,黄连 6g,黄芩 10g,半夏 10g,干姜 5g,川牛膝 15g,桔梗 6g,香附 10g,郁金 10g。10 剂,每日 1 剂,水煎服。

二诊:2006 年 3 月 15 日,服上药后胃及左胸口热感消失,继续调理月经不调。

按　《医林改错》曰:身外凉,心里热,故名灯笼病,内有血瘀。认为虚热愈补愈瘀;认为实火,愈凉愈凝,此话直中要害也。

◎案　便秘 20 年

张某,女,54 岁。大便干 20 年,不用泻药 1 周不便,自觉胃部烧灼,而走遍京城各大医院用药未见好转,慕名来诊。症见:胃部烧灼,便不通,不用泻药 1 周约 1 次,腹按痛,舌质淡,苔薄黄,脉沉滑。陈勇说:久病入血,不用看典型瘀血症状也能用活血药。治以活血化瘀、润肠通便。方用血府逐瘀汤加减。

处方:当归 15g,生地黄 15g,桃红 10g,红花 10g,枳壳 10g,川芎 10g,柴胡 10g,赤芍 10g,川牛膝 15g,黄连 6g,黄芩 10g,木香 10g,白头翁 15g,葛根 10g,大黄 10g,厚朴 10g。7 剂,每日 1 剂,水煎服。

二诊:2006 年 2 月 24 日,用药时大便 1 日 3 次,后一天因无药而停止药后竟自主大便,烧心症状随之消失,已无腹痛症状明显好转,因大便黏而清肠湿热为主调理当中。

按 陈勇见患者就诊时自诉胃部有烧灼感且患者已用很多中药而无效，故（去常法）而以"久病入血"的观点，用药而获全效。

◎案 肺痈

陈某，男，46岁。肺脓肿患者，2个月前始右胸痛伴咳黄痰，下午发热而到医院就诊。经X线胸片及CT检查确诊为肺脓肿。做痰细菌培养后对症用抗生素治疗1月余无明显疗效而到中医院就诊。呼吸科医生见是"肺痈"而用"千金苇茎汤"治疗10余天病无明显进退，患者慕名就诊。来诊时右胸痛伴咳黄痰，下午发热体温38.3℃左右，二便正常，舌质红，苔薄，脉弦。治以活血化瘀、凉血解毒。方用血府逐瘀汤合千金苇茎汤。

处方：生地黄15g，当归10g，白芍10g，川芎10g，桃仁15g，红花10g，柴胡10g，枳壳10g，牛膝15g，桔梗6g，甘草6g，苇茎30g，生薏苡仁30g，冬瓜仁15g，鱼腥草30g，金银花20g。3剂，每日1剂，水煎服。

二诊：2006年3月10日，用药2剂患者胸痛缓解，下午发热体温37.5℃左右，续服上方巩固疗效。

按 患者用抗生素及清热解毒药无效而改用"血府逐瘀"获得显效。胸乃血府，放用之获效。

14.毛德西教授心胃同治心系疾病验案举隅

◎案 心悸

某，男。2011年8月初诊。活动后心悸，头晕，气短，失眠，多梦，时有汗出3个月。查心电图示：部分导联ST-T段压低。症见：面色淡红，舌苔薄白，舌质暗红，舌下静脉稍迁曲，脉弦涩。中医诊断为心悸。辨证为瘀血阻络、心脉不畅。治以活血化瘀、养心通络。方用血府逐瘀汤加减。

处方：柴胡10g，炒枳壳10g，炒桃仁10g，红花10g，丹参10g，赤芍10g，降香10g，怀牛膝10g，桔梗5g，石菖蒲10g，炒酸枣仁15g，浮小麦30g，小麦30g，法半夏10g，薤白10g，生甘草10g。7剂，每日1剂，水煎服。

二诊：服上药7剂后，患者睡眠好转，汗出明显减少。继以原方加减治疗，并嘱患者长期坚持服用精制冠心软胶囊（由丹参、川芎、赤芍、红花、降香等中药精制而成）以善后。

按 清代医家王清任指出:"夜眠梦多是血瘀。"此患者失眠、多梦,舌、脉亦均呈一派血瘀之象,故治疗以活血化瘀通络为主。又《素问·逆调论》云:"人有逆气不得卧……是阳明之逆也……阳明者胃脉也。胃者六腑之海,其气亦下行。阳明逆不得从其道,故不得卧也。"指出失眠、多梦之症与阳明胃经亦关系密切,方中桃仁、红花、丹参、赤芍、降香等药活血化瘀;小麦为心之谷,秋种夏熟,备受四时之气,与炒酸枣仁滋养心神治于心;薤白、半夏、石菖蒲化痰通阳;柴胡、枳壳、怀牛膝、桔梗升降气机;甘草益气生津,调和诸药。诸药合用,心胃同治,标本兼顾,相得益彰。

15. 王振涛运用血府逐瘀汤治验

◎案 不寐

马某,女,47 岁。2009 年 2 月 20 日初诊。诉夜间不能入寐,且头痛,平日性情急躁,曾多处求医,给予滋阴安神、疏肝解郁类中药效果不佳,现舌质紫暗,苔白腻,脉弦涩。

处方:桃仁 12g,红花 9g,当归 12g,生地黄 12g,川芎 10g,赤芍 6g,牛膝 9g,桔梗 6g,柴胡 6g,枳壳 6g,香附 12g,甘草 6g。10 剂,每日 1 剂,水煎服。

二诊:服上药 10 剂后,头痛明显减轻,夜间睡眠改善,可睡眠 5~6 小时,仍时有烦躁,舌质暗红,苔白腻,脉弦,守上方加五味子 10g,石菖蒲 12g,继服。此后随访患者未诉不适。

按 本病可归属于中医学"不寐",亦可归属于"头痛"范畴,主因患者以失眠为最痛苦症状就诊,故暂且归不寐论。不寐多因阳不入阴,阴血虚概为不寐之首因,或因饮食失节,或因肝郁化火等,但本案患者应用上述方法效果欠佳,据舌脉瘀血尤甚,概因情绪不畅,致肝气郁结,气机瘀滞,久病及血,气血运行不利所成,血液瘀滞,心神失养,且肝气扰乱心神,故不寐。方中桃仁、红花、当归、赤芍活血祛瘀为君;柴胡、香附疏肝解郁为臣;桔梗、枳壳一升一降使气机条达,气血运行畅通;川芎性味辛温,其药势上升,引诸药上行至清窍;牛膝引瘀血下行,使邪有出路。待症状改善,酌加五味子养阴宁心安神,以防诸药伤阴,石菖蒲开窍化痰。

16. 赵和平应用血府逐瘀汤验案

◎案 小腹内发热

尚某,女,36岁。2007年6月9日初诊。自觉小腹内阵阵发热,昼轻夜重3个月。发作时伴有烦躁不安,夜寐多梦,二便正常,舌质暗红边有瘀点,苔白,脉细。某医院曾检查排除器质性病变,诊断为神经官能症,中西药物治疗未见明显好转。辨证为瘀血。治以活血化瘀。方用血府逐瘀汤加减。

处方:生地黄15g,当归10g,川芎10g,柴胡10g,赤芍10g,桃仁12g,红花12g,枳壳10g,桔梗10g,怀牛膝10g,百合20g,首乌藤30g,甘草6g。5剂,每日1剂,水煎服。

二诊:服上药3剂后,小腹内发热消失。

按 小腹内发热,临床较为少见,西医检查亦未发现实质病变。清代周学海《读医随笔·瘀血内热》云:"腹中常自觉有一段热如汤火者,此无与气化之事也。非实火内热,亦非阴虚内热,是瘀血之所为也。"患者之舌象亦支持瘀血诊断。遂处以血府逐瘀汤加味,3剂后患者症状消除。

◎案 黄褐斑

李某,女,35岁。2006年11月10日初诊。面部黄褐斑2年余。近因家庭矛盾,心情不畅,2年前体检查出子宫肌瘤。半年来面部黄褐斑加重,伴胸闷、心慌,乏力,口干不欲饮,纳可,夜寐多梦,大便不利,舌质暗,脉沉细。辨证为气滞血瘀、肌肤失荣。治以活血化瘀、行气通络。方用血府逐瘀汤加减。

处方:柴胡10g,当归10g,生地黄30g,赤芍10g,红花12g,桃仁12g,川芎10g,枳壳10g,桔梗10g,怀牛膝10g,甘草6g,桑叶15g,桑白皮20g,凌霄花15g,玫瑰花15g,鸡冠花15g,益母草30g。7剂,每日1剂,水煎服。

守上方加减共服药40余剂,诸症皆除,黄褐斑基本消退。

按 黄褐斑属中医学"黧黑斑""面尘"等范畴。本病虽与肺、肝、肾功能失调有关,但主要还在于气血的运行不畅,气滞则血瘀,故采用血府逐瘀汤活血化瘀,行气通络,配以桑白皮清肺热,凌霄花、玫瑰花、鸡冠花、益母草疏肝理气、活血调经。诸药合用,共奏化瘀活血除斑之效。

◎案　银屑病

陈某,女,36岁。2008年12月25日初诊。全身性红斑、脱屑、瘙痒反复发作5年,近半月来症状加重。症见:患者肘后及四肢伸侧、背部可见大片肥厚性红斑,上有白色鳞屑,指甲变厚,表面凹凸不平,舌暗红有瘀斑,脉弦滑。诊断为银屑病。辨证为瘀血阻滞、肌肤失养。治以活血通络、濡润肌肤。方用血府逐瘀汤加减。

处方:桃仁12g,红花10g,当归20g,川芎10g,赤芍15g,牛膝15g,枳壳10g,桔梗10,柴胡10g,生地黄30g,甘草6g,土鳖虫10g,僵蚕10g,蝉蜕10g,何首乌15g,刺蒺藜20g。每日1剂,水煎服。

服上药20剂后,鳞屑减少,瘙痒显减,皮损变薄,继用上方加减,又服药50余剂,皮肤基本恢复正常。

[按]　银屑病临床常见而顽固难愈,本病初期多以血分热毒为主,病久则多见瘀血为患,患者反复发作5年,久病多瘀,瘀血不去,新血不生,肌肤失养,则变厚、脱屑而瘙痒。采用血府逐瘀汤,加土鳖虫、僵蚕等虫蚁搜剔之品,以加强活血通络之力,佐以蝉蜕以皮达皮。如热毒较盛者配以蒲公英、野菊花等清解热毒。

◎案　高脂血症

刘某,女,48岁。2008年6月10日初诊。患者3年前体检发现血脂偏高,曾服西药舒降脂治疗好转,因副作用大,停药后又复发。6月1日查血脂:TG 2.7mmol/L,CHO 8.3mmol/L,HDL – C 0.8mmL/L。患者头胀闷痛,胸闷气短,大便干结,形体肥胖,舌质暗红有瘀点,苔腻,脉弦滑。B超示:中度脂肪肝。西医诊断为高脂血症。中医诊断为痰证、瘀证。辨证为痰瘀内阻、经脉不利。方用血府逐瘀汤加减。

处方:桃仁12g,红花10g,当归10g,川芎10g,赤芍10g,牛膝15g,枳壳10g,桔梗10g,柴胡10g,生地黄15g,甘草6g,决明子30g,荷叶15g,生山楂30g,羊蹄根10g。5剂,每日1剂,水煎服。

二诊:服上药后大便通畅,头痛、胸闷等症减轻,上方加减共服药30剂,复查TG 1.8mmol/L,CHO 7.05mmol/L,HDL – C 1.02mmol/L,患者体重减轻约3kg。嘱患者每日以决明子20g泡水送服血府逐瘀丸,并注意控制饮食,加强锻炼,3个月后复查血脂,均基本正常。

按 随着人们生活水平的提高,高脂血症的发病率日渐增高,因其易引起动脉硬化、冠心病及脑血管病,故日益引起人们的广泛关注。临床采用血府逐瘀汤加决明子、荷叶、生山楂活血消脂,对降低胆固醇、三酰甘油及降低LDL-C等,均取得了满意的治疗效果。

17. 蒙定水教授运用血府逐瘀汤治疗心脏神经官能症举验

◎案 心脏神经官能症

李某,女,66岁。因反复心悸10余年,再发3个月来诊。患者10年来反复出现心悸,劳累加重,自感心中悸动不安,同时伴有严重失眠,入睡困难,睡中易醒,醒后难以入睡。曾服用地西泮(安定)、谷维素等药物,也曾服用酸枣仁汤等,但多初服有效,久用则效差。近3个月来心悸发作频繁而求治于蒙定水教授。症见:心烦,全身不适,乏力身重,头刺痛,两胁下痛,口苦,夜寐差,食欲不振,口唇紫暗,舌质淡白,舌边稍暗,苔薄白,脉弦紧。既往有胃炎病史。查心电图、X线胸片、血常规、心肌酶、电解质等均无异常。西医诊断为心脏神经官能症。中医诊断为心悸、失眠。辨证为肝气郁结、气滞血瘀。治以疏肝解郁、活血化瘀。方用血府逐瘀汤加减。

处方:桃仁12g,红花9g,当归9g,赤芍6g,川芎6g,生地黄9g,牛膝9g,桔梗6g,柴胡6g,枳壳6g,炙甘草6g,丹参15g,葛根12g,浮小麦6g,大枣6g。3剂,每日1剂,水煎服。

二诊:服上药3剂后,心悸明显好转,他症亦减。效不更方,续服10剂,心悸症状消失,夜间入睡较前显著改善,睡眠时间接近正常,质量较佳。

按 本案为女性患者,长期心悸失眠,有头痛、刺痛、口唇紫暗等瘀血之征,有胁痛、口苦等肝郁之症,正是血府逐瘀汤的适应证。血府逐瘀汤证中心跳心忙、夜不安,与患者症状类似。"用归脾安神等方不效,用此方百发百中",诚如此言。

18.张磊运用血府逐瘀汤治疗疑难杂症举隅

◎案 慢性胰腺炎

李某,男,45 岁。2007 年 2 月 26 日初诊。以"左胁下胀痛 3 年"为主诉求诊。患者 3 年前突然出现左胁下及左上腹剧烈持续性疼痛,阵发性加重,向腰背部放射,以左侧为著。弯腰或起坐前倾时疼痛可减轻,仰卧时加重,伴发热、恶心呕吐。经检查血清淀粉酶和 B 超诊断为急性胰腺炎、胆结石,当时给予胆囊切除术及对症治疗,症状好转,然遗留左胁下胀痛,夜间为甚,纳食可,二便调;舌质暗红,苔微黄,舌底脉络迂曲,脉沉滞。辨证为肝气瘀滞。治以疏肝理气、活血止痛。方用血府逐瘀汤加减。

处方:当归 10g,生地黄 10g,桃仁 12g,红花 10g,赤芍 10g,柴胡 10g,川芎 6g,桔梗 10g,炒枳壳 10g,怀牛膝 10g,郁金 15g,川楝子 10g,延胡索 10g,生甘草 10g。7 剂,每日 1 剂,水煎服。

二诊:服上方 7 剂后,左胁下刺痛明显减轻,效不更方,守方继服 7 剂症状消失。

按 患者气郁日久,肝失条达,疏泄不利,气阻络痹而致胁痛;气病及血,气滞血瘀,故疼痛夜间为甚。血府逐瘀汤方中桃仁、红花活血化瘀突出了全方主旨;生地黄、当归、赤芍、川芎熔凉血、活血为一炉,动静结合调其血分;柴胡、枳壳疏肝解郁,行气散结,以治其气分,益气为血之帅,气行则血不瘀;炙甘草调和诸药;桔梗开肺气,载药上行;枳壳、川牛膝下行,一升一降通行气血,引领诸药周遍全身上下内外。活血化瘀而不伤血,疏肝解郁而不耗气。延胡索"行血中之气滞,气中血滞,故能专治一身上下诸痛",与川楝子、郁金相伍疏肝气,泻肝火,畅血行,止疼痛。诸药合用,气行血畅而疼痛自止。

◎案 闭经

宋某,女,45 岁。2007 年 11 月 12 日初诊。主诉"停经 3 个月"。患者 3 个月前因情志不畅出现停经,左侧偏头痛,乳房胀,口干口苦,善太息,急躁易怒,不欲饮食,夜寐梦多,近 3 个月体重增加 5kg;舌质红,苔薄白,脉沉弦。既往有经前偏头痛病史 6 年,经行则止。辨证为肝气郁结、气滞血瘀。治以疏肝解郁、活血化瘀。方用血府逐瘀汤加减。

处方：柴胡 10g，当归 10g，白芍 10g，川芎 6g，桃仁 10g，红花 10g，赤芍 15g，桔梗 6g，炒枳壳 6g，怀牛膝 15g，制香附 15g，急性子 20g，生甘草 6g。每日 1 剂，水煎服。

二诊：服上方 15 剂月经至，量少色暗，经期 3 天，偏头痛好转，大便稀，舌脉同前。守上方去制香附、急性子，怀牛膝减至 10g，加冬瓜仁 30g、泽泻 10g。又服上方 10 剂，月经如期而至。

按　此案患者因情志刺激，肝气郁结，气病及血，气滞血瘀，冲任不调，故闭经。乳房为肝经所过部位，故发生胀闷；肝失调达柔顺之性，故急躁易怒；肝郁化火，内扰心神，故夜寐梦多。香附疏肝解郁、理气调经，为妇科调经之要药；急性子可破血软坚、祛瘀通经。血府逐瘀汤合急性子、制香附共奏疏肝理气、活血调经之功。本案患者体重增加明显，肥胖之人多痰多湿，痰湿阻滞冲任，亦可导致经闭，故二诊加冬瓜仁、泽泻以利湿化痰、荡涤湿浊。药证相符，即能获效。

◎案　齿龈疼痛

朱某，男，80 岁。2008 年 5 月 21 日初诊。主诉"牙龈胀痛 7 年"。患者 7 年无明显诱因出现牙龈胀痛，曾至各大医院诊治，诊断不明，治疗无效。症见：门齿牙床、牙龈胀痛麻木，重时可连及全齿，上午重下午轻，夜晚消失。牙齿无脱落，牙龈无红肿。伴口气臭，心烦，汗出多，纳可，眠差，二便调。舌暗，苔白厚，舌下脉络紫暗，脉沉滞。辨证为胃经瘀热。方用血府逐瘀汤加减。

处方：当归 10g，生地黄 20g，桃仁 12g，红花 10g，赤芍 20g，柴胡 6g，川芎 6g，桔梗 6g，炒枳壳 6g，怀牛膝 15g，蒲黄 10g（包煎），石膏 30g，生甘草 6g。15 剂，每日 1 剂，水煎服。

二诊：2008 年 6 月 9 日，服上方 15 剂，牙床、牙龈胀痛、麻木明显减轻，仍心烦，心中炽热，汗出多，眠差。舌暗，苔根部稍厚，脉沉滞。守上方加栀子 10g、竹叶 10g 以清心除烦。服上方 15 剂，诸症消失。

按　本患者是由胃经瘀热、循经上攻所致。足阳明胃经循鼻入上齿，手阳明大肠经上项贯颊入下齿，胃中热盛，循经上攻，故齿龈胀痛；胃热上冲则口气臭；胃为多气多血之腑，胃热盛易伤血分，血络受伤致瘀，故齿龈麻木，治以清胃活血、行气止痛。方中石膏清泻胃热、除烦,血府逐瘀汤合蒲黄活血止痛,诸药合用,使胃热得清,瘀血得除,循经而发之齿龈疼痛因热瘀内彻而解。

19. 高思华教授血府逐瘀汤治验四则

◎案　黄褐斑

某,女,41 岁。2014 年 11 月 13 日初诊。黄褐斑 8 年,起病隐匿,以两眼角周围太阳穴处明显,伴失眠多梦,急躁易怒,便秘而干,遇冷热刺激则面部发红,平素月经推迟,量多有血块、色深,经前胸胀。既往患子宫肌瘤 2 年。舌暗红有瘀色,苔薄黄稍腻,脉沉细稍涩右稍弦。辨证为气滞血瘀挟风。方用血府逐瘀汤加减。

处方:赤芍、白芍各15g,桃仁10g,丹参30g,当归12g,生地黄30g,川芎10g,柴胡10g,枳实10g,郁金15g,桔梗10g,川牛膝30g,桑白皮15g,桑叶10g,生甘草10g。28 剂,每日 1 剂,水煎服。

二诊:2014 年 12 月 18 日,服上方后面部黄褐斑减少一半,失眠多梦较前好转,便干明显缓解,日 1 次,通畅,心情愉快,经前胸胀未作,月经按期而至,血块较前减少。舌暗红瘀色,苔薄白,脉沉细稍涩。上方去桑白皮加玫瑰花10g。继服。

按 黄褐斑多见于中青年女性,现代医学认为是内分泌失调所致,多与劳累、失眠、精神压力、妊娠、月经失调有密切关系;亦有医者用疏肝解郁、活血化瘀法进行治疗,本病的发病机制主要是颜面部的气血失和、面部肌肤失养,因此用血府逐瘀汤贯上彻下,疏通全身气血。肺之充在皮,桑白皮、桑叶皆入肺,二药体现一清一润之作用,且桑叶又可以宣散上焦风热。丹参、郁金既能凉血活血,又能宁心安神,以助血府逐瘀宣通气血,且宜人心智。二诊患者热象已退,故而去桑白皮加玫瑰花,起到和颜悦色之效,进而以资巩固疗效。

◎案　失眠

某,女,52 岁。2014 年 11 月 2 日初诊。失眠 1 年,病起于劳累,多梦,早醒难再入睡,口服安定后方可入睡。平素急躁易怒,眼干涩,纳可,进凉食容易胃痛,便干,怕冷,既往体检发现双侧多发甲状腺结节,右侧乳房实性瘤,子宫肌瘤。已绝经 6 年。舌青暗,瘀色,苔薄白,脉沉细涩。辨证为气血两虚、气滞血瘀,兼以挟痰。方用血府逐瘀汤合桂枝茯苓丸加减。

处方:赤芍、白芍各 15g,桃仁 10g,红花 10g,当归 12g,熟地黄 30g,川芎 10g,柴胡 10g,枳实 10g,桂枝 15g,茯苓 15g,牡丹皮 10g,桔梗 10g,川牛膝 30g,远志 10g,炙甘草 10g。14 剂,每日 1 剂,水煎服。

二诊:2014 年 12 月 8 日,患者服药 5 剂后略感睡意,在未服用安定的情况下可睡 6 小时,服至 10 剂时已能安然入睡,患者服药期间自觉精力明显好转,心情愉悦,眼干、便干亦明显减轻,刻下晨起偶有口苦。脉沉细,苔薄稍黄。上方去桂枝、红花,加黄柏 10g、车前子 30g。14 剂,每日 1 剂,水煎,早晚分服。

按 失眠一证病因虽多,但其病理变化总属阳不入阴,阴阳失交;病位多在心,与肝、脾、肾密切相关。近几年血府逐瘀汤用于治疗失眠的报道逐渐增多。王清任在《医林改错》中指出"夜睡多梦是血瘀,此方一两付痊愈,外无良方",进而又指出"夜不能睡,用安神养血药治之不效者,此方若神",丰富了后世医家对失眠的认识。在其所述血府逐瘀汤十九症中,夜睡梦多、不眠、夜不安,此三症与失眠直接相关,急躁、瞀闷、心跳心忙、无故爱生气,此四症或伴见于失眠的患者,现代社会生活节奏快,生活压力大,由精神紧张诱发的失眠,用到血府逐瘀汤的机会比较多。该方的主要用药指征是不眠多梦,急躁易怒,舌质紫暗,脉沉细涩。该患者平素急躁易怒,在肝经循行的地方存在结节或增生,说明已经存在气滞血瘀痰凝的基础,发病起于劳累,气血又伤,多梦、眼干、便干均提示血虚之证。结合患者舌脉更加提示不眠之机,因此用血府逐瘀汤加重补血活血之力,以使心神得养、肝魂得安,并合桂枝茯苓丸,以促进气、血、水的循行,兼缓消症积,该方妙在加远志交通心肾,增强安神助眠之功。临证之时根据具体情况可适当加用首乌藤和酸枣仁,丹参和郁金,琥珀和远志,龙骨和牡蛎等对药以增强安神效果。

◎案 抑郁症

某,男,66 岁。2015 年 10 月 12 日初诊。情绪低落 5 年,患者 5 年前退休后自觉情绪低落,疲乏,兴趣缺失,于当地医院诊断为抑郁症,给予抗抑郁药物治疗,患者拒绝服用,要求服中药治疗,症见:焦虑、健忘,哈欠连连,流涎,眠差梦多,前额头疼,喜凉食,体检有前列腺肥大。舌暗瘀色,苔薄白,脉沉细涩。辨证为病在肝脾肾,气阴两虚,挟瘀挟痰。方用血府逐瘀加减。

处方:赤芍 20g,桃仁 15g,丹参 30g,当归 12g,熟地黄 30g,川芎 10g,柴胡 10g,枳实 10g,清半夏 10g,陈皮 10g,党参 15g,白术 10g,茯苓 15g,川牛膝 30g,炙甘草 10g。14 剂,每日 1 剂,水煎服。

二诊:2015 年 11 月 2 日,服上方患者自觉精神明显好转。仍流涎,眠差多梦,看书时头痛。偶口苦,喜凉食。舌暗,瘀色,苔薄黄稍腻,脉沉细涩稍弦。上方去桃仁、陈皮、茯苓,加黄连 10g、茯神 15g、合欢皮 15g。继服 14 剂。

[按] 抑郁症是以情绪低落为主要特征的一类心理性疾病,其临床表现为情绪低落,对生活丧失信心,反应迟钝,注意力不集中,精力明显下降,失眠多梦、健忘、食欲不振、性欲减退、严重者出现悲观厌世、绝望自责自罪,反复出现想死的念头或自杀行为等。高思华教授认为在王清任记载血府逐瘀汤所治条目中绝大多数病症都与自主神经功能失常有关,比如"心里热""心慌心忙""晚发一阵热""瞀闷""天亮出汗等"。由此可以看出血府逐瘀汤对于患者自我感觉障碍的调节,有着明显的优势。而急躁易怒、无故爱生气、不眠多梦、夜不安,更是常见于抑郁症的患者中。因此,在临证时遇到抑郁症的患者首选血府逐瘀汤。该患者情绪低落,焦虑,健忘,眠差多梦,还伴有哈欠、流涎等元气不足、脾气失摄的表现,因此在血府逐瘀汤基础上合用六君子汤以健脾燥湿,补养后天以养先天。二诊因有口苦、仍眠差、流涎,因此去活血、燥湿、利湿等攻邪之药以防伤正气,加黄连清心且厚肠胃,茯神相比茯苓安神之力增而利湿之力缓,合欢皮既能安神解郁又能活血,针对该患者尤为合适,现代药理研究其抗抑郁作用显著。同时尚须注意对患者进行思想开导和精神调理,正如叶天士云"郁症全在病者能移情易性"。

◎案 闭经

某,女,42 岁。2014 年 5 月 5 日初诊。主诉:停经半年。末次月经 2013 年 11 月 14 日。经前乳房胀,腹胀。近期有此类症状,但月经未至。小腹、少腹冷痛。前一段自服三七粉。多梦,小便多。畏寒。既往发现子宫肌瘤 7 年,约 7cm×8cm。舌暗,明显瘀色,苔薄白,脉沉细涩。辨证为病在肝肾,气血两虚,挟瘀挟寒。方用血府逐瘀汤合桂枝茯苓丸加减。

处方:桃仁 10g,赤芍 15g,川芎 10g,熟地黄 30g,当归 12g,桂枝 15g,茯苓

15g,莪术10g,柴胡10g,炙香附12g,醋延胡索10g,王不留行15g,吴茱萸3g,炮姜10g,炙甘草10g。14剂,每日1剂,水煎服。

二诊:2014年5月29日,服上方后月经已行,经量多,大量血块,经前小腹疼凉。纳可,目略干,咽喉不利,自诉有咽炎,刻下自觉头胀,测BP 140/80mmHg,余无明显不适。舌暗,瘀色,齿痕,苔白稍腻,脉沉细涩。上方去桃仁、吴茱萸,加枸杞子20g,继服14剂。

按 闭经原因较复杂,治疗方法亦有多种,治疗之前一定要排除妊娠的可能。王辉萍和胥京生老中医都重视补肾活血。高思华教授认为中医对闭经的治疗无外乎先分虚实两端,虚证多因脾亏或者血枯所致,实证最常见的原因是气滞血瘀、痰阻胞宫、寒气内闭等。闭经与肝、脾、肾有着密切关系,临证须根据不同的病因予以辨证施治。该患者经前乳房胀、腹胀、子宫肌瘤,说明存在气滞血瘀之状;小腹、少腹冷痛、畏寒,提示胞宫、肝经有寒邪侵袭;脉沉细涩,说明患者血瘀因为血虚,因虚而瘀,舌暗明显瘀色亦提示血瘀。因此,用血府逐瘀汤补肾养血活血,疏肝理气解郁,血得温则行,得寒则凝,加吴茱萸、炮姜、桂枝温散肝经及胞宫寒气,促进气血流通。患者停经半年,气滞血瘀凝结较重,恐一般活血理气药难以胜任,故加用莪术、延胡索、王不留行破血通气,必要时还可加入虫类药,比如水蛭、土鳖虫等。二诊服药后月经已行,流下大量血块,去桃仁加枸杞子增其补益之力,正所谓《黄帝内经》所描述的"大积大聚,其可犯也,衰其大半而止"。

20.苏忠德运用血府逐瘀汤经验

◎案 鼻衄

某,男,7岁。2009年5月初诊。3年来反复鼻衄,近半月来一天数次。曾在各大医院鼻科及血液内科检查未见明显异常,多方中西治疗乏效。现见面色红润,精神较好,皮肤无紫癜,口干,大便偏干,舌质红苔薄黄,脉数。辨证为气滞血瘀化热伤络。方用血府逐瘀汤加减。

处方:桃仁8g,红花8g,当归10g,赤芍、白芍各10g,川芎8g,生地黄15g,柴胡8g,川牛膝30g,桔梗8g,枳实10g,炙甘草8g。6剂,每日1剂,水煎服。

二诊:服上药6剂后,鼻衄好转,继服6剂。

3个月后因咳嗽再诊,其父云鼻衄尚未再发。

按 血府逐瘀汤中柴胡入肝，枳壳入脾，桔梗入肺，川牛膝入肾，配合桃红四物可通利全身血脉，兼有清热凉血之功。该患儿鼻衄多年，诸如凉血、重镇、健脾、收涩等常法罔效，考虑为络脉瘀滞，血不循常道而离经外溢。予血府逐瘀汤通络解郁，则离经之血得归常道，鼻衄自然向愈。此案乃"通因通用"，又重用川牛膝30g潜降，颇显苏忠德之胆识。

◎案　脱发

某，男，40岁。2007年8月初诊。头部弥漫性脱发半年，且黑发转白，渐至发、眉、须皆脱，多方就医无效。症见：精神苦闷，口干苦，大便正常，舌质暗红苔薄黄，脉弦涩。辨证为气郁络瘀、肌腠失养。方用血府逐瘀汤加减。

处方：桃仁10g，红花10g，当归15g，赤芍、白芍各10g，川芎8g，生地黄15g，柴胡8g，川牛膝30g，桔梗8g，枳实10g，炙甘草8g，制何首乌30g，丹参15g，补骨脂15g，女贞子15g，墨旱莲30g。每日1剂，水煎服。

患者坚持服用以上方为主之方药1年余，先局部生白色细软毛发，后渐由白转黑，由细转粗，终至痊愈。

按 发为血之余，又为肾之华，治脱发常需补益肝肾精血。但如络脉不畅，一则气血难上达清窍，二来药力难达病所。该患者脱发渐重，多方治疗无效，精神苦闷，舌质暗红，苔黄口干苦，正是气滞血瘀热郁之象。苏忠德以血府逐瘀汤通络解郁，辅以补益肝肾而收全效。

◎案　失眠

某，女，56岁。2009年7月初诊。难以入睡2个月。常整夜难以入睡，睡不安神，自服安神养血成药无效。诉经前乳房胀痛较甚，大便干结三五日一行。舌质红苔薄，脉弦稍弱。辨证为气郁络瘀、化热扰心。方用血府逐瘀汤加减。

处方：桃仁10g，红花10g，当归15g，赤芍、白芍各10g，川芎8g，生地黄30g，柴胡8g，川牛膝30g，桔梗8g，枳实10g，炙甘草8g，制何首乌20g，丹参20g，补骨脂20g，墨旱莲30g，炒酸枣仁10g，朱茯神10g，麦芽30g。6剂，每日1剂，水煎服。

二诊：服上方6剂后，患者已能每夜入睡3~4小时，唯仍有梦多、大便干结。原方枳实加至30g再进6剂，睡眠已安，大便正常。

按 顽固性失眠,常规养血安神法无效,常需考虑存在气郁络瘀的可能。失眠、乳胀、便秘同见于该患者,非气血亏虚、痰火、胃不和等常见病机所能解释,而气郁络瘀却可以很好地解释。气机郁结则大肠不运而便秘,肝失条达则乳胀,络瘀则心血寰涩,心神不宁而失眠。苏忠德以血府逐瘀汤通络解郁,加麦芽、丹参增行气疏肝活血之力,以何首乌、补骨脂、墨旱莲、朱茯神、酸枣仁等安神方药与病机合拍,自然收得良效。

总之,血府逐瘀汤为临床上常用的活血代表方,应用广泛,几乎遍及临床各科疾病,疗效确切。

参考文献

[1]王敬兰,艾永敏,陈玲燕.王清任生平事迹及其学术思想[J].河北中医药学报,2000,15(4):17-20.

[2]李大林.试论血府逐瘀汤的本意及临床运用[J].光明中医,2011(10):2121-2124.

[3]窦钦鸿.谈血府逐瘀汤[J].山东中医杂志,1982(6):3-4.

[4]解钧秀.浅谈王清任与血府逐瘀汤[J].世界中医药,2010,05(3):201-202.

[5]黄芝蓉,黄继荣.试析王清任逐瘀类方的组方及临床应用特点[J].湖南中医药大学学报,1994(4):3-5.

[6]熊兴江,王阶.血府逐瘀汤方证特征[J].中国中药杂,2011,36(21):3026-3031.

[7]王烨燃.《医林改错》活血化瘀方药特点及治法源流探析[D].哈尔滨:黑龙江中医药大学,2007.

[8]马国玲,牟新.血府逐瘀汤主证及方义新解[J].浙江中西医结合杂志,2013(5):350-351.

[9]邹俊峰.血府逐瘀汤治验举隅[J].中国社区医师:医学专业,2010,12(15):123.

[10]苏玉国,张国瑛.血府逐瘀汤临证举验[J].陕西中医,2011,32(3):356-357.

[11]苏清学.血府逐瘀汤新用[J].河南中医,2006,26(11):66.

[12]周翎.血府逐瘀汤临床应用体会[J].福建中医药,2009,40(4):35-36.

[13]陈庆华.血府逐瘀汤临床应用举隅[J].中国中医药信息杂志,2013,20(2):84-85.

[14]上官林鹏.血府逐瘀汤新用[J].河南中医,1999,33(4):62.

[15]钟明.血府逐瘀汤临床应用举隅[J].实用中医药杂志,2014,30(4):340.

[16]王嵩,吴伟.黄衍寿教授运用血府逐瘀汤加减治验2则[J].新中医,2012(1):153-154.

[17]李旋珠.血府逐瘀汤新用两则[J].云南中医学院学报,2009,32(1):55-56.

[18]王靖思,李雪松,刘绍能.刘绍能运用血府逐瘀汤治验4则[J].江苏中医药,2012(11):52-54.

[19]乔淑茹.血府逐瘀汤临床应用举隅[J].光明中医,2012,27(11):2296-2297.

[20]姚洁琼,李宜放.王晞星应用苇茎汤合血府逐瘀汤治疗慢性肺炎性结节[J].中国中医基础医学杂志,2013(8):962-962.

[21]徐惠梅,张玉玲,郝丽丽,等.参芪合血府逐瘀汤加减治疗冠心病多支病变重度狭窄验案举隅[J].黑龙江中医药,2016,45(1):38.

[22]董永书,田中华.邱保国老中医辨治偏头痛经验及验案举隅[J].中西医结合心脑血管病杂志,2015,13(18):2141-2142.

[23]董新刚,武继涛.黎少尊主任中医师从心论治血管性痴呆临床经验[J].中医研究,2015,28(12):32-34.

[24]张国江.小陷胸汤合血府逐瘀汤加味治疗病态窦房结综合征2例[J].河北中医药学报,2002,17(2):28.

[25]申秋生.血府逐瘀汤合生脉汤并用治疗充血性心力衰竭36例[J].实用中医内科杂志,2006,20(1):51.

[26]淳于文敏.血府逐瘀汤合萆薢渗湿汤治疗下肢血栓性浅静脉炎40例[J].中国民间疗法,2004,12(4):40-41.

[27]王钰帆.尤可教授运用黄连温胆汤合血府逐瘀汤加减治疗胸痹验案1则[J].亚太传统医药,2016,12(4):96-97.

[28]单乃静.血府逐瘀汤合生脉散治疗冠心病46例[J].天津中医药,1999(4):32.

[29]向生霞.血府逐瘀汤异病同治验案[J].四川中医,2010(10):125-126.

[30]董绍英.试探血府逐瘀汤的制方机理[J].河北中医,2004,26(9):694-695.

[31]史欣德,赵京生.王清任活血逐瘀类方探析[J].中国中医基础医学杂志,2001(11):74-76.

[32]陈华琴,李淑云.血府逐瘀汤治疗慢性支气管炎72例[J].山东中医杂志,1997(02):68-69.

[33]张德兴,曹利平.血府逐瘀汤临床运用体会[J].陕西中医,2002,23(1):74-75.

[34]李玉梅.血府逐瘀汤化裁临证举隅[J].天津中医药大学学报,2000(3):41-42.

[35]刘长生,刘美术.血府逐瘀汤临床应用点滴体会[J].内蒙古中医药,1996(S1):100-101.

[36]李德珍.血府逐瘀汤验案3则[J].江苏中医药,2008,40(5):52.

[37]余荣龙.血府逐瘀汤应用二则[J].实用中医内科杂志,2006,20(3):286-287.

[38]张钟爱.加味血府逐瘀汤治疗内科疾病验案5则[J].成都中医药大学学报,1998(4):34.

[39]张国瑛,何惠玲.临床运用血府逐瘀汤体会[J].中国社区医师,1998(11):34-35.

[40]杨继张,王存金.血府逐瘀汤治疗胸膜炎30例[J].现代中西医结合杂志,2002,11(17):1691-1692.

[41]李秀莲.血府逐瘀汤治验三则[J].山东中医杂志,2006,25(10):703.

[42]温进之,罗文.血府逐瘀汤发挥[J].中医药导报,2003,9(3):57.

[43]王磊,杨志刚,秦杰星.血府逐瘀汤临床新用三则[J].中国民族民间医药,2012,21(23):132.

[44]刘兴,杨德同,陈怀仁,等.血府逐瘀汤加减治疗胆囊切除术后综合症32例[J].新中医,2001,23(6):57-58.

[45]蒋振亭,刘真,孙兴亮.血府逐瘀汤加味治疗反流性食管炎30例[J].中国民间疗法,2006,14(4):34-35.

[46]张桂芝,陈兴才.血府逐瘀汤治疗肝硬化一例[J].四川中医,1986(8):55.

[47]严肃云.血府逐瘀汤治疗疑难杂症的临床体会[J].江苏中医药,1984(3):29-30.

[48]王海霞.血府逐瘀汤临床新用举隅[J].北京中医药,2005,24(3):187.

[49]黄邦萍,王太法.血府逐瘀汤验案2则[J].江西中医药,2000(5):25.

[50]邢传军,贺泓菊,杨一帆.血府逐瘀汤治疗慢性阑尾炎30例[J].江苏中医药,2001,22(8):27.

[51]文鸿焕.血府逐瘀汤治疗急症验案5则[J].新中医,2001,33(12):58-59.

[52]赵龙庄.血府逐瘀汤加减治疗淤胆型肝炎30例[J].陕西中医,2005,26(9):880-881.

[53]李成芳,王振涛.王振涛运用血府逐瘀汤治验3则[J].光明中医,2010,25(3):399.

[54]韩丽华,莫晓飞,范红玲.生脉饮合血府逐瘀汤加减治疗病毒性心肌炎30例[J].中医研究,2012,25(2):21-23.

[55]王智.血府逐瘀汤新用[J].中国民族民间医药,2009,18(15):5.

[56]孙锡印,段学忠.奇病验案2则[J].山西中医,1997(4):26.

[57]刘要武.血府逐瘀汤临床治验举隅[J].光明中医,2016,31(10):1468-1469.

[58]吴仕柏,燕瑞先.血府逐瘀汤治验3则[J].江西中医药大学学报,1997,36
(4):6-7.

[59]何远征,屈伸,胡晓华.血府逐瘀汤治疗头痛经验[J].中国中医基础医学杂
志,2015(9):1187.

[60]王和春.血府逐瘀汤临床运用举隅[J].中国中医急症,2010,19(7):
1243-1244.

[61]田一飞.血府逐瘀汤治疗高脂血症116例临床观察体会[J].黑龙江中医药,
2001(6):25-26.

[62]沈仲贤.血府逐瘀汤治疗急重症举隅[J].陕西中医,1999(6):268-269.

[63]石维远,朱天林.血府逐瘀汤加减治疗慢性心力衰竭的临床体会[J].中国社
区医师:医学专业,2012,14(28):182.

[64]郭军艳.血府逐瘀汤治疗血栓性深静脉炎验案[N].中国中医药报,2006
(3).

[65]赵轩亮.血府逐瘀汤治愈脑梗塞[J].北京中医,1987(4):49.

[66]赵恒志.慢性肾炎特殊见症的辨证施治[J].中国实用医刊,1998(3):
33-34.

[67]陈敏.血府逐瘀汤的临床新用体会[J].世界最新医学信息文摘:连续型电子
期刊,2015(27):132.

[68]胡杰生.血府逐瘀汤加味治疗甲亢20例[J].山东中医杂志,1993(2):21.

[69]赵东鹰.血府逐瘀汤加减临床运用举隅[J].安徽中医临床杂志,2000(5):
438-439.

[70]贾智捷.血府逐瘀汤治疗广泛性焦虑38例[J].辽宁中医杂志,2012
(11):2235.

[71]郭建新,于俊丽,孔德荣.血府逐瘀汤加减治疗焦虑症40例[J].河南中医,
1997(6):354-355.

[72]余春生.血府逐瘀汤临证举隅[J].安徽中医临床杂志,1999(2):71.

[73]孙亮英.血府逐瘀汤治验2则[J].山西中医,2005,21(2):22.

[74]王五寿.血府逐瘀汤加减治疗面神经炎30例[J].吉林中医药,2000(6):
37-38.

[75]苗后清,刘星.血府逐瘀汤临床新用3则[J].国医论坛,2003,18(5):21.

[76]许海峰.血府逐瘀汤加味治疗外伤性癫痫48例[J].现代中西医结合杂志,
2005,14(2):232.

[77]陆瑶琴,翟瑞庆.外伤性癫痫治验[J].山东中医杂志,2000,19(2).

[78]毕淑珍.血府逐瘀汤新用举隅[J].浙江中医杂志,1995(8):373.

[79]余荣龙.血府逐瘀汤应用二则[J].实用中医内科杂志,2006,20(3):286-287.

[80]蔡晖.血府逐瘀汤验案举隅[J].浙江中医杂志,2011,46(9):679.

[81]吴松柏,李莉,任丽娟.血府逐瘀汤加味治疗术后肠粘连 32 例[J].新中医,2007,39(4):66.

[82]赵运升.血府逐瘀汤临床运用举隅[J].陕西中医,2001,22(9):568.

[83]吴大斌,邱明霞.血府逐瘀汤加减治疗崩漏 40 例[J].实用中医内科杂志,2000(3):44.

[84]王艳,陈燕清.贾跃进应用血府逐瘀汤治验三则[J].中国民族民间医药,2016(2):49 - 50.

[85]扎幸芳,王彦,卢遥.血府逐瘀汤临证应用三则[J].实用中医内科杂志,2009,23(9):84 - 85.

[86]刘万宇,张兰.血府逐瘀汤临床应用举隅[J].辽宁中医药大学学报,2009(1).

[87]潘兴成.血府逐瘀汤加减治疗输卵管阻塞不孕 27 例[J].四川中医,2002,20(6):56.

[88]李发明,李宁.血府逐瘀汤临床应用举隅[J].长春中医药大学学报,2007,23(6):57.

[89]王开欣,王广.血府逐瘀汤临床新用[J].河南中医,1997(1):44 - 45.

[90]张润民.中药治疗产后缺乳 60 例[J].陕西中医,1990(7):22.

[91]胡树钊.血府逐瘀汤治疗缺乳 48 例[J].河北中医药学报,2005,20(3):25.

[92]卢亦彬.血府逐瘀汤加减治疗经行发热 43 例[J].浙江中医杂志,2009,44(6):412.

[93]卢燕,姜仪辉.血府逐瘀汤治疗月经病举隅[J].四川中医,2008(12):96 - 97.

[94]张华玉,陈友香.血府逐瘀汤加减治疗经行头痛 30 例[J].安徽中医药大学学报,1998(6):18 - 19.

[95]赵姝.血府逐瘀汤加减治疗经行头痛 32 例[J].内蒙古中医药,2016,35(2):19.

[96]王兵.血府逐瘀汤在妇科临床中的应用[J].中医学报,2012,27(1):101 - 102.

[97]柯年美,柯晖,王小云.血府逐瘀汤新用[J].中华中医药学刊,2006,24(12):2322.

[98]许湘瑜.血府逐瘀汤临床应用举隅[J].吉林中医药,2008,28(6):443.

[99]钟利国,高俊美.血府逐瘀汤加减验案举隅[J].长春中医药大学学报,2011(5):746 - 747.

[100]孙杰.血府逐瘀汤治疗围绝经期综合征 120 例[J].国医论坛,2008,23(1):27 - 28.

[101]张作友.血府逐瘀汤临床应用举隅[J].河南中医,2009,29(3):298.

[102]秦德英. 血府逐瘀汤临床应用心得[J]. 内蒙古中医药,2014,33(1):
    78 - 79.

[103]朱子华. 血府逐瘀汤加味治多发性子宫肌瘤验案[J]. 现代医学,1989(5).

[104]钟志明. 血府逐瘀汤治子宫肌瘤[N]. 中国中医药报,2013(5).

[105]张素亚,王彦英. 血府逐瘀汤加减治疗子宫内膜异位症36例[J]. 中国民族
    民间医药,2011,20(22):84.

[106]韩雪梅,朱德荣. 血府逐瘀胶囊治疗子宫内膜异位症[J]. 北京中医药,
    2001,20(3):3.

[107]陈光,邱桐. 血府逐瘀汤异病同治验案[J]. 甘肃中医学院学报,1998(4):
    40 - 41.

[108]王生学,许向华,马俊玲. 血府逐瘀汤加减治疗肋软骨炎23例[J]. 新中医,
    2010(4):47 - 48.

[109]冯陆冰. 中医治疗肋软骨炎的体会[J]. 现代中西医结合杂志,2001,10
    (3):244.

[110]景洪贵. 血府逐瘀汤加味治疗睾丸炎36例[J]. 四川中医,2000,18
    (10):17.

[111]蒋东. 加味血府逐瘀汤治疗男科病3例[J]. 中国社区医师,2016,32
    (9):187.

[112]王勇,刘建国. 血府逐瘀汤在男科的临证应用[J]. 辽宁中医杂志,2010(5):
    937 - 938.

[113]李永森. 血府逐瘀汤临床治验举隅[J]. 光明中医,2012,27(10):
    2072 - 2073.

[114]陈军. 血府逐瘀汤临床应用举隅[J]. 山西中医,2005,21(4):57.

[115]姚海强,崔红生,郭刚,等. 王琦运用血府逐瘀汤治验[J]. 中医杂志,2016,
    57(5):375 - 378.

[116]潘秀芝. 血府逐瘀汤新用[J]. 现代中西医结合杂志,2007,32(16):2267.

[117]吴旭. 血府逐瘀汤新用[J]. 新中医,1995(8):53.

[118]葛建立,刘冰,毛俊涛. 血府逐瘀汤新用[J]. 新中医,2002(4):70 - 71.

[119]刘建华. 血府逐瘀汤加减治疗皮肤病[J]. 中国民间疗法,2011,19(10):
    41 - 42.

[120]张睿鹏. 血府逐瘀汤加味治疗过敏性紫癜30例[J]. 吉林中医药,2008,28
    (7):499.

[121]吴仕柏,燕瑞先. 血府逐瘀汤治验3则[J]. 江西中医药大学学报,1997,36
    (4):6 - 7.

[122]杜洪乔. 血府逐瘀汤新用三则[J]. 浙江中医杂志,2014,49(2):137 - 138.

[123]刘丽萍,杨培俐.血府逐瘀加减治疗慢性荨麻疹[J].内蒙古中医药,1996
　　(1):92.

[124]王佩茂,李爱兰,王象腾.血府逐瘀汤加味治疗银屑病23例[J].四川中医,
　　1993(11):42.

[125]刘自兰,刘学贵,薛建华.血府逐瘀汤在眼科的临床应用[J].中华眼视光学
　　与视觉科学杂志,1996(2):100-101.

[126]陈梅.血府逐瘀汤加减治疗玻璃体出血体会[J].实用中医药杂志,2010,26
　　(11):794.

[127]颜顾.血府逐瘀汤治疗顽固性口腔溃疡44例[J].辽宁中医杂志,2004,13
　　(6):501.

[128]陈思明,张学萍.血府逐瘀汤治疗顽固性口腔溃疡22例[J].四川中医,
　　1995(2):48-50.

[129]李惠敏,赵开田.血府逐瘀汤在耳鼻咽喉科的应用[J].陕西中医,2000(3):
　　135-136.

[130]龙国玲.血府逐瘀汤加味治疗声带息肉42例[J].四川中医,1999(2):
　　45-46.

[131]李明桂.血府逐瘀汤加减治疗视网膜静脉阻塞42例[J].湖北中医杂志,
　　1994(3):24-25.

[132]叶丽.血府逐瘀汤治疗视网膜静脉阻塞22例[J].中医药导报,2003,9
　　(4):54.

[133]吴剑宏,陈幸谊.血府逐瘀汤方剂的现代药理研究进展[J].中成药,2013,
　　35(5):1054-1058.

[134]林于雄,黄凌.血府逐瘀汤的临床应用与研究进展[J].福建中医药,1999
　　(6):53-56.

[135]赵永见,牛凯,唐德志,等.桃仁药理作用研究近况[J].辽宁中医杂志,2015
　　(4):888-890.

[136]许筱凰,李婷,王一涛,等.桃仁的研究进展[J].中草药,2015,46(17):
　　2649-2655.

[137]刘医辉,杨世英,马伟林,等.当归药理作用的研究进展[J].中国当代医药,
　　2014,15(22):44-46.

[138]贾佼佼,苗明三.红花的现代药理与新用[J].中医学报,2013,28(11):
　　1682-1685.

[139]陆小华,马骁,王建,等.赤芍的化学成分和药理作用研究进展[J].中草药,
　　2015,46(4):595-602.

［140］陶春,宣丽颖,林琳.赤芍的主要化学成分及药理作用研究概况［J］.内蒙古
民族大学学报:自然科学版,2014(2):198－201.

［141］田硕,苗明三.牛膝的化学、药理及应用特点探讨［J］.中医学报,2014,29
(8):1186－1188.

［142］张翠英,章洪,戚琼华.川芎的有效成分及药理研究进展［J］.辽宁中医杂
志,2014(10):2264－2266.

［143］陈亚双,孙世伟.柴胡的化学成分及药理作用研究进展［J］.黑龙江医学,
2014(3):630－633.

［144］蒋娜,苗明三.桔梗现代研究及应用特点分析［J］.中医学报,2015(2):
260－262.

［145］陈希华,张建康,黄检平,等.枳壳研究进展［J］.今日药学,2015(3):
229－231.

［146］郭琳,苗明三.生(鲜)地黄的化学、药理与应用特点［J］.中医学报,2014,29
(3):375－377.

［147］肖勇.试论血府逐瘀汤中活血药与理气药配伍的核心意义［J］.江西中医
药,2014(4):12－13.

［148］李庆盟,李小黎,邵珺,等.血府逐瘀汤及其类生方方证的思考［J］.世界中
西医结合杂志,2016,11(6):859－862.

［149］王明如.血府逐瘀汤的沿革与应用［J］.浙江中西医结合杂志,2005,15(2):
123－123.

［150］吴广平.从血府逐瘀汤的方证看血瘀证实质［J］.江西中医药,2004,35(7):
22－23.

［151］郝贤,马艳春.段富津教授应用血府逐瘀汤治验［J］.中医药信息,2010,27
(2):78－80.

［152］刘岩,曹旭焱,于志强.于志强教授运用血府逐瘀汤之经验［J］.光明中医,
2014,29(4):696－697.

［153］陈忠伟.何宇林运用经方治疗发热验案举隅［J］.河北中医,2007,29(5):
393－393.

［154］任丽娜.苏忠德妙用血府逐瘀汤四则［J］.湖北中医杂志,1997(3):8－9.

［155］杜昕,李婧,檀金川.灯笼热治验一则［J］.中国中医基础医学杂志,2013
(7):842－842.

［156］岳昌华,胡小芳.胡小芳教授运用血府逐瘀汤诱发排卵的经验总结［J］.中
国中医药现代远程教育,2016,14(9):70－71.

［157］杜晓东,李敬孝.李敬孝教授运用血府逐瘀汤验案举隅［J］.生物技术世界,
2015(1):141.

[158] 高伟.贾海忠教授应用血府逐瘀汤治疗神经功能紊乱的临床经验[J].中国社区医师,2016,32(21):149.

[159] 张惠敏,张慧丽,田杨.王琦运用血府逐瘀汤治验4则[J].安徽中医药大学学报,2012,31(5):37-39.

[160] 叶新翠,李宏.顾植山运用"开阖枢"理论治疗不寐验案举隅[J].光明中医,2016,31(19):2873-2875.

[161] 朴有为.陈勇巧用"血府逐瘀汤"[J].中国现代药物应用,2013,7(17):152-153.

[162] 禄保平,袁晓举,马敏.毛德西教授心胃同治心系疾病验案举隅[J].国医论坛,2014,29(5):43-44.

[163] 孟彪.赵和平应用血府逐瘀汤验案举隅[J].湖北中医杂志,2011,33(1):27.

[164] 黄金龙,黄修解.蒙定水教授运用血府逐瘀汤治疗心脏神经官能症举验[J].国医论坛,2015,30(4):23-24.

[165] 李彦杰,马晓东.张磊运用血府逐瘀汤治疗疑难杂症举隅[J].中国中医基础医学杂志,2011(6):697-697.

[166] 左加成,于娜,赵丹丹,等.高思华教授血府逐瘀汤治验4则[J].世界中医药,2016,11(7):1296-1298.

[167] 李巍.苏忠德运用血府逐瘀汤经验[J].亚太传统医药,2012,8(4):120-121.